pilates

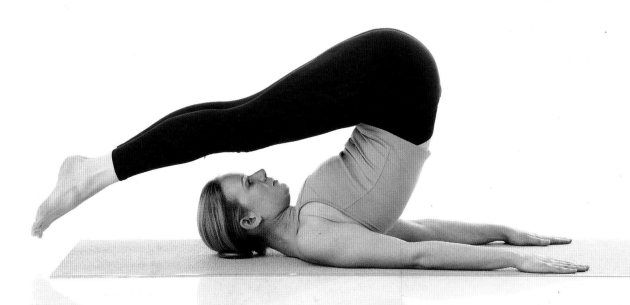

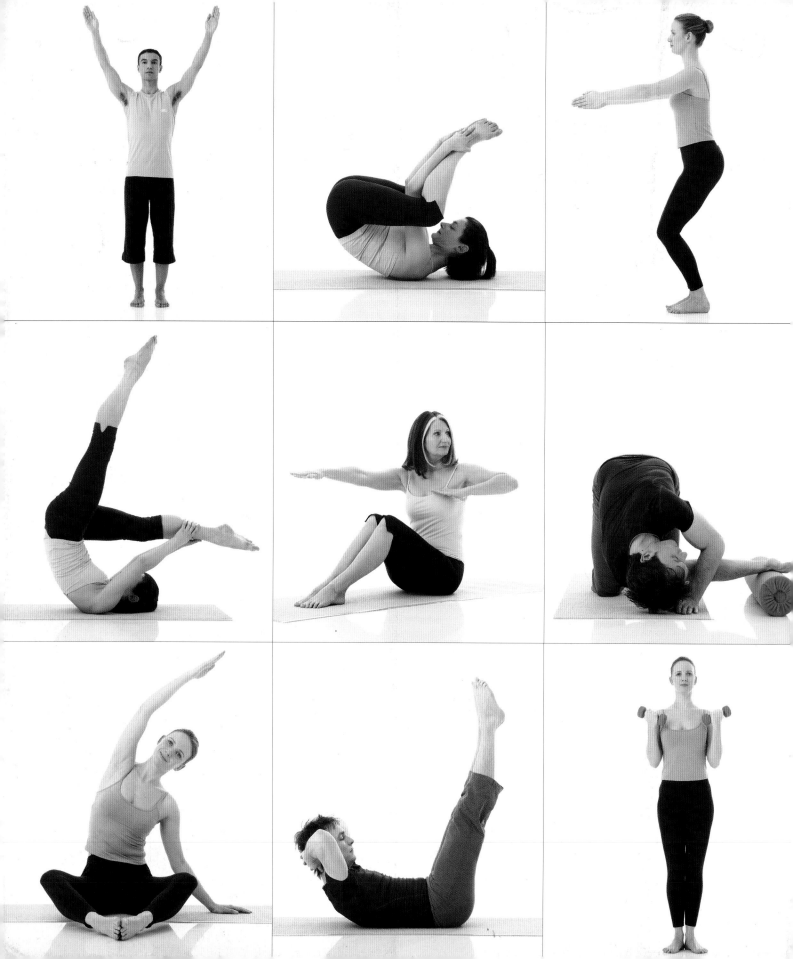

pilates

La guía más accesible, didáctica y completa
para principiantes, nivel intermedio y avanzado

BLUME

Lynne Robinson, Lisa Bradshaw y Nathan Gardner

BLUME

Título original:
The Pilates Bible

Traducción:
Daniel Zamora Mola
Profesor/entrenador de gimnasia
Remedios Diéguez Diéguez

Revisión técnica de la edición en lengua española:
Bárbara Romero Acuña
Profesora de Yogapilates

Coordinación de la edición en lengua española:
Cristina Rodríguez Fischer

Primera edición en lengua española 2012

© 2012 Naturart, S. A. Editado por Blume
Av. Mare de Déu de Lorda, 20
08034 Barcelona
Tel. 93 205 40 00 Fax 93 205 14 41
e-mail: info@blume.net
© 2009 Kyle Cathie Limited, Londres
© 2009 Lynne Robinson, Lisa Bradshaw y Nathan Gardner
© 2009 de las fotografías Eddie Macdonald

I.S.B.N.: 978-84-8076-966-2

Impreso en China

WWW.BLUME.NET

Este libro se ha impreso sobre papel manufacturado con materia
prima procedente de bosques de gestión responsable. En la
producción de nuestros libros procuramos, con el máximo empeño,
cumplir con los requisitos medioambientales que promueven la
conservación y el uso sostenible de los bosques, en especial de
los bosques primarios. Asimismo, en nuestra preocupación por
el planeta, intentamos emplear al máximo materiales reciclados,
y solicitamos a nuestros proveedores que usen materiales de
manufactura cuya fabricación esté libre de cloro elemental (ECF)
o de metales pesados, entre otros.

El autor y el editor no pueden aceptar ningún tipo de responsabilidad
por lesión o daños causados por la puesta en práctica de las técnicas
que se incluyen en este libro. El objetivo de este libro no es convertirse
en una guía para tratar los problemas graves de salud. Por favor,
diríjase a un médico profesional si tiene dudas o preocupaciones
con respecto a su estado de salud o nivel de condición física.

Contenido

Introducción

Poco antes de morir, en 1967, Joseph Pilates predijo que algún día todo el mundo oiría hablar de su método. Fue necesaria la dedicación de un grupo de maestros y clientes comprometidos para mantener vivo su método a lo largo de la década de 1990, pero al comienzo del nuevo milenio, el pilates había saltado por fin a la escena del gimnasio. Ahora firmemente establecido, el pilates sigue creciendo sin parar en todo el mundo.

¿Qué pasa con el pilates, que hace que la gente repita semana tras semana? Tal vez no resulte sorprendente que este método empezara a conseguir más adeptos con el cambio de siglo, momento en que las personas empezaron a buscar una forma de practicar ejercicio físico de modo más reflexivo, un método que combinara la condición mental y la física y que permitiera obtener una mente sana en un cuerpo fuerte. Desde la primera sesión, es posible obtener beneficios.

«En 10 sesiones sentirá la diferencia, en 20 verá la diferencia, en 30 tendrá un cuerpo nuevo.»

Regreso a la vida a través de la contrología, Joseph Pilates

Somos afortunados de que Joseph y su esposa Clara dejaran un enorme legado de trabajo tanto en la colchoneta como en lo que respecta a equipamiento. En este libro trataremos de hacer justicia a ese legado, aunque no es una tarea fácil. Actualmente existen muchas «escuelas» de pilates diferentes. Mientras algunas siguen estrechamente la obra original de Joseph, en Body Control Pilates hemos permitido que su método evolucione con el tiempo.

El legado de Joseph Pilates

Nacido en Mönchengladbach, Alemania, Joseph Pilates sufrió una serie de enfermedades infantiles graves, como raquitismo, asma y fiebre reumática. En consecuencia, los médicos advirtieron a sus padres que su esperanza de vida sería muy corta. ¡Qué equivocados estaban! Desde muy joven, Joseph tenía una gran determinación. A través de la experimentación mediante diferentes enfoques de salud y de fisioterapia, consiguió reconstruir su fuerza corporal.

Algunos elementos del método que utilizó (yoga, artes marciales, gimnasia, esquí, defensa personal, danza, formación circense y entrenamiento con pesas) se reconocen en sus enseñanzas.

Al seleccionar y hacer suyos los aspectos más efectivos de cada uno, fue capaz de desarrollar un sistema que promoviera el equilibrio perfecto entre la fuerza y la flexibilidad, al que denominó *contrología*.

Tras entrenar físicamente y en defensa personal a la policía y al ejército, en Inglaterra, y después de permanecer interno en un campo de concentración durante la primera guerra mundial, Joseph regresó a Alemania, dónde impartió clases de autodefensa a la policía de Hamburgo y al ejército alemán. En 1926 decidió emigrar a Estados Unidos. Esta decisión cambió literalmente su vida, ya que a bordo del barco en el que viajaba conoció a la que habría de ser su futura esposa Clara; cuando se dieron cuenta de que ambos compartían los mismos puntos de vista sobre la condición y la forma física, decidieron iniciar un proyecto juntos en su estudio de Nueva York, basándose en la contrología.

Para Joe, conocido con este nombre entre sus amigos, y Clara, el estudio era más una forma de vida que un negocio. Estaban más preocupados por enseñar a sus pacientes que por la gestión de sus finanzas, así que ambos mostraron una enorme generosidad al compartir ideas y conocimiento. Mientras que al principio sus pacientes eran hombres en su mayoría, muchos de ellos boxeadores, la proximidad del estudio al New York City Ballet alentó a los bailarines a acudir a Joe cuando sufrían lesiones. Numerosos bailarines llegaron a convertirse en ayudantes e influyeron en el desarrollo del método. Con el transcurso del tiempo, los ejercicios originales basados en el trabajo sobre una colchoneta se desarrollaron para crear elementos de equipamiento (páginas 168-193), ya que con ellos se mejoraba la fuerza y la flexibilidad de los pacientes. Su excelente diseño del equipamiento varía hoy muy poco del original.

Fue en este estudio situado en la Octava Avenida donde se definió el método Pilates como lo conocemos en la actualidad. Joseph, un gran apasionado, dirigió el estudio con mano de hierro. La prueba la tenemos en su condición física: a pesar de su adicción a los puros vivió hasta los 84 años. Creía firmemente en su método, el cual, tras su muerte, se empezó a denominar pilates y se convirtió en un compromiso con un estilo de vida saludable.

Querido y respetado por sus clientes, Joseph nunca puso en duda que un día su método sería popular en todo el mundo: muchas de sus ideas, tanto a nivel de salud como de estado físico, le convierten en un visionario. Su creencia en el valor de la autodisciplina, la autoayuda y la importancia que intuitivamente colocó en los fundamentos del pilates, como centro de fuerza, vendrían a ser clínicamente reconocidos por estudios de investigación llevados a cabo más de veinte años después de su muerte.

El desarrollo de Body Control Pilates

Body Control Pilates fue fundado en 1995 para que los beneficios del pilates fueran accesibles para todo el mundo, con independencia de su edad, ingresos o condición física. Esto supuso un cambio fundamental en el enfoque del pilates que había predominado hasta entonces. Existía la necesidad de proporcionar una forma más estructurada y moderna que respondiera a esos objetivos, creando un programa único que llevara de modo progresivo y con seguridad al trabajo original de Joseph, que se complementaba con un completo programa de entrenamiento que permitiera crear una red internacional de profesores de Body Control Pilates. Para conseguirlo, se volvió a la enseñanza original de Joseph y se incluyeron modificaciones. El método pilates no se concibe como un conjunto de ejercicios, sino más bien como un enfoque para el entrenamiento de la mente y el cuerpo, un método reflexivo del movimiento. Así se ha desarrollado e incrementado su técnica.

Aprovechando los últimos avances en investigación deportiva y médica, nos aseguramos de que el Body Control Pilates es seguro y eficaz. Plenamente conscientes de que nuestros maestros más importantes son nuestros propios cuerpos y nuestros propios clientes, hemos cambiado muchos de los ejercicios originales clásicos, ya que resultan de difícil ejecución para la media de la población, y se introducen de forma progresiva. Cada uno de nuestros ejercicios enseña una nueva habilidad motora, de modo que la conciencia corporal se desarrolla de forma gradual, del mismo modo que la fuerza y la flexibilidad, lo que da como resultado una mejora de la postura y de la coordinación. Cada ejercicio le acercará un paso más hacia el trabajo original de Joseph. Tenemos la convicción de que es la calidad de la enseñanza la que define un buen Pilates, y nos sentimos orgullosos de que, en la actualidad, Body Control Pilates sea una referencia de enseñanza de calidad. Hasta la fecha, hemos preparado a más de 1.200 profesores en todo el mundo.

Los principios fundamentales

Para practicar pilates con efectividad necesitará comprender la filosofía básica que subyace al método. Joseph Pilates afirma que uno de los principales objetivos es conseguir el control absoluto del cuerpo. Él se inspiró en las artes marciales: movimientos que se realizan con suma consciencia, lentos, controlados y fluidos. Con el transcurso de los años, las diferentes escuelas de pilates han desarrollado algunos principios adicionales. Si bien éstos pueden variar en número y denominación, son fundamentalmente lo mismo.

En Body Control Pilates relacionamos ocho principios que sustentan nuestro enfoque y práctica del pilates:

- Concentración
- Relajación
- Precisión (alineación)
- Respiración
- Centralización
- Coordinación
- Fluidez del movimiento
- Resistencia

Concentración

Ser consciente del cuerpo mientras se realizan los movimientos resulta clave. Con el fin de lograr un cambio en su forma de moverse, el cuerpo y la mente tienen que trabajar juntos. El pilates le ayudará a desarrollar una mayor conciencia corporal y control a través de la concentración en el detalle y en la precisión de los ejercicios. Cuando uno trabaja de forma consciente los movimientos que realiza dentro de cada ejercicio, poco a poco va automatizando esos movimientos y logra mejorar de forma inconsciente la manera en la que el cuerpo se mueve en la vida diaria.

Relajación

La relajación de la mente y el cuerpo es una parte esencial en cualquier sesión de pilates. Centrarse en liberar las zonas de tensión del cuerpo antes y durante el ejercicio es importante, ya que permite que se produzca un cambio constructivo. A medida que se concentra en sus movimientos, su mente se siente relajada y se libera del estrés. Es de vital importancia procurar liberar la tensión no deseada del cuerpo antes y durante los ejercicios. Si mantiene la tensión, los músculos hiperactivos que tienden a dominar sus movimientos seguirán tensos. Por esta razón, necesita tomarse el tiempo preciso para liberar las zonas de tensión al inicio de sus entrenamientos. Esto se puede conseguir con la posición de relajación (página 14) o con cualquiera de las posiciones de inicio.

Precisión (alineación)

Una alineación correcta al principio y durante los ejercicios es absolutamente básica. Mediante la alineación correcta del cuerpo se llevan las articulaciones y los tejidos blandos a sus zonas naturales neutras, se refuerzan los patrones saludables y las articulaciones se mantienen sanas. La precisión del movimiento es la clave para la buena práctica del pilates.

Respiración

La respiración es la esencia de la vida misma. Se trata de un proceso de movimiento por derecho propio y por lo tanto tiene gran importancia en la eficacia de cada movimiento. Sincronizar la respiración con los movimientos es clave en el pilates. Al igual que con cualquier otro movimiento, se busca la precisión y la eficacia. Lo mismo ocurre con la respiración: aprender a respirar mejor durante el movimiento ayuda tanto a la mente como al cuerpo a relajarse, recargarse y concentrarse.

Centralización

En función de la escuela de pilates, se puede denominar también *estabilidad del centro* o *uso del centro neurálgico*. El Pilates busca mantener el apoyo y el control del cuerpo conforme se realiza el movimiento. Lo consigue mediante la implicación de los músculos del «centro de poder» que le ayudarán a controlar y a estabilizar el movimiento. Mantenerse centrado implica utilizar los músculos adecuados para estabilizar el centro. Todos los movimientos del pilates parten de un centro de fuerza o de poder. Los músculos que se utilizan en este proceso de centralización deben ser tanto dinámicos como receptivos, y así cumplir con las exigencias del movimiento que se realiza.

Coordinación

Cada movimiento que se realiza durante un ejercicio de pilates debe hacerse con un control consciente. Al concentrarse en la calidad y en el detalle de cada uno de los movimientos que constituyen un ejercicio, se mejorarán con mayor eficacia la coordinación, el control, la movilidad, la fuerza y la eficiencia general.

Fluidez del movimiento

Los movimientos del pilates son controlados, gráciles y fluidos, y se prolongan hacia el exterior desde un centro fuerte. Eficiencia y fluidez son fundamentales para realizar los ejercicios correctamente. Le enseñarán cómo articular la columna vertebral a través de la flexión, la extensión, la flexión lateral y la rotación, y aprenderá a mover la columna vértebra a vértebra. Del mismo modo será capaz de imprimir movimiento a sus articulaciones a través de su gama natural de movilidad. El resultado final serán músculos largos y magros pero más fuertes en toda su gama de movimiento.

Resistencia (resistencia muscular)

Por lo general, los ejercicios de pilates se repiten pocas veces, ya que la importancia radica en la calidad y no en la cantidad. Cada vez que consiga perfeccionar un ejercicio, habrá aprendido una nueva habilidad motora. Cuando se sienta preparado, podrá añadir ejercicios más difíciles a su programa. Éstos añadirán resistencia muscular a su cuerpo.

«La buena condición física se basa en la consecución y el mantenimiento de un cuerpo desarrollado de modo uniforme, y de una mente sana, capaces de ejecutar, de un modo natural, sencillo y satisfactorio, múltiples y variadas tareas con entusiasmo espontáneo y placer.»

Regreso a la vida a través de la contrología, Joseph Pilates.

Cómo usar este libro

Con independencia de su experiencia en pilates, debe comenzar con los fundamentos (página 10). Este capítulo contiene todas las habilidades motoras básicas y es la base sobre la cual se construye el programa. Incluso si tiene experiencia, esperamos que el capítulo le resulte informativo y de utilidad. Podrá comprobar que bajo los encabezamientos (precisión, respiración, centralización y movilidad) hallará ejercicios que le ilustrarán estas habilidades fundamentales. Antes de empezar cada ejercicio, léalo varias veces. Tenga en cuenta la información que se incluye en el cuadro de color al inicio de cada ejercicio: le dará una clara comprensión de los principales objetivos del ejercicio. Tómese el tiempo para situarse en una posición de inicio conecta, ya que ello repercutirá en la precisión de sus movimientos. (Las diferentes posiciones de inicio se explican en las páginas 14-25.) Asegúrese de que comprende todos los movimientos que se describen. Si observa las fotografías que los acompañan, verá que se reproduce la secuencia de movimientos. Esto también le dará una imagen visual de lo que intenta conseguir. Los puntos de seguimiento al final ofrecen consejos adicionales sobre cómo perfeccionar su técnica y evitar errores comunes.

El programa le permite trabajar a un ritmo propio y construir sus habilidades paso a paso. Cuando se sienta seguro en los principios fundamentales, podrá pasar al programa para principiantes (página 46). Al final de esta sección, encontrará ejercicios de duraciones variables. Estas muestras de ejercicios le darán una idea de cómo equilibrar una sesión. También deberá crear sus propios entrenamientos. Cuando lo haga, le aconsejamos que tome nota de las recomendaciones que se incluyen en la sección de entrenamientos. Por ejemplo, deberá incluir todos los movimientos de la columna (flexión, rotación, extensión y flexión lateral). Tómese el tiempo preciso para preparar su cuerpo antes de empezar y para relajarse después. A ser posible, lo ideal sería practicar tres horas por semana. Si eso no es posible, no se preocupe: incluso una práctica del pilates escasa, aunque regular, es muy recomendable.

Una vez que se sienta capaz y cómodo con los ejercicios del programa para principiantes, podrá empezar con el programa intermedio (página 88). Algunos de los ejercicios en esta sección son muy difíciles, así que tómese su tiempo y sea paciente. Resulta importante que continúe incluyendo ejercicios fundamentales y de principiantes, ya que éstos le ayudarán a construir su fuerza, su flexibilidad y a ampliar su conocimiento de la técnica. Al final del capítulo también se proporcionan ejemplos de ejercicios.

El programa avanzado es el último y el más difícil. Requiere de un nivel básico de alta resistencia, coordinación y flexibilidad. Puede necesitar años de práctica lograr realizar estos ejercicios, por lo que considérelos como un camino progresivo y disfrute del proceso hasta conseguir su ejecución. Al final de esta sección, encontrará un entrenamiento avanzado (página 166), que suele denominarse «total» (Full Mat) o «clásica» (Classical Mat). Se trata del programa completo, mental y físico, que originalmente creó Joseph Pilates.

En el capítulo cinco descubrirá cómo se interrelacionan el trabajo sobre colchoneta y el equipamiento. Esta sección le llevará a través de una selección de ejercicios para cada equipamiento (Reformer, Cadillac, Silla y Barril). Si está interesado en trabajar en casa con equipamiento pequeño, hemos incluido una sección donde encontrará ejercicios para todos los niveles usando bandas elásticas, pelotas inflables grandes y pequeñas, aros de tonificación, rodillos de espuma y pesas.

El pilates goza de una amplia variedad de aplicaciones, entre ellas, se puede convertir en una ayuda para solucionar problemas de salud. Por supuesto, no sustituye al consejo del médico, pero puede convertirse en una guía para ayudar a mantener la salud a través de las diferentes etapas de la vida.

Los principios del pilates no deben limitarse a las sesiones per se, sino que se deberían integrar en su vida cotidiana. Con esto en mente, el capítulo final ofrece consejos y ejercicios adecuados para una amplia gama de actividades, para trabajar y jugar.

Antes de empezar

El equipamiento que necesitará es el siguiente:
- una alfombra acolchada antideslizante
- una toalla doblada o una pequeña almohada plana
- una almohada gruesa
- una banda elástica de resistencia media o una larga elástica

Prepare siempre el espacio en el que va a practicar ejercicio: debe tener una temperatura agradable, ser cómodo y estar exento de distracciones. Asegúrese de que tiene suficiente espacio para mover los brazos y las piernas sin tocar ningún mueble. Si lo desea, puede poner un poco de música de fondo, pero debe estar tranquilo y ¡no distraerse!

Puede resultarle útil verificar su alineación inicial en un espejo.

Use ropa que le permita un movimiento libre y con la que pueda a la vez comprobar su alineación.

Es preferible ejercitarse descalzo, aunque puede usar calcetines antideslizantes.

Por favor, no practique ejercicio si:
- no se siente bien
- acaba de comer una comida pesada
- ha bebido alcohol
- sufre dolor a causa de una lesión
- está tomando analgésicos
- está bajo tratamiento médico o tomado medicamentos

Recuerde que siempre resulta prudente consultar a su médico antes de iniciar un nuevo programa de ejercicios. Muchos de ellos son excelentes para los problemas relacionados con la espalda, pero déjese asesorar antes por un experto. Del mismo modo, no todos los ejercicios de este programa son adecuados para su ejecución durante el embarazo.

Este libro le resultará de valiosa ayuda tanto si va a iniciarse en el pilates como si ya lo practica con asiduidad, es un profesional experimentado o un médico.

Capítulo uno: Los fundamentos del pilates

Este capítulo es seguramente el más importante de este libro. Tanto si es un recién iniciado como si tiene años de experiencia en pilates, estos fundamentos le llevarán a una buena práctica.

Hemos seleccionado cuatro fundamentos clave:
Precisión
Respiración
Centralización
Movilidad

Precisión (alineación)

La precisión o alineación es uno de los principios clave, pero ¿por qué es tan importante?

Cuando hablamos sobre la precisión o la alineación nos referimos a la posición del cuerpo ya esté quieto o en movimiento. La razón por la que es un concepto prioritario se debe a que si su cuerpo está habitualmente desalineado, esto provoca una enorme presión sobre sus articulaciones, ligamentos y músculos, lo que produce un impacto perjudicial sobre cómo se mueve.

Uno de nuestros principales objetivos es mejorar la propiocepción (capacidad del cuerpo de detectar el movimiento y conocer la posición de las articulaciones). Si practica ejercicio sin preocuparse por la correcta posición de las articulaciones, corre el riesgo de que éstas se lesionen o se desgasten. Además, los músculos tienen una longitud óptima de descanso para un funcionamiento idóneo. Ante una alineación postural deficiente, la longitud del músculo se modifica y acaba por ser demasiado largo o corto; como consecuencia de ello, la capacidad de trabajo se ve afectada. Si coloca correctamente sus articulaciones antes de comenzar un ejercicio y es consciente de la posición en la que se encuentran mientras lo practica, reducirá la posibilidad de lesionarse y contará con una excelente oportunidad para conseguir un movimiento correcto, lo que a su vez redundará en un entrenamiento eficaz. Esto, a su vez, le ayudará a mejorar no sólo su postura, sino también su movimiento cotidiano.

De hecho, la postura y el movimiento son inseparables. Es imposible permanecer inmóvil. Podemos pensar que estamos de pie, quietos, pero, de hecho, nuestros músculos y nervios hacen cientos de pequeños ajustes a cada segundo en respuesta a la atracción de la gravedad y de nuestro entorno. Nuestra postura habitual y nuestra forma de movimiento se ven afectadas por una gran variedad de influencias que van desde la genética y la historia médica hasta el medio ambiente y el entorno cultural. Para facilitar que los cambios en los patrones de postura y movimiento sean duraderos, debe comprender y experimentar el uso de su cuerpo. Esto es precisamente lo que hará cuando practique los ejercicios del pilates de este libro. Aprenderá a usar bien el cuerpo mientras experimenta una buena postura a través del movimiento. Con esta mentalidad, se dará cuenta de que para cada ejercicio de este libro hay numerosas instrucciones sobre cómo colocar su cuerpo antes de empezar, así como constantes recordatorios durante el ejercicio. La correcta alineación de todas y cada una de las partes del cuerpo es crucial no sólo para la seguridad, sino para aprender a utilizar bien el cuerpo y saber controlar sus movimientos. En palabras de Joseph Pilates:

«Asegúrese de que todo su cuerpo está controlado por su mente.»
Regreso a la vida a través de la contrología, Joseph Pilates,

Para aprenderlo, también necesitará los demás principios del pilates.

Las zonas neutras de la columna vertebral y la pelvis

Muchos de los ejercicios requieren que empiece y termine con la columna vertebral y la pelvis en su posición «neutra» natural. Durante algunos de los ejercicios se le pedirá que mantenga la columna vertebral y la pelvis en esa posición «neutra», pero en otros deberá mover la columna y la pelvis de otro modo. Aunque la posición neutra de la pelvis y la de la columna vertebral están relacionadas entre sí, no son lo mismo.

Veamos primero el caso de la columna vertebral. Las curvas naturales de la columna se desarrollan durante la primera infancia y permiten que absorba parte del impacto que se produce durante el movimiento que, de otra manera, recibiría nuestra cabeza. Los músculos posturales trabajan constantemente para mantenernos verticalmente en pie, por ejemplo. Uno de los beneficios de la práctica regular del pilates es que fortalece esos músculos. Como resultado de ello, una buena alineación postural en pie es más fácil. Aprender a mantener la curva natural de una parte de la columna es una habilidad propioceptiva que le enseñará el pilates; tenga en cuenta que cualquier cambio en la curva de la parte superior de la columna tendrá un impacto en las demás curvas. Si por lo general se sienta en una silla con la espalda curvada, estará alterando la angulatura de la curva vertebral, causará tensión en los ligamentos, en los músculos y en los discos intervertebrales, e incluso puede llegar a sufrir dolor.

En la introducción se ha explicado cómo la enseñanza original de Joseph Pilates se ha adaptado y modificado de acuerdo a los conocimientos médicos actuales. Él creía que una columna vertebral sana es una columna recta, sin curvas. Hoy en día sabemos que no es así, por lo que nuestra enseñanza se ha adaptado en consecuencia. Es cierta, sin embargo, su creencia en la importancia del alargamiento de la columna. A lo largo del libro encontrará varios ejercicios al efecto.

En resumen, nuestro objetivo para la columna vertebral es que ésta sea capaz de mantener sus curvaturas naturales: una forma de S alargada. Mientras las fuerzas, entre ellas la gravedad, la postura y la edad, conspiran para comprimir nuestra columna, podemos darle la vuelta a estos efectos mediante la creación de más espacio intervertebral. Esto fortalecerá nuestra columna vertebral porque son precisamente esos espacios intervertebrales donde la columna es más vulnerable. Una columna alargada capaz de articularse libremente es importante (página 242).

El ángulo pélvico también ejercerá un impacto en la curvatura de la columna vertebral. Si inclina la pelvis hacia atrás, desplaza el hueso púbico hacia delante y baja el cóccix, perderá la curvatura hueca (lordosis) de la columna lumbar. Si la inclina hacia delante y mueve el hueso púbico hacia atrás, incrementará la curvatura de la columna lumbar. Se trata de buscar una posición intermedia entre ambos extremos: la posición más equilibrada de la pelvis en relación con la columna vertebral y los huesos de los muslos. Con ella, se estimula el equilibrio entre las articulaciones y los músculos próximos y se proporciona una base estable para el movimiento. Cuando la pelvis está en posición neutra, el hueso púbico y los iliones están al mismo nivel, lo que significa que la pelvis no se inclina ni hacia atrás ni hacia delante. Los iliones deben estar alineados y la cintura centrada. La posición de relajación (página 14) y la brújula (página 16) le ayudarán a encontrar el punto neutro.

El punto neutro debe sentirse como algo natural y cómodo, no como un punto fijo que deba mantenerse forzado. Sin embargo, a veces son necesarias algunas semanas para mantener una posición pélvica neutra; a menudo los músculos estabilizadores están debilitados y son otros los que sostienen el cuerpo. Si inicialmente lo considera necesario, coloque una toalla doblada debajo de su columna lumbar cuando esté en la posición de relajación para ayudarle a mantener el punto neutro. Esto puede ser útil cuando esté haciendo ejercicios de piernas o rodillas. Sin embargo, deberá eliminar esta toalla para los demás ejercicios en los que hay que mover la columna vertebral. Al cabo de unas semanas ya no será necesaria esa toalla, ya que los músculos posturales se habrán fortalecido y los músculos en tensión se habrán liberado. Mientras

que la brújula le ayudará a identificar una posición neutra para la pelvis y la columna lumbar (lumbares), también es preciso encontrar una manera de identificar la mejor posición para la cabeza, el cuello (columna cervical) y los hombros, la caja torácica (tórax) y la columna vertebral superior. Bajar la barbilla (página 18) le ayudará con la posición de la cabeza y el cuello, mientras que posicionarse a gatas (página 22), el gato (página 39) y el cierre de caja torácica (página 37) servirán de ayuda para posicionar los hombros, las costillas y la columna vertebral superior.

Los siguientes ejercicios le ayudarán a desarrollar una buena alineación postural consciente. También se utilizan como puntos de inicio. En muchos ejercicios es preciso volver controladamente a la posición después del movimiento. Esta parte es fundamental.

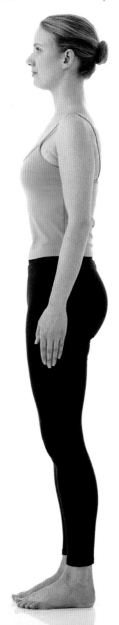

posición de relajación

Se trata de una posición de inicio fundamental, ya que ofrece un elevado nivel de apoyo y proporciona información básica sobre la alineación postural. Es la posición ideal para iniciar su sesión de pilates.

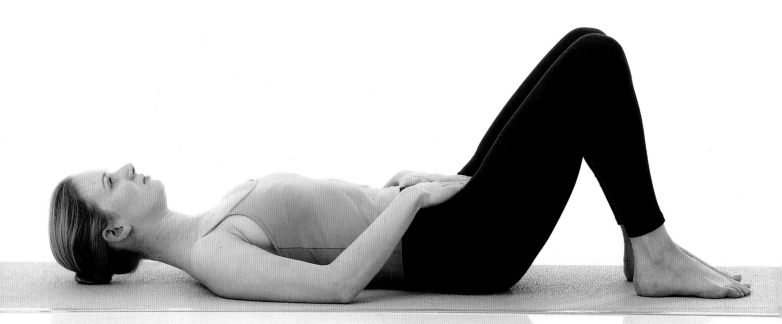

posición de inicio

Recuéstese boca arriba sobre una colchoneta. Estire y relaje el cuello, manteniendo sus curvas naturales; si es necesario, coloque un pequeño cojín firme o una toalla doblada debajo de la cabeza. Flexione las rodillas y coloque las plantas de los pies en la colchoneta; sus piernas deben permanecer ligeramente separadas, a la anchura de la cadera, y paralelas entre sí.

También:

Coloque las manos sobre el abdomen con los codos flexionados, descansando sobre la colchoneta. Esta posición del brazo es propicia para la relajación y la concienciación postural.

O bien:

Estire los brazos al lado del cuerpo sobre la colchoneta con las palmas hacia abajo. Esta posición del brazo es una preparación para el movimiento.

rutina

● Permita que la columna vertebral se ensanche y alargue conforme se relaja y siente el apoyo de la colchoneta.

● Concéntrese en sus tres áreas de peso corporal: la parte posterior de la pelvis (sacro), la parte posterior de la caja torácica y la cabeza.

● Sea consciente de las partes del cuerpo que están en contacto con la colchoneta e intente sentirse pesado y apoyado. En la parte inferior de la columna sentirá menos el contacto con la colchoneta.

● Libere sus muslos y relaje la zona que rodea las caderas.

● Concéntrese en la amplitud del tórax y libere la zona del esternón.

● Sienta cómo se estira el cuello y relaje la zona, así como la mandíbula y el resto de la cara.

● Dese un tiempo para que el cuerpo se adapte a esta posición y permita que la columna se relaje.

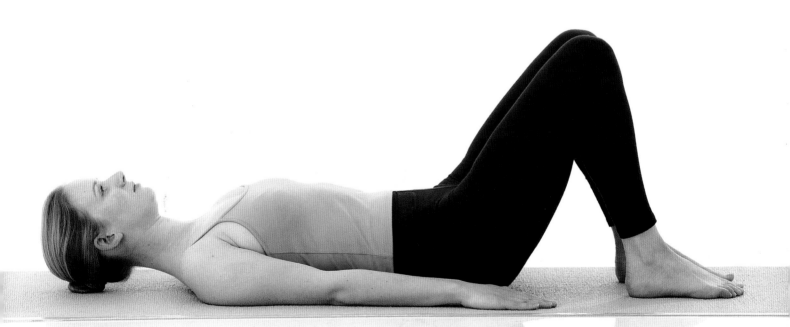

el punto neutro: la brújula

Ayuda a desarrollar consciencia de la alineación neutra de la pelvis y de la columna lumbar. Asimismo, es una gran manera de movilizar y liberar la zona lumbar.

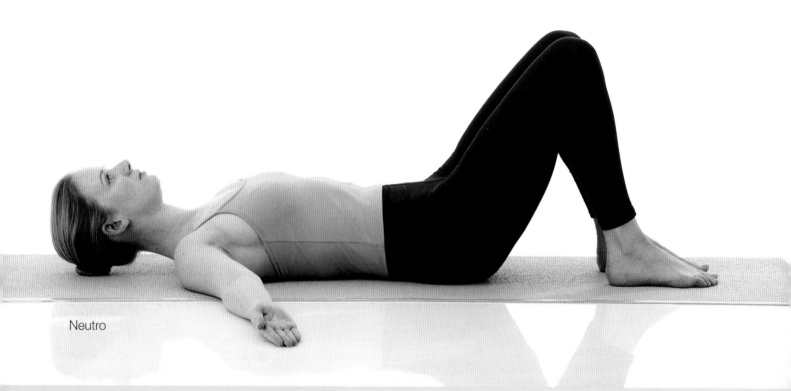

Neutro

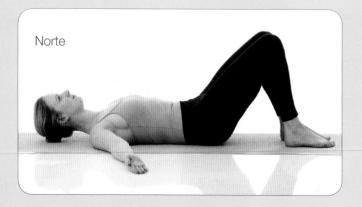

Norte

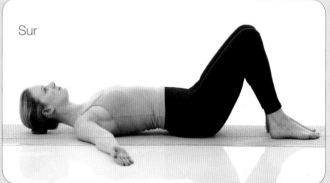

Sur

posición de inicio

Colóquese bien alineado en la posición de relajación, estirando los brazos a los lados de su cuerpo sobre la colchoneta. Imagínese que hay una brújula en la parte baja de su abdomen: el ombligo es el norte; el hueso púbico, el sur y los iliones están al oeste y al este.

rutina

● Inspire y prepare su cuerpo para el movimiento.

● Espire suavemente a medida que inclina la pelvis hacia el norte (el hueso púbico se mueve hacia delante y hacia arriba). Sienta que su columna lumbar se relaja sobre la colchoneta y que la pelvis se inclina hacia atrás.

● Inspire a medida que inclina la pelvis hacia delante a través de la posición media, sin parar, hasta que la pelvis se incline suavemente hacia el sur (se mueve el hueso púbico hacia atrás y hacia abajo). Su espalda se arqueará ligeramente.

● Repita cinco veces esta inclinación, de norte a sur.

● Ahora, vuelva a la posición inicial y encuentre su posición neutra, que no es ni norte ni sur, sino en medio.

● Espire mientras gira la pelvis hacia el oeste. Sienta cómo el lado opuesto de la pelvis se levanta ligeramente a medida que rota.

● Inspire mientras gira la pelvis a través de la posición media, sin parar, hacia el este. Sienta cómo se levanta ligeramente el lado opuesto de la pelvis a medida que rota.

● Vuelva a la posición media. La pelvis se nivela y se sitúa en su posición neutra.

RÁPIDA COMPROBACIÓN DEL PUNTO NEUTRO

Para comprobar rápidamente su punto neutro, coloque las manos sobre la parte baja del abdomen, con los dedos tocando el hueso púbico y la base de los pulgares en reposo sobre los iliones para formar un triángulo. Cuando esté en punto neutro, sus manos estarán paralelas al suelo y ambos lados de la cintura estarán a la misma altura.

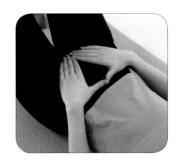

PUNTOS DE CONTROL

★ La inclinación pélvica debe ser reducida y sencilla de conseguir. El resto de la columna reaccionará en consecuencia, pero sin exceso.

★ La posición final del punto neutro debe sentirse como algo natural y cómodo, y no como algo fijo o rígido.

★ En el punto neutro deberá sentir la parte inferior de la pelvis (sacro) pesada y colocada sobre la colchoneta.

★ Permita que las articulaciones de la cadera estén sueltas.

Ahora podrá centrarse más específicamente en la alineación correcta de la cabeza y el cuello en relación con el resto de la columna.

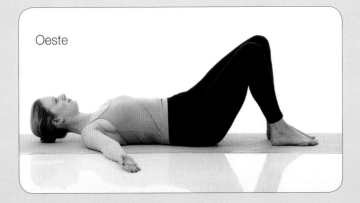

Oeste

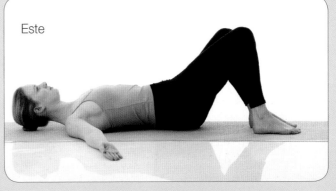

Este

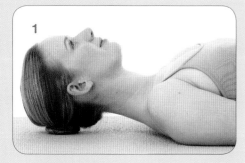

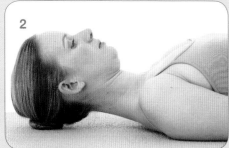

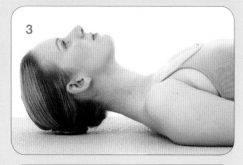

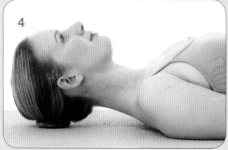

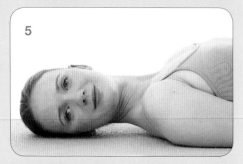

bajar la barbilla y girar el cuello

Ayuda a desarrollar la conciencia de la alineación neutra de la cabeza y el cuello.

posición de inicio

Colóquese bien alineado en la posición de relajación, con los brazos al lado del cuerpo.

rutina

- Inspire y prepare su cuerpo para el movimiento.
- Espire a medida que estira la parte posterior del cuello, la barbilla hacia abajo. Asegúrese de mantener la cabeza en contacto con la colchoneta.
- Inspire a medida que inclina la cabeza hacia atrás suavemente, pasando por el punto medio sin detenerse. Una vez más, mantenga la parte de atrás de la cabeza en contacto con la colchoneta; se trata de un movimiento pequeño y sutil.
- Repita cinco veces y vuelva a la posición media. Se trata de la posición neutra: su cara y su concentración se dirigen hacia el techo.
- Espire a medida que relaja el cuello y gira la cabeza hacia un lado.
- De nuevo, asegúrese de mantener su cabeza en contacto con la colchoneta.
- Inspire mientras gira la cabeza de nuevo hacia el centro.
- Repita este giro hasta cinco veces a cada lado antes de volver la cabeza hacia la posición del punto neutro.

PUNTOS DE CONTROL

★ Los movimientos son muy pequeños y debe sentirse cómodo. Asegúrese de realizarlos poco a poco y con control.

★ Trate de no forzar las curvas naturales y neutras superior e inferior de la espalda.

alineación de pie

posición de inicio

Póngase de pie en el suelo (no en la colchoneta) y coloque los pies a la anchura de la cadera en una posición natural, no rígida. Permita que sus brazos se estiren a ambos lados del cuerpo.

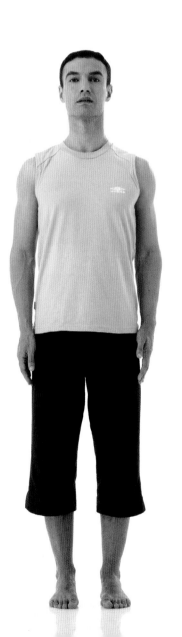
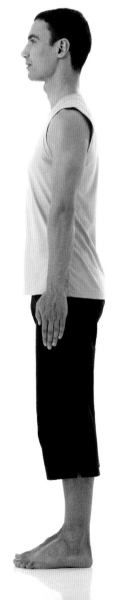

rutina

- Inclínese ligeramente hacia delante a partir de la articulación del tobillo para balancear el peso de su cuerpo con los pies; los talones permanecen abajo.
- Inclínese ligeramente hacia atrás a partir de la articulación del tobillo para balancear el peso de su cuerpo sobre sus talones; los dedos de los pies deben estar relajados, sin tensión y en el suelo.
- Coloque su peso en el centro de los pies y observe que hay un triángulo de conexión con el suelo: un punto en la base del dedo gordo, el dedo pequeño del pie y el centro del talón.
- Estire las piernas sin doblar ni bloquear las rodillas.
- Incline la pelvis ligeramente hacia delante (hacia el sur, por lo que su hueso púbico se moverá hacia atrás y su espalda inferior se arqueará ligeramente).
- A continuación, pasando por el punto neutro, incline la pelvis ligeramente hacia atrás (hacia el norte, por lo que el hueso púbico se moverá hacia delante y la espalda inferior se curvará ligeramente).
- Vuelva la pelvis a su posición neutra: una posición media en la que el hueso púbico se sitúa en el mismo plano que los iliones, asimismo alineados uno con otro.
- Estire la cintura por ambos lados.
- Encuentre su centro; sienta su suelo pélvico y los músculos abdominales profundos.
- Permita que su caja torácica se relaje y se coloque directamente encima de la pelvis, sin doblarse hacia atrás ni hacia delante.
- Sienta la anchura de sus omóplatos en la parte superior de la espalda, y las clavículas abiertas en la parte frontal del tórax.
- Permita que sus brazos descansen en libertad desde los hombros. Sienta el espacio debajo de las axilas, sienta la longitud y el peso a través de las manos.
- Relaje el cuello y permita que la cabeza se equilibre en libertad sobre la columna; sienta cómo la cabeza se estira hacia el techo.
- Relaje los músculos de la mandíbula y concéntrese directamente hacia el frente.
- Durante la extensión, preste atención a la parte inferior del cuerpo; tome conciencia del contacto de los pies con el suelo.
- Respire de forma natural; no se sienta forzado en esta posición.

posición de pilates

posición de inicio

Póngase de pie en el suelo (no sobre la colchoneta) y gire las piernas ligeramente hacia fuera. Si es posible, junte los talones y coloque los dos pies ligeramente separados, creando una pequeña V. Junte el interior de sus muslos. Permita que los brazos se estiren a ambos lados del cuerpo.

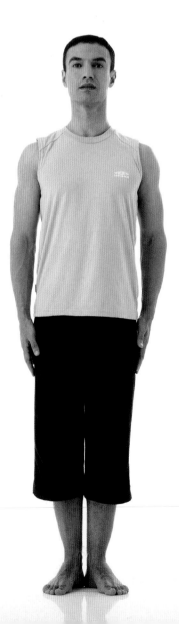

rutina

- Transfiera su peso de manera uniforme a través de las plantas de los pies.

Los dedos de los pies deben estar estirados y sin tensión.

- No permita que las piernas se separen demasiado. Céntrese en la conexión del interior de sus muslos, la parte posterior de sus piernas y la abertura en la parte frontal de la pelvis.
- Contraiga con suavidad los músculos de las nalgas, sin que se agarroten, lo que podría provocarle tensión en la parte inferior de la espalda.
- Estire totalmente sus piernas, pero evite cualquier flexión o bloqueo en las rodillas.
- Balancee la pelvis correctamente en el punto neutro y estire la columna, manteniendo sus curvas naturales.

Del mismo modo que antes:

- Estire la cintura por ambos lados.
- Encuentre su centro; sienta su suelo pélvico y los músculos abdominales profundos.
- Permita que su caja torácica se relaje y se coloque directamente encima de la pelvis, sin doblarse hacia atrás ni hacia delante.
- Sienta la anchura de sus omóplatos en la parte superior de la espalda, y las clavículas abiertas en la parte frontal del tórax. Relaje el esternón.
- Permita que sus brazos descansen en libertad desde los hombros. Sienta el espacio debajo de las axilas, sienta la longitud y el peso a través de las manos.
- Relaje el cuello y permita que la cabeza se equilibre en libertad sobre la columna; sienta cómo la cabeza se estira hacia el techo.
- Relaje los músculos de la mandíbula y concéntrese directamente hacia el frente.
- Durante la extensión, preste atención a la parte inferior del cuerpo; tome conciencia del contacto de los pies con el suelo.
- Respire de forma natural, sintiendo la caja torácica.
- No se debe sentir forzado ni tenso en esta posición.

posiciones de inicio en prono

Existen varias posiciones en prono; la del brazo y la de la pierna pueden variar.

posición de inicio

Colóquese tendido boca abajo.

Cree una forma de diamante con sus brazos: coloque la punta de los dedos juntos, las palmas boca abajo sobre la colchoneta y abra los codos. Descanse la frente sobre el dorso de las manos. Coloque las piernas a la anchura de las caderas, separadas y paralelas.

rutina

● En esta posición es fundamental, como en todas las demás, encontrar la relación correcta entre pelvis, caja torácica y cabeza.

● Permita que sus caderas se abran completamente y asegúrese de que su peso está uniformemente distribuido en la parte frontal de la pelvis. Evite aplanar o arquear la columna lumbar.

● Debe sentir cómo se estira su columna lumbar. Si percibe alguna molestia, puede colocar un cojín o una toalla doblada debajo del abdomen para dar apoyo a la columna. Se trata, no obstante, de una solución temporal, ya que al cabo del tiempo los músculos abdominales deberían ser lo suficientemente fuertes como para conferir ese apoyo. En cualquier caso, la sensación de estiramiento en la columna es importante.

● Mantenga la conexión entre la parte frontal de su caja torácica inferior y la parte superior de la pelvis; concéntrese en el peso de sus costillas sobre la colchoneta.

● Permita que el tórax se abra y, a pesar de que sus hombros deberían sentirse relajados, permita que las clavículas se expandan.

● Estire el cuello mientras mantiene su curvatura natural y asegúrese de que mira directamente hacia abajo con el mentón ni encogido ni estirado.

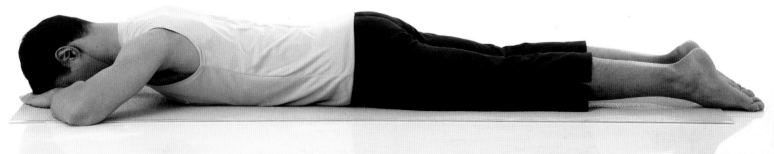

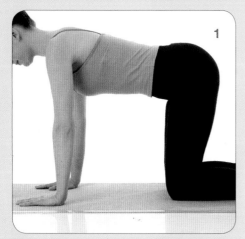

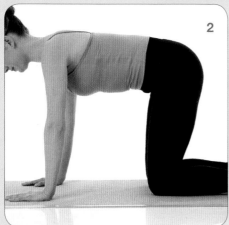

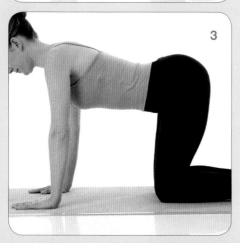

a gatas

posición de inicio

Colóquese de rodillas sobre la colchoneta, con las palmas paralelas a los hombros y las rodillas alineadas con las caderas.

rutina

La brújula: para encontrar la posición neutra de la pelvis y la columna lumbar:

- Inspire; prepare el cuerpo para el movimiento y estire la columna.
- Espire a medida que inclina la pelvis hacia atrás (hacia el norte: el hueso púbico se mueve hacia delante), permitiendo que la parte inferior de la espalda lumbar se curve ligeramente (flex).
- Inspire, estirando la columna, e incline la pelvis hacia delante (hacia el sur: el hueso púbico se mueve hacia atrás), permitiendo que la parte inferior de la espalda se arquee suavemente (extender).
- Repita tres veces y busque la posición intermedia entre ambos extremos, con la pelvis en el punto neutro. Se trata de una posición de estiramiento y de alineación, no encogida ni arqueada.

Permita que la columna lumbar se coloque con su curva natural.

Conciencia del omóplato: fomente el conocimiento consciente de la posición correcta de los omóplatos sobre la caja torácica.

- Inspire y, con los codos estirados, suavemente intente juntar sus omóplatos (contraerlos). Su columna vertebral superior se arqueará ligeramente en dirección a la colchoneta.
- Espire a medida que permite que los omóplatos entren en la caja torácica.

La columna vertebral superior se redondeará ligeramente.

Repita tres veces y luego busque la posición intermedia de los hombros entre ambos extremos. Permita la curvatura natural de la columna vertebral superior y el cuello.

Estire la totalidad de la columna vertebral, de la cabeza al cóccix.

PUNTOS DE CONTROL

★ En esta posición es esencial mantener una buena conexión abdominal para evitar que la pelvis y la columna vertebral «caigan» hacia la colchoneta.

★ La inclinación de la pelvis debe ser pequeña y conseguirse con facilidad. El resto de la columna reaccionará ligeramente en consecuencia, pero sin exceso.

★ Aunque los movimientos deben de ser controlados, también debe sentirse liberado.

★ Estire totalmente los brazos, pero evite que los codos se bloqueen.

★ Mantenga el tórax y la parte frontal de los hombros abiertos y evite cualquier tensión en la zona del cuello.

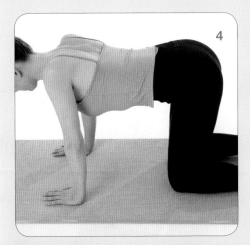

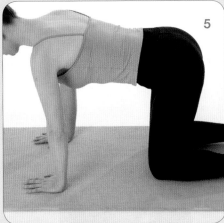

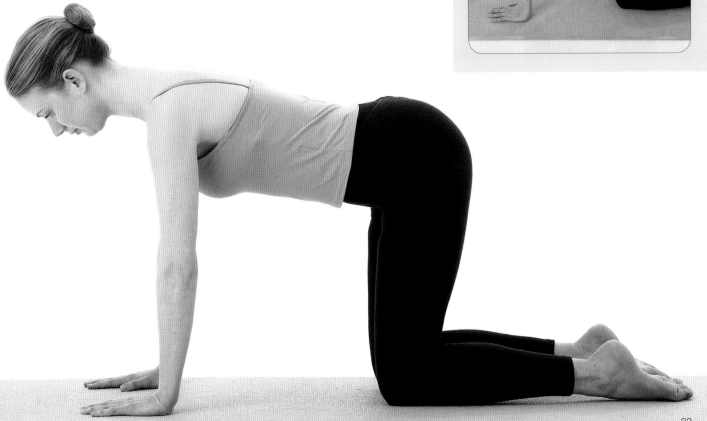

posiciones de inicio sedentes

Encontrará una variedad de posiciones de partida sedentes. La posición de los brazos y las piernas puede variar.

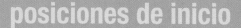

posiciones de inicio

Siéntese con la espalda bien estirada sobre la colchoneta. Flexione las rodillas, gire las piernas hacia fuera desde la cadera y junte las plantas de los pies.

Los pies deben estar a una distancia del cuerpo tal que permita percibir una sensación de espacio en las articulaciones de la cadera. Coloque las manos sobre las espinillas; sus brazos están estirados pero los codos deben mantenerse ligeramente flexionados.

Si lo cree necesario, siéntese sobre un cojín o una toalla enrollada.

rutina

● Asegúrese de que su peso se mantiene en equilibrio en el centro de los huesos sobre los que permanece sentado. Ni demasiado hacia delante, lo que arquearía la parte inferior de la espalda, ni demasiado hacia atrás, lo que la curvaría.

● Asimismo, asegúrese de que su peso está equilibrado por igual entre ambos lados de los huesos sobre los que se apoya.

● Estire la columna vertebral y permita sutilmente la curvatura natural de su columna lumbar.

● Permita que su caja torácica se relaje y se posicione directamente sobre la pelvis, que no se doble hacia atrás ni tire hacia delante.

● Perciba la anchura de los omóplatos en la parte superior de la espalda, y las clavículas abiertas en la parte frontal del tórax. Relaje el esternón.

● Estire el cuello y permita que su cabeza se balancee en libertad sobre la columna. Busque su centro directamente hacia el frente.

posiciones de inicio yacentes

Encontrará una variedad de posiciones de partida yacentes. La posición de la cabeza, los brazos y las piernas puede variar.

posición de inicio

Recuéstese sobre su lado izquierdo y flexione las rodillas frente a usted para que las caderas y las rodillas se sitúen en ángulo recto. Para ayudarle a comprobar su posición, alinee el torso con el borde de la colchoneta.

rutina

● Algunos ejercicios requieren que las piernas estén flexionadas; otros, rectas. En cualquier caso, sus caderas deben colocarse correctamente una encima de la otra, al igual que las rodillas, los tobillos y los hombros.

● Evite que su cuerpo ruede hacia delante o se incline hacia atrás. Imagine que permanece recostado entre dos hojas de cristal.

● Alinee correctamente la pelvis y la columna en posición neutra; respete las curvas naturales de su columna.

● Estire ambos lados de su cintura por igual: esto resulta esencial en decúbito lateral, ya que es muy fácil que la parte inferior de la columna se desplace hacia abajo, en sentido hacia la colchoneta, y su columna resulte dañada.

● Asegúrese de mantener la cabeza lo suficientemente elevada, ya sea con la ayuda de un brazo extendido o con un cojín, de modo que la cabeza y el cuello queden alineados con la parte superior de su columna vertebral. Si la cabeza cae o permanece demasiado elevada, la posición resultaría afectada.

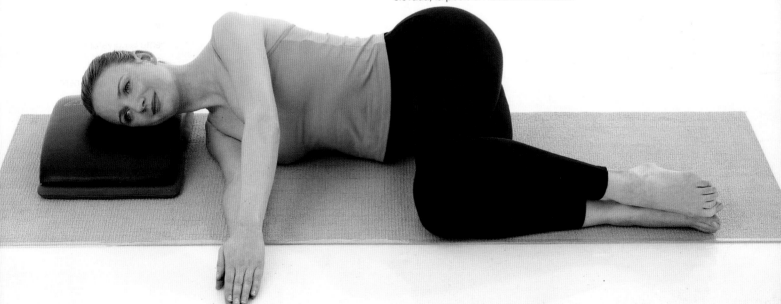

Respiración

La respiración es un proceso automático que muy a menudo se ignora en la vida cotidiana. A pesar de que la respiración es vital, la mayoría de nosotros no somos conscientes de ella y muy pocos respiramos bien o de manera efectiva.

Además de oxigenar nuestra sangre y expulsar el dióxido de carbono de nuestros organismos, la respiración desempeña un papel muy importante en el movimiento y, específicamente, en el pilates. También favorece la concentración, lo que nos permite conseguir un enfoque interno para reunir el cuerpo y la mente. Esto ayuda a proporcionar ritmo al movimiento y, lo más importante, puede afectar a la calidad de nuestra postura y nuestro movimiento, lo que a su vez ayuda a mejorar la salud y el bienestar.

Según Joseph Pilates, «La respiración es el primer acto de vida, y el último… sobre todo, aprende a respirar correctamente».

Puede ser útil pensar en la respiración como un proceso de movimiento por derecho propio. No es simplemente una actividad estática o interna, sino que utiliza muchos músculos, los mismos que son responsables de mantener la postura correcta y la alineación en el cuerpo. La respiración influye en nuestras acciones, por lo que puede ayudar a facilitar el movimiento, así como a restringirlo y crear tensión. Por lo tanto, una respiración descuidada o descontrolada puede ser muy perjudicial para los ejercicios.

Entonces, ¿cómo debemos respirar?

Respiración lateral

Debemos ser conscientes de nuestro diafragma: esencial en el proceso de la respiración. Aunque no sea capaz de sentirlo, puede visualizar este músculo de gran tamaño y en forma de cúpula que separa horizontalmente la cavidad torácica de la abdominal.

En primer lugar es preciso localizar los pulmones. Están situados en la parte posterior de la caja torácica. Para ayudarle a concentrarse en esta zona, siéntese o póngase de pie y envuelva con una bufanda o una banda elástica la parte inferior de sus costillas, cruzándola por delante. Sujete los extremos de la bufanda y tire con fuerza.

Inhalación

A medida que inspira, concéntrese en la espalda y en los laterales de la caja torácica, donde se hallan sus pulmones. Al igual que unos globos que se hinchan gradualmente con el aire, se ensancharán sus pulmones y las paredes de la caja torácica. No caiga en la tentación de forzar la inhalación, ya que sólo conseguirá crear tensión. Debe ser capaz de notar la presión de la bufanda o banda.

No sólo se expanden los pulmones al expandir la caja torácica, sino que el diafragma desciende y reduce el espacio abdominal.

Intente respirar por la nariz y mantenga los hombros relajados.

Exhalación

Exhalar significa expulsar el aire que se ha utilizado. Cuanto más profunda sea su exhalación, mayor será su capacidad de respirar aire nuevo y fresco.

Al exhalar, sienta cómo expulsa con suavidad el aire desde el fondo de sus pulmones hasta que sale de su organismo a través de la boca y con un profundo suspiro.

Su diafragma empezará a subir; le resultará más sencillo juntar y vaciar sus músculos abdominales profundos conforme vacía sus pulmones de forma consciente y percibe el modo en que se cierra su caja torácica.

No exhale desde las mejillas o con los labios: esto creará tensión en el cuello, la mandíbula y la cara, y le hará desperdiciar energía.

Recuerde:
- No contenga la respiración durante el ejercicio.
- Respire profundamente, pero de forma natural y sin forzarla.
- Respire al inicio de cada movimiento; esto le ayudará a mejorar la fluidez del movimiento y a disfrutar más con el mismo.
- Ciertos patrones de respiración le ayudarán durante la ejecución de determinados movimientos, así que, si al realizar un movimiento se siente forzado o incómodo, respire primero y, a continuación, asegúrese de que respira correctamente para facilitar el movimiento.

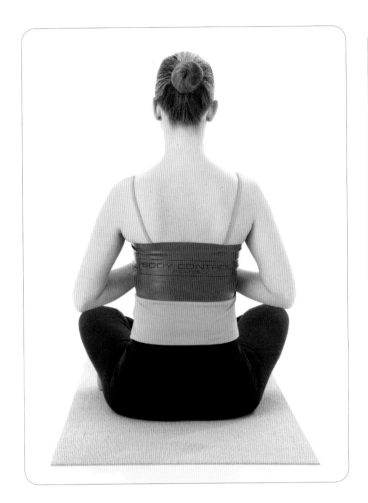

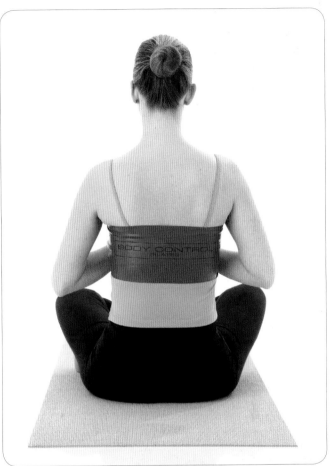

posición de reposo

Promueve la respiración lateral, lo que ofrece la oportunidad de reorientar la concentración y reequilibrar la columna vertebral en la preparación para el siguiente ejercicio.

posición de inicio

Colóquese correctamente en la posición a gatas (página 22).

rutina

● Inspire, prepare su cuerpo, estire la columna y junte ligeramente los pies.

● Espire a medida que empiece a flexionar sus caderas y dirija sus glúteos hacia atrás y hacia abajo. Mantenga la posición de sus manos en la colchoneta y estire los brazos. Lo ideal es que los isquiones descansen en los talones; el tórax, sobre sus muslos, y la frente, en la colchoneta.

● Inspire y dirija el aire hacia la parte posterior y los laterales de su caja torácica; sienta cómo se expande ésta de forma progresiva.

● Espire, vacíe completamente sus pulmones y concéntrese en cerrar las costillas hacia abajo y hacia dentro.

Repita hasta diez veces.

Para finalizar, espire y comience por rotar su pelvis por debajo; a continuación, como si se tratara de un rollo, coloque secuencialmente la columna vertebral en posición vertical y siéntese sobre sus talones.

PUNTOS DE CONTROL

★ Aunque se trate de una posición de reposo, evite descolocarse; mantenga activo un sentido de longitud y actividad durante la posición.

★ Evite separar demasiado sus rodillas; los muslos deben estar ligeramente separados y por debajo de la caja torácica.

★ Sienta el peso de la cabeza, y el cuello estirado y relajado.

Posición de reposo

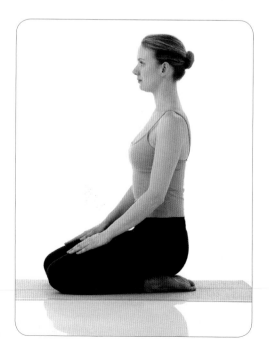

Centralización

Se trata de otro de los principios fundamentales del método. Este término abarca muchos de los conceptos más populares relacionados con el «entrenamiento de la estabilidad». Sin embargo, el método pilates es mucho más que una colección de ejercicios para entrenar la estabilidad.

¿Qué significa *estabilidad*?

En esencia, la estabilidad hace referencia al mantenimiento del control de los movimientos que se realizan: cualquier movimiento no deseado se detiene a voluntad, mientras que los deseados se ejecutan con la máxima eficiencia.

Básicamente, el movimiento puede darse en todas las articulaciones del cuerpo. Cualquier movimiento dado requerirá que algunas articulaciones se muevan en una cierta dirección y secuencia, mientras que otras deben permanecer quietas.

La estabilidad es el proceso que consigue mantener en inactividad las articulaciones que no deben moverse, mientras que mantiene activas las articulaciones implicadas en el movimiento para que no se detengan antes de tiempo ni se desplacen en una dirección errónea.

El término *centralización* es uno de los muchos utilizados en el ámbito del pilates y se refiere con mayor exactitud a la estabilidad de la base. Ésta consiste en ser capaz de estabilizar y controlar la posición de la pelvis, la columna, el torso, los hombros y la cabeza. Conseguir estabilidad en este sentido proporciona una base fuerte y sólida para iniciar todos los movimientos del pilates.

Hemos optado por utilizar los términos *centralización* o *centro* en este libro, ya que consideramos que representan una de las claves universales del pilates. Merece la pena destacar que se utilizan también muchos otros términos, como *centro de fuerza*, *estabilizar*, *cremallera* y *vacío*. Sin embargo, las palabras no son realmente lo más importante, sino la sensación de «conexión con el control interno» que transmite el concepto. Debe hallarse y mantenerse esta conexión a lo largo de cada ejercicio. En esta sección del libro nos centraremos en cómo encontrar y mantener esta conexión.

Conectar con el centro

A pesar de que una gran parte del proceso de estabilidad se gestiona a nivel subconsciente, también es posible aprender a mejorar la estabilidad de todo el cuerpo mediante un control consciente. Todos necesitamos estabilidad en la vida cotidiana; esto se conoce como *estabilidad funcional*. Al mejorar su estabilidad a través del pilates conseguirá mejorar su estabilidad funcional tanto a nivel consciente como inconsciente.

A nivel subconsciente, los músculos reaccionan para conseguir estabilidad en función de las exigencias físicas del cuerpo. Sin embargo, también resulta útil una reacción muscular consciente para mantener la calidad motora. Esto es especialmente útil cuando el proceso de estabilidad no funciona tan bien como debería, por ejemplo, si ha permanecido inactivo o ha estado lesionado. En este caso, es de vital importancia que practique todos los ejercicios que se incluyen en este capítulo antes de embarcarse en el programa de ejercicios principal. Incluso los atletas de elite necesitan recordar estas habilidades motoras básicas de forma regular.

Sin embargo, observe que en este punto es preciso mantener un sutil equilibrio. Un exceso de énfasis puesto en el proceso de estabilidad puede llevar a una «fijación», lo que «sofocará» el movimiento eficiente y contribuirá a causar tensión muscular. La actividad muscular para la estabilidad debe ser dinámica y estar siempre relacionada con el movimiento que se realiza: no se necesita nada más ni nada menos para realizar los ejercicios correctamente. Piense en la centralización más bien como en un regulador que debe ajustarse para que coincida con el nivel de exigencias que se plantea al cuerpo.

Numerosos músculos están relacionados con la centralización; muchos de ellos pueden trabajarse de forma efectiva y sencilla si se mantiene una correcta alineación al practicar los ejercicios. Además, un patrón de respiración eficiente y una conexión sutil con los músculos del suelo pélvico y las áreas abdominales ayudan a reforzar el proceso de estabilidad. Resulta sencillo aprender a hallar la conexión con su centro a través de la aplicación de algunas indicaciones simples que se trabajarán a través de los ejercicios de esta sección. Una vez que sea capaz de conectar con su centro a través de estos ejercicios, podrá aplicar lo que ha aprendido a todos los ejercicios de este libro.

tensión y vacío abdominal

Aprenda a sentir y conectar con su centro. La autoconsciencia que se aprende a desarrollar a través de este ejercicio puede utilizarse en todos los ejercicios de pilates.

posición de inicio

Siéntese erguido en una silla. Coloque los pies en el suelo, separados al ancho de sus caderas. Reparta su peso a ambos lados de los isquiones y estire la columna.

rutina

- Inspire profundamente y estire la columna vertebral.
- Espire, desde la espalda hasta la parte delantera del suelo pélvico: en primer lugar, eleve la zona anal, como si tratara de prevenir el paso del aire y, a continuación, lleve esta sensación hacia delante del hueso púbico, como si intentara parar de orinar. Siga trabajando esos músculos internos. Sentirá que sus abdominales empiezan a ahuecarse y a apretarse automáticamente.
- Continúe hasta espirar por completo mientras aumenta suavemente el vacío en la zona abdominal, sin excederse.
- Mantenga esta conexión y respire de forma normal cinco veces, asegurándose de que sus abdominales y sus costillas son todavía capaces de moverse con su respiración.

Observe que para ayudarle a recordar que debe conectarse con su centro a través del ejercicio se repite la siguiente frase para cada ejercicio: «Mantenga un nivel de conexión adecuado con su centro».

Por favor, recuerde que los músculos deben ajustarse según el ejercicio: el objetivo es mantener el control de sus movimientos.

PUNTOS DE CONTROL

★ No se ejercite en exceso. Es muy importante que no fuerce una acción de agarre.

★ Asegúrese de que sus glúteos permanecen relajados durante todo el ejercicio.

★ Mantenga abiertos el tórax y la parte frontal de sus hombros, y evite cualquier tensión en el cuello.

★ Mantenga una respiración suave y acompasada. Una buena señal de que uno no se ha sobrepasado con el ejercicio es tener la sensación de que la caja torácica y el área abdominal pueden expandirse todavía más.

★ Si pierde alguna de las conexiones, relájese y vuelva a empezar desde el principio.

★ Si el ejercicio le resulta muy difícil, no se preocupe, ya lo conseguirá. Puede que le resulte más fácil intentar encoger ligeramente los abdominales hacia la columna vertebral. Lo más importante es que controle el cuerpo mientras se mueve para evitar lesiones. El control acabará siendo automático a medida que practique con más asiduidad.

deslizar piernas, separar y flexionar rodillas

Llegado a este punto ya sabe cómo colocar su cuerpo con una alineación correcta, conoce la forma de respirar lateralmente y de conectarse con su centro. Ahora es el momento de desafiar la alineación mientras se mueve intentando controlar sus movimientos desde un centro fuerte. A través de los siguientes ejercicios aprenderá a mover sus extremidades manteniendo la pelvis y la columna vertebral inmóvil.

A continuación se presentan cuatro movimientos, todos ellos requieren que mantenga la pelvis completamente inmóvil. Puede variar los ejercicios que practique en cada sesión, pero la posición de inicio es la misma para los cuatro.

Con estos ejercicios obtendrá estabilidad entre la pelvis y la columna vertebral, así como un movimiento independiente de la pierna a la altura de la articulación de la cadera.

posición de inicio

Colóquese correctamente alineado en la posición de relajación y estire los brazos a los lados del cuerpo sobre la colchoneta. Para empezar, es posible que desee colocar sus manos sobre la pelvis para asegurarse de que no efectúa movimientos no deseados.

preparación

● Inspire y prepare su cuerpo para el movimiento.
● Espire mientras se conecta suavemente a su centro mediante la tensión y el vacío abdominal.
● Mantenga un nivel de conexión adecuado con su centro a lo largo de todo el ejercicio.

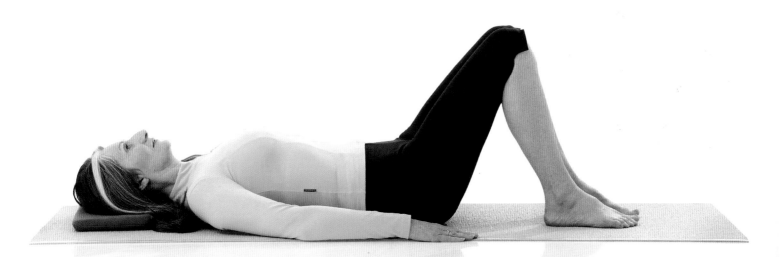

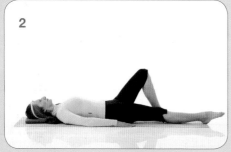

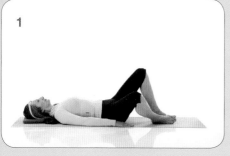

deslizar piernas

rutina

- Inspire y mantenga la conexión con su centro.
- Espire mientras desliza una pierna a lo largo del suelo alineada con la cadera; mantenga la pelvis y la columna vertebral estables, en posición neutra.
- Inspire hacia la parte posterior de su caja torácica conforme vuelve la pierna a la posición de inicio; permanezca conectado con su centro y mantenga la pelvis y la columna vertebral estables y fijas.

Repita cinco veces con cada pierna.

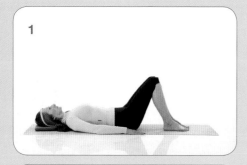

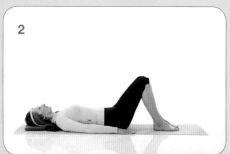

separar rodillas

rutina

- Inspire, prepare su cuerpo para el movimiento y mantenga la conexión con su centro.
- Espire a medida que permite que una rodilla se separe lentamente hacia un lado; mantenga el pie sobre la colchoneta, pero permita que el canto rote sobre su borde exterior. Separe la rodilla en la medida de lo posible, sin mover la pelvis.
- Inspire mientras lleva la rodilla de nuevo a la posición inicial.

Repita cinco veces con cada pierna.

flexionar rodillas

rutina

● Inspire, prepare su cuerpo para el movimiento y mantenga la conexión con su centro.

● Espire al levantar el pie derecho de la colchoneta y flexione la rodilla hacia su cuerpo. Deje que el peso de la pierna recaiga sobre la cavidad de la pelvis y se mantenga en la cadera y a lo largo de la columna vertebral.

● Inspire, mantenga la posición y permanezca centrado.

● Espire a medida que devuelve la pierna hacia abajo y su pie a la colchoneta.

Repita cinco veces con cada pierna.

PUNTOS DE CONTROL

★ Mantenga la pelvis y la columna vertebral fijas y centradas. Concéntrese en cómo se mueve la pierna con independencia del resto del cuerpo.

★ Mueva su pierna lo máximo que pueda sin causar molestias a la pelvis y sin perder el punto neutro.

★ Concéntrese en la cintura, alineada en ambos lados.

★ Mantenga el tórax y la parte frontal de sus hombros abiertos; evite cualquier tensión en el área del cuello.

★ La pierna de apoyo no ejecuta ningún movimiento; carece de tensión.

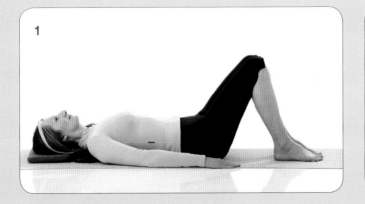

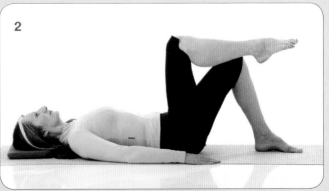

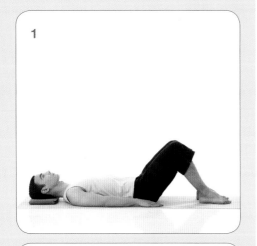

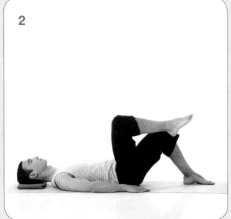

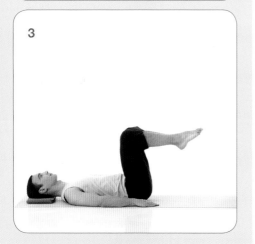

doble flexión de rodillas

rutina

Hemos incluido aquí la doble flexión de rodillas porque es un ejercicio fundamental para la estabilidad pélvica. Sin embargo, no es un ejercicio fácil de realizar bien y no debe intentarse hasta que todos los ejercicios previos de esta sección se ejecuten con seguridad.

● Inspire, prepare su cuerpo para el movimiento y mantenga la conexión con su centro.

● Espire al levantar su pie derecho de la colchoneta y flexione la rodilla hacia su cuerpo. La pelvis y la columna vertebral permanecen bien colocadas y ancladas al suelo.

● Inspire, mantenga la posición y permanezca centrado.

● Espire a medida que aumenta la conexión con su centro y flexione la rodilla izquierda hacia arriba y hacia sí.

● Inspire, mantenga la posición y permanezca centrado; su pelvis se mantiene conectada a la tierra a través de un punto neutro.

● Espire a medida que baja lentamente el pie derecho hacia la colchoneta. No permita que los abdominales sobresalgan ni que la pelvis pierda el punto neutro.

● Espire a medida que devuelve lentamente la pierna izquierda hacia abajo y el pie a la colchoneta.

Repita seis veces, alternando ambas piernas.

Cuando sienta que puede realizar estos ejercicios con facilidad y control, puede subir y bajar cada pierna, una cada vez pero en un sola espiración.

PUNTOS DE CONTROL

★ Los mismos que en flexionar rodillas, pero asegúrese de que la conexión con su centro es adecuada, ya que subir y bajar la segunda rodilla requiere de una mayor estabilidad.

★ Asegúrese de que sigue respirando y de que no tensa ninguna parte innecesaria del cuerpo, particularmente el cuello y los hombros.

★ Flexione sus rodillas bien alineadas con las articulaciones de la cadera.

bucles de columna

Promueven la ejercitación secuencial de la columna vertebral y las caderas; fortalecen la espalda, los abdominales, los glúteos y los muslos.

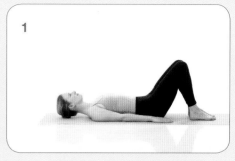

posición de inicio

Colóquese correctamente alineado en la posición de relajación y estire sus brazos a los lados de su cuerpo en la colchoneta.

Mantenga un buen nivel de conexión con su centro a lo largo de todo el ejercicio.

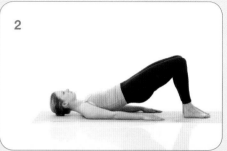

rutina

- Inspire y prepare su cuerpo para el movimiento.
- Espire a la vez que curva la pelvis por debajo de usted, marcando la parte baja de su espalda en la colchoneta antes de empezar a rodarla vértebra a vértebra. Haga un «bucle» con la columna vertebral secuencialmente hacia arriba, desde la colchoneta hasta la punta de los omóplatos.
- Espire y mantenga esta posición, centrándose en la longitud de su columna vertebral.
- Inspire mientras rueda la columna vertebral hacia abajo, con suavidad en el esternón, y rodando de nuevo con cuidado a través de cada sección.
- Inspire conforme devuelve la pelvis a una posición neutra. Repita hasta diez veces.

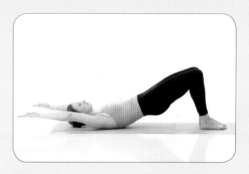

Progresión: bucles de columna con brazos

Una vez que haya conseguido realizar este ejercicio correctamente, intente llevar los brazos por encima de su cabeza cuando realice el bucle. Devuelva los brazos a los lados una vez que su columna haya vuelto a la posición de inicio.

PUNTOS DE CONTROL

★ Concéntrese en el rodamiento de la columna vertebral en la colchoneta vértebra a vértebra.

★ Controle el retorno secuencial de la columna vertebral hacia la colchoneta.

★ Evite llegar demasiado lejos, mantenga la conexión de sus costillas con la pelvis y evite arquear la columna vertebral.

★ Reparta su peso sobre los pies; ayudará a prevenir que la pelvis se desplace.

★ Trate de evitar que se junten demsiado la pelvis y la caja torácica.

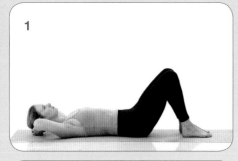

1

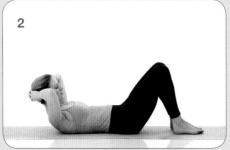

2

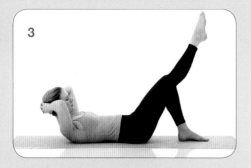

3

**Progresión: abdominales
y extensión de las piernas**

Una vez que consiga realizar este ejercicio
de forma controlada, trate de empezar con
las piernas flexionadas pero estirando una
rodilla durante cada movimiento; flexiónela
al volver el pie al suelo conforme el torso
y la cabeza regresan a su posición de inicio
en la colchoneta.

bucles hacia arriba

Fortalecen los abdominales, que imprimen
movimiento a la columna vertebral y la caja torácica
y favorecen la estabilidad de la pelvis y las piernas.

Posición de inicio

Colóquese correctamente alineado en la posición de relajación. Junte ligeramente las
manos detrás de la cabeza y mantenga los codos abiertos y posicionados justo a la
altura de sus orejas, dentro de su visión periférica.

Mantenga un nivel adecuado de conexión con su centro durante todo el ejercicio.

rutina

● Inspire y prepare su cuerpo para el movimiento.

● Espire a medida que estira la parte posterior del cuello, asiente su cabeza y recueste
secuencialmente la parte superior de su cuerpo, manteniendo la parte posterior de su
caja torácica en contacto con la colchoneta. Mantenga la pelvis inmóvil y no permita
que sobresalgan los abdominales. Sostenga en las manos el peso de su cabeza.

● Inspire en la parte posterior de su caja torácica y mantenga una posición encorvada.

● Espire lentamente y, de forma secuencial, enrolle la columna vertebral hacia la
colchoneta, sin perder el control.

Repita diez veces.

PUNTOS DE CONTROL

★ Asegúrese de que la pelvis se mantiene en contacto con el suelo en el punto
neutro; curve la espalda tanto como pueda, manteniendo la posición.

★ Aunque la pelvis permanece inmóvil, es esencial que la curva natural de su
columna vertebral inferior se abra y se libere en la colchoneta.

★ Concéntrese en el rodamiento de su columna vertebral sobre la colchoneta
vértebra a vértebra.

cierre de caja torácica

Crea consciencia de la estabilidad de la columna
y fomenta la movilidad de los hombros.

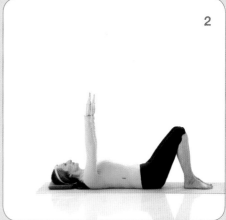

posición de inicio

Colóquese correctamente alineado en la posición de relajación.
Mantenga un adecuado nivel de conexión con su centro durante todo el ejercicio.

rutina

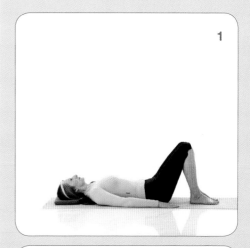

● Inspire y levante los brazos en posición vertical por encima del tórax, con las palmas hacia delante.

● Espire. Manteniendo la columna estable y fija, lleve los brazos sobre la cabeza y hasta el suelo. Mantenga el cuello estirado e intente que su caja torácica se cierre con suavidad durante la exhalación.

● Inspire al hacer volver los brazos por encima del tórax. Sienta el peso de su caja torácica y el tórax abierto.

● Espire y baje los brazos, colóquelos sobre la colchoneta y estírelos a ambos lados del cuerpo.

Repita hasta diez veces.

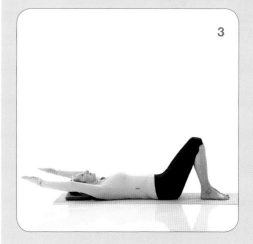

PUNTOS DE CONTROL

★ Mantenga la pelvis y la columna vertebral estable y fija durante el ejercicio. Tenga cuidado de no arquear la columna cuando sus brazos se muevan.

★ Aunque sus omóplatos se deslizarán de forma natural hacia arriba en la parte posterior de la caja torácica conforme sus brazos se desplazan, procure no levantar los hombros en exceso. Es igualmente importante no bajar los hombros hacia la espalda; simplemente permita que se muevan con naturalidad y sin tensión.

★ Estire totalmente sus brazos, pero evite que los codos se bloqueen.

★ Mantenga el cuello estirado y libre de tensión.

Movilidad

La movilidad está directamente relacionada con la estabilidad. No podemos considerar una sin otra; mantener la estabilidad de las articulaciones más móviles es la clave para que las articulaciones menos móviles adquieran mayor movilidad.

Cuando nos relajamos, dejamos de lado la tensión y las restricciones no deseadas en zonas donde se ha producido una actividad excesiva. En el pilates, esto forma parte del proceso de liberación. Éste también puede conseguirse al estirar los músculos de forma activa mediante la plena movilización de los ligamentos cruzados. En pilates esto es siempre un proceso activo. Aunque también podría considerarse un estiramiento, preferimos concebirlo como una movilización activa, ya que el estiramiento es, a menudo, un proceso pasivo.

El pilates mejora la movilidad al establecer patrones de movimiento profundo en lugar de limitarse a estirar los músculos tensos. Es imprescindible tener en cuenta el motivo por el que un músculo está tenso; podría ser debido a un patrón de movimiento erróneo o a la falta de estabilidad en una articulación. En estos casos, el estiramiento pasivo podría en realidad causar un mayor daño. También es importante no forzar nunca la articulación más allá de su capacidad de movimiento.

Joseph Pilates incorporó estiramientos en su secuencia clásica, en la cual un grupo muscular estira el grupo muscular opuesto. Se trata de un ejercicio funcional, seguro y eficaz. Por lo tanto, pueden considerarse beneficiosos para la movilidad todos los ejercicios de pilates. Intente comprobarlo con los ejercicios que ha trabajado hasta ahora y en particular con los de la siguiente sección referente a la articulación de la columna.

Articulación de la columna vertebral

El objetivo de Pilates era que la columna tuviera un movimiento sincronizado y suave (*Regreso a la vida a través de la controlología*). Sabemos la importancia que tiene la curvatura natural de la columna para la salud y también cómo estirarla para minimizar o revertir cualquier compresión causada por la actividad diaria. La columna debe ser también estable y móvil, con una capacidad de articulación libre, vértebra a vértebra, en un control segmentario. Aunque existe muy poco movimiento entre vértebras adyacentes, es vital

mantenerlo, aunque sea muy sutil. Un movimiento combinado y completo a lo largo de la columna permitirá realizar un movimiento serpenteante.

Para poder realizar nuestras actividades cotidianas necesitamos ser capaces de flexionarnos hacia delante (flexión de la columna), hacia atrás (extensión de la columna), a un lado (flexión lateral de la columna) y girar (rotación de la columna). El pilates le ayudará a aprender cómo controlar y articular el segmento espinal, hueso a hueso, a través de varios movimientos. Es importante que cuando planifique sus rutinas incluya todos estos movimientos.

A continuación se presenta cada uno con más detalle.

Flexión de la columna

La columna vertebral puede flexionarse desde cualquier extremo.

En los bucles hacia arriba (página 36) se inicia el movimiento hacia la flexión bajando el mentón, luego se flexiona el cuello (columna cervical) y finalmente la columna dorsal. Con los bucles de columna (página 35), se inicia la flexión desde el extremo contrario, el cóccix; a continuación, la pelvis se inclina hacia atrás y finalmente se flexiona la columna lumbar. Con la curva C sedente (página 40), la columna se flexiona simultáneamente desde ambos extremos.

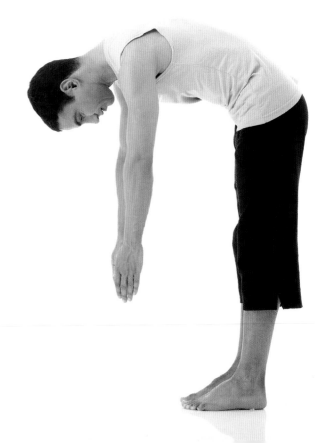

el gato

Desarrolla la movilidad y la soltura a lo largo de toda la columna a la vez que reduce la presión sobre ella.

posición de inicio

Colóquese correctamente alineado a gatas (página 22). Mantenga un nivel de conexión adecuado con su centro durante todo el ejercicio.

rutina

● Inspire, prepare su cuerpo para el movimiento y estire la columna vertebral.

● Espire mientras baja la pelvis como si quisiera situar el cóccix entre las piernas; conforme realiza este movimiento, la parte baja de la espalda se redondea suavemente y se flexiona. Continúe con esta flexión hasta que la parte alta de la espalda y el cuello se redondeen gradualmente; sitúe la cabeza ligeramente hacia delante. Esta posición es una curva C: una forma uniforme y equilibrada que se repetirá en muchos de los ejercicios siguientes.

● Inspire profundamente hacia la parte baja de la caja torácica para ayudar a mantener esta curva alargada.

● Espire a medida que estira de nuevo la columna: aleje el cóccix, coloque de nuevo la pelvis en posición neutra, estire la cabeza y la parte alta de la columna para colocarse en la posición de inicio.

Repita hasta 10 veces.

PUNTOS DE CONTROL

★ Intente conseguir una curvatura lo más alargada posible, con una flexión equilibrada a lo largo de la columna. Un error común consiste en redondear demasiado la parte alta de la espalda.

★ De manera similar, asegúrese de no curvar los hombros. Mantenga la distancia entre éstos y las orejas.

★ La cabeza debe seguir la misma línea curva de la columna, pero no la deje caer hacia abajo.

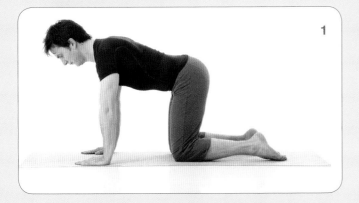
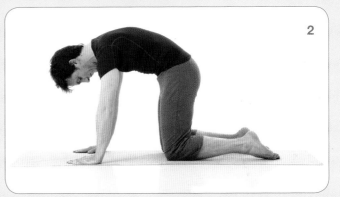

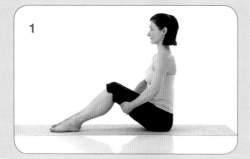

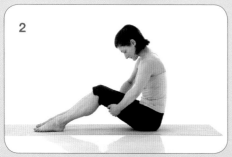

Ayuda a comprender la alineación de la curva C de la columna y desarrolla la habilidad de trabajar hacia fuera desde un centro fuerte.

posición de inicio

Siéntese erguido, con las rodillas flexionadas y las plantas de los pies sobre la colchoneta, las piernas separadas al ancho de la cadera y la pelvis y la columna en posición neutra. Coloque las manos detrás de sus muslos con los codos ligeramente flexionados y separados.

Si lo cree necesario, siéntese sobre un cojín o una toalla enrollada.

Mantenga un nivel de conexión adecuado con su centro, durante todo el ejercicio.

rutina

● Inspire mientras baja la pelvis hacia atrás curvando la parte inferior de la columna por debajo de sí. Al mismo tiempo, curve su cabeza, cuello y la parte superior de la espalda hacia delante para alargar la columna y crear una curva equilibrada. Sus hombros deben permanecer verticales sobre sus caderas. La forma que se crea con la columna es conocida como curva C.

● Espire y mueva la pelvis y cabeza simultáneamente, llevando su columna de nuevo a la posición neutra.

Repita hasta cinco veces.

PUNTOS DE CONTROL

★ La curva C es una posición de estiramiento: evite cualquier compresión y sienta el apoyo de los abdominales.

★ Intente flexionar de igual manera toda la columna. Evite cualquier exceso de flexión o de compresión en el cuello y en la cabeza.

★ A medida que su columna se alarga en la curva C, permita que sus codos se flexionen un poco más, dirigiéndolos hacia los lados.

★ Permita que sus hombros se abran de forma natural a través de la espalda; mantenga la distancia entre las orejas y los hombros.

Extensión de la columna

Se trata del movimiento contrario a la flexión de la columna. Hay muchos ejercicios
en este programa que implican un movimiento de la columna en extensión, pero quizás
el mejor ejemplo es la preparación de la cobra.

preparación
de la cobra

Ayuda a desarrollar la movilidad espinal en y alrededor
de la parte superior de la espalda: una preparación
para la versión completa (página 114).

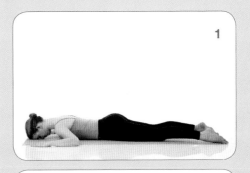

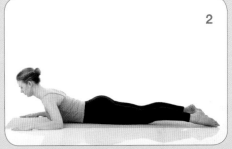

posición de inicio

Recuéstese boca abajo, alinee correctamente la pelvis, la columna en posición neutra y
la frente sobre la colchoneta. Estire las piernas, sepárelas ligeramente más que el ancho
de las caderas y hacia fuera. Flexione los codos y posicione las manos ligeramente más
separadas que sus hombros y por encima de ellos, las palmas hacia abajo. Asegúrese
de que sus hombros y sus clavículas están sueltos.
Mantenga un nivel de conexión adecuado con su centro, durante todo el ejercicio.

rutina

● Inspire y prepare su cuerpo para el movimiento.
● Espire a medida que empieza a estirar la parte frontal del cuello, levante de la
colchoneta primero la cabeza y luego el tórax. Sus brazos empezarán a enderezarse
un poco. Sienta cómo sus costillas bajas permanecen en contacto con la colchoneta,
pero abra el tórax y concéntrese en dirigirlo hacia delante.
● Inspire a medida que mantiene la posición estirada y levantada.
● Espire a medida que vuelve el tórax y la cabeza de forma secuencial hacia
la colchoneta, permitiendo que los brazos se flexionen de nuevo para situarse
en la posición de inicio.
Repita hasta 10 veces.

PUNTOS DE CONTROL

★ Para iniciar la extensión de la espalda,
alargue y levante primero la cabeza
y luego el cuello.

★ Mantenga sus costillas inferiores
en contacto con la colchoneta a
medida que se levanta; no se levante
demasiado y no comprima la parte
inferior de la columna.

★ Para evitar la compresión y
acortamiento de la parte baja de la
columna vertebral, mantenga los
abdominales en una suave conexión.

★ Evite imprimir presión en los brazos;
éstos deben darle apoyo y no
presionarle hacia arriba.

★ Vuelva hacia la colchoneta con
longitud y control.

Rotación de la columna

Este movimiento es vital para la salud de la columna vertebral, ya que es uno de los primeros que se ven reducidos por el paso de los años.

En giros de cintura, concéntrese en una rotación secuencial; inicie el movimiento girando primero la cabeza, luego el cuello y, finalmente, la parte superior de la columna. En la parte inferior de la columna se produce una rotación mínima, ya que la pelvis se mantiene quieta. Mantenga estirada la columna y concéntrese en la conexión con el centro a lo largo de todo el ejercicio.

giros de cintura

Trabajan los músculos de la cintura y facilitan la movilidad de la columna con una rotación equilibrada de cabeza, cuello y torso.

posición de inicio

Este ejercicio puede realizarse sentado o de pie.
Siéntese erguido con las piernas flexionadas, ligeramente giradas hacia fuera y los pies juntos. Sus pies deben estar bastante lejos del cuerpo para que las articulaciones de la cadera gocen de una sensación de espacio. La pelvis y la columna están en posición neutra. Flexione los brazos por delante del tórax, justo bajo la altura de los hombros. Una de las palmas se sitúa en la parte superior del codo contrario, y la otra mano, debajo el codo contrario. Si le resulta difícil sentarse con la pelvis y la columna en posición neutra, hágalo sobre un cojín o una toalla enrollada para lograr la alineación correcta. (Este ejercicio también se puede realizar sentado en una silla, con los pies en el suelo separados el ancho de la cadera.)
O bien:
Póngase de pie en el suelo (no en la colchoneta) y estire la columna hasta la posición neutra. Sus piernas están en paralelo y a la anchura de la cadera. Coloque los brazos como en la posición sedente. Mantenga un nivel de conexión adecuado con su centro, a lo largo de todo el ejercicio.

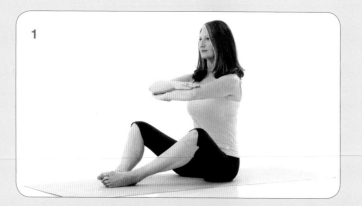

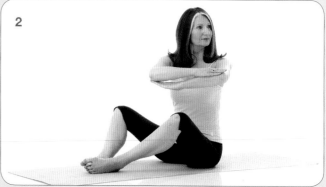

rutina

- Inspire, prepare el cuerpo para el movimiento y estire la columna.
- Espire a medida que inicia una rotación con la cabeza seguida del torso hacia la izquierda; mantenga la estabilidad en la pelvis y el estiramiento hasta la parte superior de la cabeza.
- Inspire a medida que estira la columna y vuelva hacia la posición de inicio.

Repita cinco veces hacia cada lado.

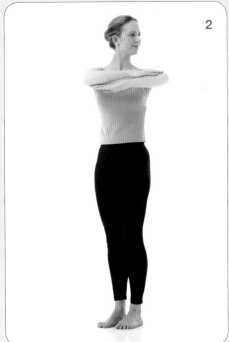

PUNTOS DE CONTROL

★ La pelvis debe permanecer inmóvil. Equilibre el peso sobre sus isquiones o sus pies (en función de su posición de inicio) y mantenga un contacto total con la colchoneta o el suelo.

★ Asegúrese de que sus abdominales interiores participan en el ejercicio para ayudarle a sostener la columna durante la rotación.

★ El movimiento es pura rotación. Continúe manteniendo la columna estirada verticalmente y evite arquear la espalda o acortar la cintura.

★ Sus brazos deben acompañar el movimiento de la columna, pero no permita que dirijan el movimiento.

★ Permita la máxima rotación de cabeza y cuello, pero asegúrese de que permanezcan estirados durante todo el ejercicio.

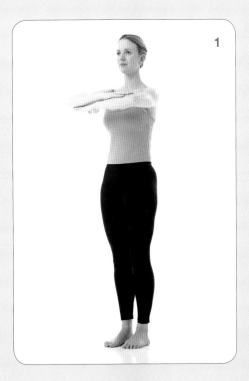

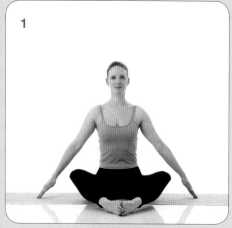

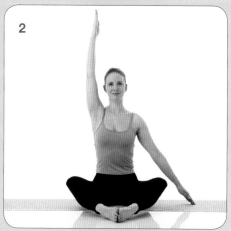

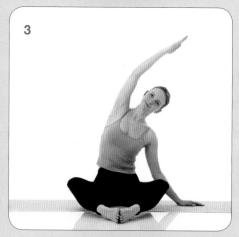

Flexión lateral de la columna

Cuando se flexiona hacia un lado, la columna lo hacen lateralmente. Lo ideal sería fomentar esta flexión lateral de modo secuencial. A medida que consiga una mayor flexión, inicie el movimiento con una ligera inclinación de cabeza que siga a lo largo del cuello y la caja torácica. Invierta la secuencia a medida que vuelve a la posición vertical y mantenga siempre la columna estirada y la conexión con su centro.

extensión lateral

Fomenta la soltura en los laterales del cuerpo a través de una movilización de la columna vertebral en una actividad motora de flexión lateral. A menudo hay un área de tensión oculta en el cuerpo que se beneficia de este tipo de movimiento.

posición de inicio

Este ejercicio también se puede realizar en posición sedente o de pie.

Siéntese erguido, con las piernas flexionadas, giradas hacia fuera y las plantas de los pies juntas.

Los pies deben estar a bastante distancia del cuerpo para permitir una sensación de espacio en las articulaciones de las caderas. La pelvis y la columna vertebral, en posición neutra. Permita que los brazos se mantengan estirados a los lados del cuerpo.

Si le resulta difícil sentarse en una posición neutra de pelvis y columna, hágalo sobre un cojín o toalla enrollada para lograr la alineación correcta. (Este ejercicio también puede realizarse sentado en una silla, los pies en el suelo, separados a lo ancho de la cadera.) O bien:

Póngase de pie en el suelo (no en la colchoneta) y estire la columna en posición neutra. Las piernas deben situarse en paralelo y a lo ancho de la cadera. Permita que los brazos se mantengan estirados a los lados del cuerpo.

rutina

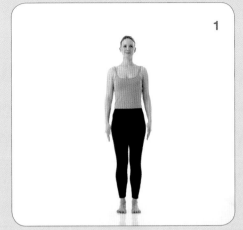

- Inspire mientras levanta el brazo derecho hacia un lado y por encima de la cabeza.
- Espire a medida que estira hacia arriba, flexiona ligeramente la cabeza a la izquierda y dobla secuencialmente la columna hacia el mismo lado. Mantenga la relación entre el brazo derecho y la cabeza. Si permanece sentado, el brazo izquierdo se estirará a lo largo de la colchoneta y se flexionará, de modo que su antebrazo se convertirá en el apoyo de esta posición. Si permanece de pie, el brazo izquierdo permanecerá estirado y se deslizará hacia abajo, a lo largo de la pierna izquierda.
- Inspire. Mantenga el estiramiento y la posición de su columna y concéntrese en la respiración lateral.
- Espire mientras la columna vuelve a la posición vertical. Baje el brazo derecho. Repita cinco veces a cada lado.

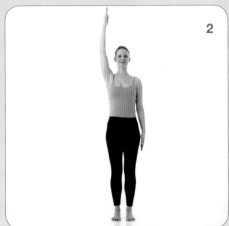

PUNTOS DE CONTROL

★ Cuando flexione hacia un lado, inicie el movimiento con la cabeza, seguido secuencialmente por la caja torácica. Al volver, inicie el movimiento desde su centro.

★ La flexión lateral debe ser una posición de estiramiento; evite cualquier constreñimiento y sienta el apoyo de los abdominales.

★ Asegúrese de que se mueve en un solo plano y no se curva hacia delante ni se arquea hacia atrás.

★ Mantenga la apertura en el tórax y la parte posterior de los hombros, evitando un exceso de estiramiento de los brazos. Mantenga la relación entre los hombros y la parte trasera de su caja torácica; no fuerce al bajar ni permita que se eleven en exceso.

★ Mantenga los hombros y el cuello libres de tensión.

★ Mantenga la cabeza y el cuello alineados con el resto de la columna.

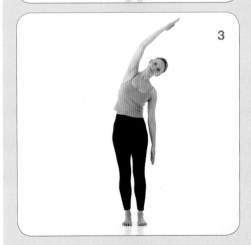

Movimientos combinados

Los ejercicios anteriores demuestran que la columna se puede mover en flexión, extensión, rotación y flexión lateral. Aprenda a trabajar estos ejercicios con lentitud y control. Una vez que lo consiga, podrá empezar a incluir ejercicios de movimientos combinados, por ejemplo curvas oblicuas, que implican flexión y rotación de columna. Muchos ejercicios del programa avanzado (página 132) hacen referencia a combinaciones complejas.

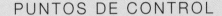

Capítulo dos:
El programa para principiantes

A continuación se presenta una selección de ejercicios para realizar sobre una colchoneta adecuados para principiantes o para quienes deseen repasar sus habilidades en los movimientos antes de continuar con un trabajo más avanzado. Una vez que ha comprendido los fundamentos del capítulo anterior y sabe qué son la alineación, la centralización y la respiración, siéntase libre para practicar estos ejercicios.

El objetivo individual queda claramente establecido en los ejercicios, pero no olvide que el trabajo en pilates comprende la implicación de todo el cuerpo. Cada ejercicio, no importa cuán específico pueda parecer, de algún modo será adecuado para usted y su cuerpo.

Para ayudarle a agrupar una selección equilibrada de ejercicios que pueda practicar en su vida cotidiana, hemos creado entrenamientos para principiantes de diferentes duraciones (página 86).

los ejercicios

1. Caída de hombros
2. Círculos con los brazos
3. Reloj pélvico
4. Ventanas
5. Círculos con las rodillas
6. Bucles oblicuos
7. Rotación de cadera
8. Brazos flotantes
9. Mesa
10. Prensión del diamante
11. Dardo
12. Arco y flecha: sedente

13. Arco y flecha: yacente
14. Apertura de brazos
15. Elevación con pelota
16. Estirar una pierna: preparación
17. Estirar las dos piernas: preparación
18. Rotación de rodillas
19. Ostra
20. Zigzags: yacente
21. Zigzags: sedente
22. Arrastrar los pies

23. Ola mexicana
24. Círculos con el tobillo
25. De pie sobre una pierna
26. Sentadillas
27. Círculos de muñeca
28. Camarero
29. Rodar hacia abajo, contra la pared
30. Rodar hacia abajo, sin apoyo

caída de hombros

Ayuda a liberar tensión de la zona próxima a los hombros y al cuello mediante la movilización de los omóplatos. También ayuda a desarrollar conciencia de la conexión de los brazos con la parte posterior de la caja torácica.

posición de inicio

Colóquese correctamente alineado en la posición de relajación. Levante los brazos verticalmente por encima del tórax, guardando la anchura de los hombros, con las palmas enfrentadas. Mantenga un nivel de conexión adecuado con su centro a lo largo de todo el ejercicio.

rutina

● Inspire a la vez que estira un brazo hacia el techo, levantando el hombro de la colchoneta.

● Espire mientras devuelve con suavidad el brazo hacia abajo, colocando el omóplato de nuevo en la colchoneta.

Repita hasta diez veces, alternando los brazos.

Variación

Levante y estire ambos brazos al mismo tiempo.

PUNTOS DE CONTROL

★ Mantenga la pelvis y la columna estables y fijas a lo largo de todo el ejercicio.

★ Mantenga el cuello estirado y libre de tensión; la cabeza se mantendrá fija y aguantará su peso a lo largo de todo el ejercicio.

★ Utilice el patrón de la respiración para guiar sus movimientos: la inspiración ensancha la caja torácica y los omóplatos; la espiración fomenta la liberación de tensión.

★ Estire completamente los brazos, sin bloquear los codos.

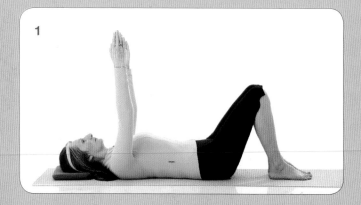

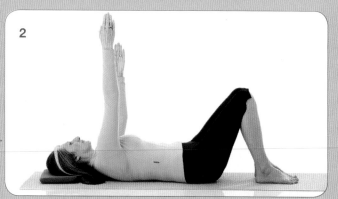

círculos con los brazos

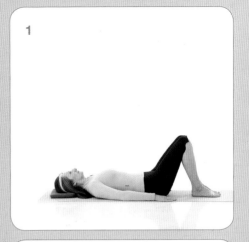

Ayuda a movilizar la zona del tórax y los hombros y estimula la estabilidad espinal.

posición de inicio

Colóquese correctamente alineado en la posición de relajación; estire los brazos a los lados de su cuerpo, en la colchoneta.

Mantenga un nivel adecuado de conexión con su centro durante todo el ejercicio.

rutina

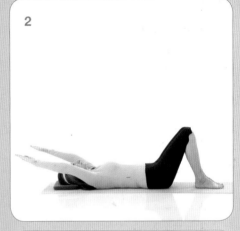

- Inspire y prepare su cuerpo para el movimiento.
- Espire mientras levanta los brazos por encima del tórax y, a continuación, llévelos por encima de la cabeza hacia la colchoneta. Concéntrese en cerrar la caja torácica mientras espira.
- Inspire mientras efectúa el círculo hacia los lados y hacia el cuerpo con sus brazos. Cuando los brazos vuelvan a la posición de inicio, gire las palmas hacia la colchoneta. Repita hasta cinco veces y luego cambie de dirección.

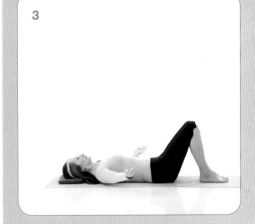

PUNTOS DE CONTROL

★ Mantenga la pelvis y la columna completamente estables y fijas. No permita que su columna dorsal se arquee cuando sus brazos se sitúen sobre su cabeza.

★ Aunque sus omóplatos se deslizarán de forma natural hacia arriba por la parte posterior de su caja torácica cuando mueva sus brazos, no eleve los hombros demasiado. Permita que se muevan sin tensión.

★ Alargue al máximo sus brazos, pero evite bloquear sus codos.

★ A medida que efectúa círculos con los brazos, manténgalos en el mismo plano para ayudarle a mantener la apertura en la parte frontal de las articulaciones del hombro.

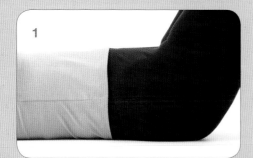

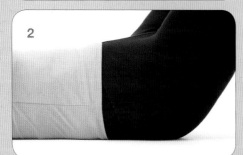

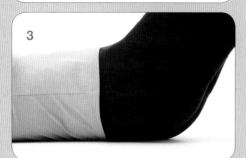

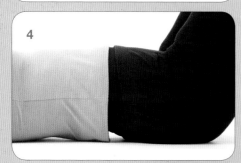

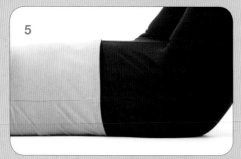

reloj pélvico

Desarrolla una conciencia de alineación neutra en la pelvis y la parte inferior de la columna mientras moviliza las lumbares y la cadera.

posición de inicio

Colóquese correctamente alineado en la posición de relajación. Imagine que hay un reloj colocado en la parte inferior de su abdomen: su ombligo marca las doce; su hueso púbico, las seis, y los iliones, las tres y las nueve, a cada lado.

Visualice una canica en el centro del reloj.

Mantenga una adecuada conexión con su centro, a lo largo de todo el ejercicio.

rutina

● Inspire mientras prepara el cuerpo para el movimiento.

● Espire mientras inclina suavemente la pelvis y visualice cómo la canica sobre el reloj rueda hasta las doce. Sienta cómo se relaja la parte inferior de la columna en la colchoneta. Ruede la canica hasta la una, después, a las dos, y así sucesivamente, rotando su pelvis hasta llegar a las seis en punto: la pelvis estará centrada y ligeramente inclinada hacia delante. Observe cómo la parte inferior de su espalda se arquea.

● Inspire y continúe rodando la canica hasta las siete en punto, y así sucesivamente, rotando la pelvis hasta llegar al centro, a las doce en punto. Su pelvis estará centrada y ligeramente inclinada hacia atrás; la parte inferior de su columna se apoyará en la colchoneta. Repita hasta cinco veces y realice en la dirección contraria.

PUNTOS DE CONTROL

★ La inclinación y el balanceo de la pelvis deben ser pequeños y lograrse con facilidad. El resto de la columna reaccionará con suavidad, pero no intente exagerar el movimiento.

★ Asegúrese de que su cintura está equilibrada por ambos lados. Procure evitar que su pelvis se junte con su caja torácica mientras efectúa las rotaciones.

ventanas

Abre la parte frontal de los hombros y el tórax con un movimiento de brazos efectuado mediante un movimiento bien ordenado de los hombros.

posición de inicio

Colóquese alineado en la posición de relajación. Levante los brazos verticalmente sobre el tórax, a la anchura de los hombros, con las palmas hacia delante.

Mantenga un nivel adecuado de conexión con su centro a lo largo de todo el ejercicio.

rutina

● Inspire mientras prepara su cuerpo para el movimiento.

● Espire mientras flexiona los codos en dirección a la colchoneta. Mantenga los codos alineados con los hombros. En función de su flexibilidad y capacidad de movimiento, sus brazos podrán o no tocar la colchoneta.

● Inspire conforme rota los brazos; dirija los antebrazos y los dorsos de las manos hacia la colchoneta.

● Espire a medida que estira los brazos, llevándolos por encima de la cabeza.

● Inspire a la vez que devuelve los brazos al tórax, de vuelta a la posición de inicio. Repita hasta diez veces.

PUNTOS DE CONTROL

★ Mantenga la columna y la pelvis estables y fijas a lo largo de todo el ejercicio.

★ Aunque sus omóplatos se deslizarán de forma natural en la parte posterior mientras levanta los brazos, no eleve los hombros; simplemente permita que se muevan sin tensión.

★ Trate de mantener el antebrazo y el brazo en el mismo plano cuando estire los brazos por encima de la cabeza.

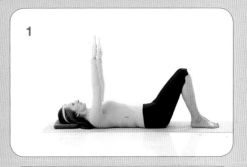

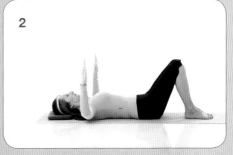

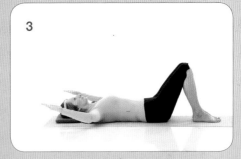

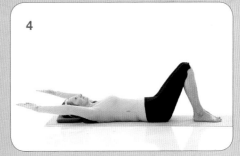

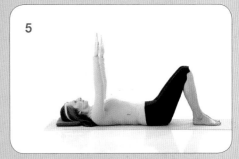

círculos con las rodillas

Enseña a mover el fémur de forma independiente desde la pelvis y la columna; libera tensión en la articulación de la cadera y mejora la estabilidad espinal.

posición de inicio

Colóquese correctamente alineado en la posición de relajación. Flexione una pierna hacia el cuerpo de forma controlada y flexione aún más la rodilla; la pierna de abajo debe estar totalmente relajada. Mantenga un nivel apropiado de conexión con su centro durante todo el ejercicio.

rutina

● Respire de forma natural y, con su propio ritmo, empiece a dibujar un círculo con la pierna en dirección hacia la línea media del cuerpo; luego continúe con la pierna hacia abajo, y vuelva hasta la posición de inicio. Coloque la pierna lo más cerca posible del cuerpo sin que la pelvis sufra molestias.
● Repita hasta cinco veces y efectúe en dirección contraria. Para finalizar, deje alineada la rodilla con la articulación de la cadera y, con la pelvis estable, devuelva su pierna a la colchoneta para acabar en la posición de relajación. Repita con la otra pierna, cinco veces en cada dirección.

PUNTOS DE CONTROL

★ Mantenga la pelvis y la columna estables y fijas a lo largo de todo el ejercicio; concéntrese en el movimiento independiente del fémur en la articulación de la cadera.

★ Mantenga la pierna de apoyo inmóvil, sin tensión.

★ Mantenga el tórax y la parte frontal de sus hombros abiertos y evite cualquier tensión en la zona del cuello.

★ Empiece con círculos pequeños, del tamaño de un pomelo, y ejecútelos de mayor tamaño a medida que desarrolle un mayor control.

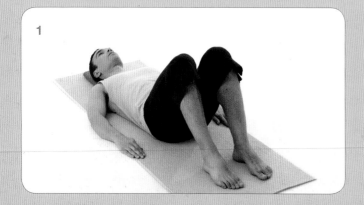

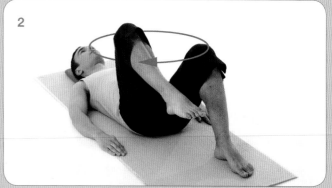

bucles oblicuos

Fortalece los abdominales para utilizarlos en la movilización de la columna y la caja torácica; fomenta la estabilidad pélvica.

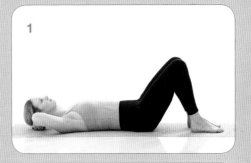

posición de inicio

Colóquese correctamente alineado en la posición de relajación. Junte las manos detrás de su cabeza y mantenga los codos abiertos y posicionados frente a sus orejas, dentro de su visión periférica.

Mantenga un nivel de conexión adecuado con su centro durante todo el ejercicio.

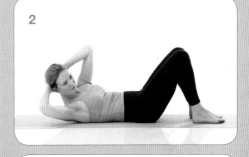

rutina

- Inspire y prepare su cuerpo para el movimiento.
- Espire a medida que levanta la cabeza y, de forma secuencial, la parte superior del cuerpo inclinándolos hacia la derecha; dirija el lado izquierdo de su caja torácica en dirección a la cadera derecha. Mantenga la pelvis inmóvil y equilibrada y no permita que sus abdominales sobresalgan.
- Inspire hacia la parte posterior de su caja torácica y mantenga la posición curva.
- Espire lentamente y, de modo secuencial, vuelva al centro de forma controlada.
- Repita, esta vez hacia la izquierda. Repita hasta diez veces.

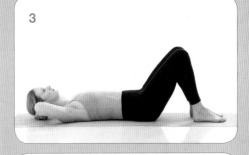

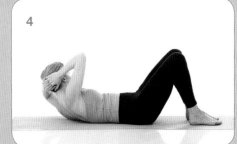

PUNTOS DE CONTROL

★ Asegúrese de que mantiene la pelvis bien posicionada en el suelo, en un punto neutro; mantenga la posición sólo en la medida de sus posibilidades.

★ Mantenga ambos lados de la cintura equilibrados y nivelados.

★ El movimiento de rotación debe proceder de las costillas desde la columna y de ésta. Trate de no tirar de su cabeza ni del cuello.

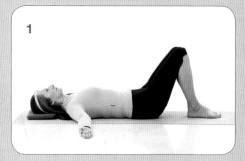

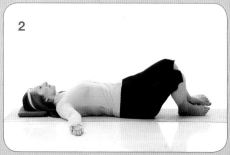

rotación de cadera

Fomenta la habilidad de movimiento de la cintura y el torso con control mientras se mantiene la estabilidad y la soltura en la parte superior del cuerpo.

posición de inicio

Colóquese correctamente alineado en la posición de relajación. Mantenga las piernas unidas por su cara interna. Extienda los brazos sobre la colchoneta ligeramente más abajo que los hombros, con las palmas de las manos mirando hacia arriba. Mantenga un nivel apropiado de conexión con su centro a lo largo de todo el ejercicio.

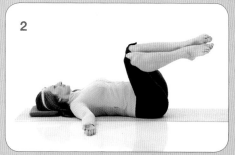

rutina

● Inspire y, mientras mantiene unidos los muslos, rote la pelvis y las piernas hacia la derecha desde su centro. El lado izquierdo de la pelvis y las costillas inferiores se levantarán ligeramente de la colchoneta.

● Espire a medida que devuelve la pelvis y las piernas a la posición de inicio. Repita hacia el otro lado y, a continuación, toda la secuencia hasta cinco veces.

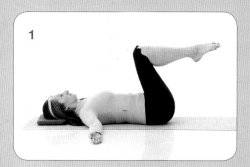

Progresión: rotación de cadera, pies en alto

Una vez que haya ejecutado este ejercicio correctamente, intente llevar sus piernas a una doble flexión de rodillas (página 34) y practique la rotación de cadera desde esa posición.

PUNTOS DE CONTROL

★ Rote la pelvis y las piernas directamente hacia un lado y evite cualquier desviación; no debe producirse acortamiento a ningún lado de la cintura.

★ Mantenga la conexión entre caja torácica y pelvis y asegúrese de que no arquea la espalada mientras rota.

★ Controle el movimiento de las piernas y no permita que caigan abruptamente.

★ Asegúrese de levantar el pie de la colchoneta durante la rotación.

★ Mantenga el tórax y la parte delantera de los hombros abierta y evite cualquier tensión en la zona del cuello.

brazos flotantes

Moviliza las articulaciones del hombro y proporciona apertura a la parte frontal del torso.

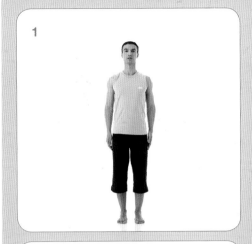

posición de inicio

Póngase de pie en el suelo y estire la columna hasta una posición neutra. Sus piernas deben situarse paralelas y a la anchura de las caderas, o en conexión en la posición de pilates. Evite que sus brazos se estiren hacia abajo, a los lados del cuerpo. Mantenga un nivel de conexión adecuado en su centro, durante todo el ejercicio.

rutina

● Inspire a medida que prepara su cuerpo para el movimiento y estire la columna.

● Espire y mantenga sus brazos estirados y su columna estable; levante los brazos desde los lados, con suavidad, ligeramente hacia delante y por encima del cuerpo.

● Inspire y baje los brazos suavemente hacia delante y hacia abajo de vuelta a su posición original.

Repita hasta diez veces.

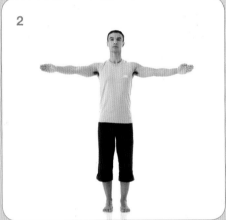

PUNTOS DE CONTROL

★ Mantenga la posición vertical estable y estirada de pelvis y columna.

★ Aunque sus omóplatos se deslizarán con naturalidad hacia arriba, en la parte posterior de su caja torácica, cuando levante los brazos intente no elevar los hombros en exceso. De igual importancia es no forzar los hombros hacia abajo; deben moverse de modo natural y sin tensión.

★ Utilice la espiración para favorecer una mayor suavidad en la zona del esternón y para cerrar la caja torácica al tiempo que levanta sus brazos. Mantenga el tórax abierto.

★ Sin bloquear los codos, mantenga sus brazos estirados, sin doblarlos. Asegúrese de que el movimiento procede sólo de los hombros.

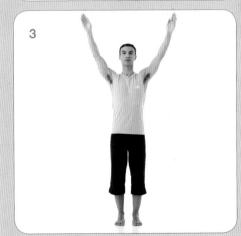

mesa

Fomenta la estabilidad de la columna y la escápula mientras se mueven en libertad y de forma opuesta los brazos y las piernas.

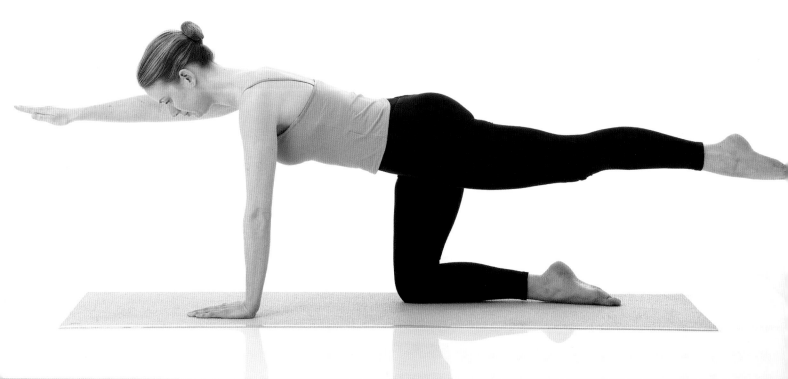

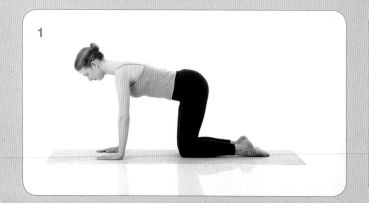

1

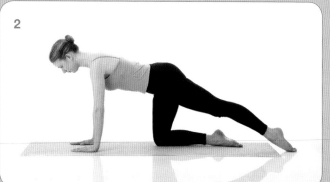

2

posición de inicio

Colóquese correctamente alineado en la posición a gatas. Mantenga un nivel apropiado de conexión con su centro a lo largo de todo el ejercicio.

rutina

● Inspire a medida que prepara su cuerpo para el movimiento; estire la columna.

● Espire; con la pelvis y la columna inmóviles y estables, estire una pierna hacia atrás, directamente alineada con la cadera. La punta del pie deberá permanecer en contacto con la colchoneta.

● Inspire a medida que levanta su pierna estirada a la altura de la cadera. Al mismo tiempo, levante el brazo opuesto hacia delante, a la altura del hombro. Una vez más, mantenga el torso estirado y estable.

● Espire y baje la pierna estirada a la colchoneta a la vez que devuelve su brazo a su posición de inicio, debajo del hombro.

● Inspire una vez más con la pelvis y la columna en posición neutra; estire su pierna hacia atrás, a la posición de inicio. Repita hasta cinco veces a cada lado, alternando el brazo y la pierna.

Variación

Si este ejercicio le resulta demasiado difícil, levante el pie del suelo una vez que estire la pierna. Esto le ayudará a mantener el equilibrio y reducirá el esfuerzo de la zona lumbar. Si aún así es difícil, no realice el movimiento del brazo y concéntrese en la pierna.

PUNTOS DE CONTROL

★ En esta posición resulta esencial mantener una buena conexión abdominal para evitar que la columna «caiga» hacia la colchoneta.

★ Mantenga el estiramiento a ambos lados de la cintura. Trate de evitar que la pelvis se junte con la caja torácica.

★ Idealmente el brazo debe llegar hasta la altura del hombro y la pierna a la altura de la cadera, pero alcance estas alturas sólo si es capaz al mismo tiempo de mantener la pelvis y la columna fijas y estables.

★ Aunque sus omóplatos se deslizarán hacia arriba en la parte posterior de su caja torácica conforme levanta el brazo, no eleve el hombro por la espalda en exceso; deje que se mueva de modo natural y sin tensión.

★ Coordine correctamente el movimiento del brazo con el de la pierna.

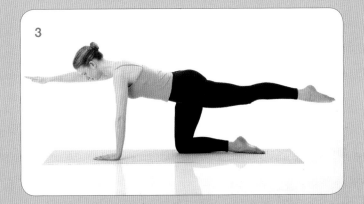

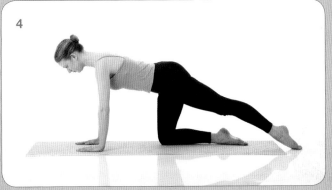

prensión del diamante

Ayuda a desarrollar la movilidad dentro y alrededor de la parte superior de la espalda, mientras abre la parte frontal de los hombros.

posición de inicio

Túmbese boca abajo, sobre su frente; alinee la pelvis y la columna en posición neutra. Cree una forma de diamante con los brazos: junte las puntas de los dedos, coloque las palmas de las manos hacia abajo y abra los codos. Descanse la frente sobre el dorso de las manos. Las piernas, paralelas, deben estar separadas a la anchura de la cadera. Mantenga un nivel de conexión adecuado con su centro a lo largo de todo el ejercicio.

rutina

● Inspire a medida que prepara su cuerpo para el movimiento.
● Espire y levante primero su cabeza; luego, su cuello y, finalmente el tórax de la colchoneta. Sienta que sus costillas inferiores permanecen en contacto con la colchoneta, pero abra el pecho y diríjalo hacia delante.
● Inspire mientras mantiene esta posición estirada y estable.
● Espire mientras vuelve, secuencialmente, hacia la colchoneta. Repita hasta diez veces.

PUNTOS DE CONTROL

★ Inicie la extensión de la espalda estirando y levantando primero la cabeza y luego el cuello. Cuando éstos estén alineados con la columna, podrá empezar a abrir y levantar el tórax.

★ Mantenga las costillas inferiores en contacto con la colchoneta mientras se levanta; esto le ayudará a no levantarse demasiado y a no comprimir la parte inferior de la columna. Estirar totalmente la columna es más importante que la altura en sí de la extensión.

★ Evite excederse en la presión de los brazos; éstos deben servir de apoyo, y no deben presionarle hacia arriba.

★ Mantenga los pies en contacto con la colchoneta durante todo el ejercicio.

★ Al bajar de vuelta a la colchoneta, no se desplome; trabaje con control y estirando bien.

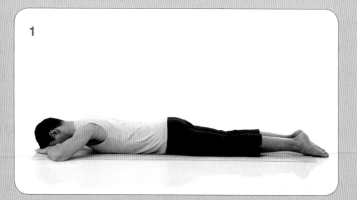

1

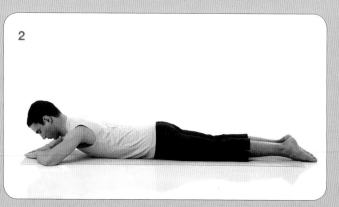

2

dardo

Fortalece la musculatura de la espalda al ejercitar la parte superior de la columna; la parte interior de los muslos ayuda a conectar y a mantener un centro fuerte.

posición de inicio

Túmbese boca abajo, apoye la cabeza sobre la frente y alinee correctamente la pelvis y la columna en posición neutra. Descanse su frente sobre un pequeño cojín y estire los brazos al lado del cuerpo en la colchoneta; las palmas de las manos mirando hacia el techo. Sus piernas estiradas, pero relajadas, con las bases de los dedos gordos juntas. Mantenga un nivel de conexión adecuado con su centro durante todo el ejercicio.

PUNTOS DE CONTROL

★ Inicie la extensión de la espalda levantando la cabeza y después el cuello.

★ Mantenga el levantamiento al mínimo para evitar comprimir la columna; baje con un movimiento largo y controlado.

★ Mantenga siempre los pies en contacto con la colchoneta.

rutina

● Inspire mientras prepara el cuerpo para el movimiento.

● Espire mientras levanta de la colchoneta, en el siguiente orden, la cabeza, el cuello, el tórax y la parte superior de la columna. Sienta cómo las costillas inferiores permanecen en contacto con la colchoneta. Estire los brazos tanto como pueda y, a su vez, levántelos un poco girando las palmas de las manos en dirección al cuerpo. A la vez, estire las piernas en paralelo y junte el interior de los muslos.

● Inspire mientras mantiene esta posición estirada y estable; note cómo la cabeza está cada vez más lejos de los dedos de los pies.

● Espire al tiempo que baja la columna y la cabeza, secuencialmente, a la colchoneta; las piernas y los brazos también vuelven a la posición de inicio.
Repita hasta diez veces.

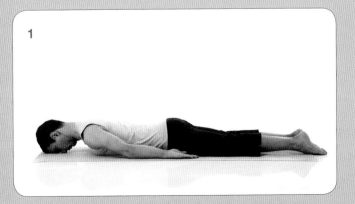

1

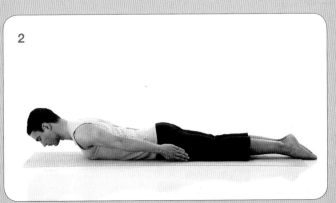

2

arco y flecha: sedente

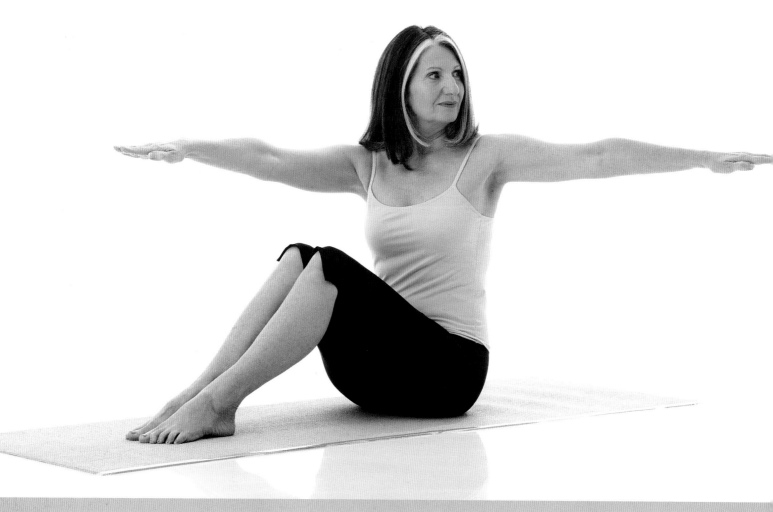

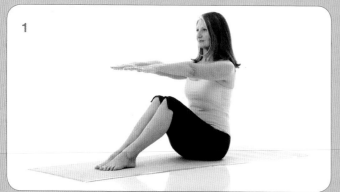

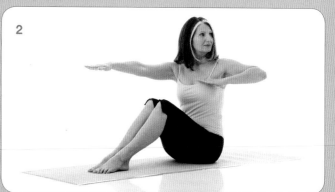

Fomenta la movilidad de la columna con una rotación equilibrada de cabeza, cuello y torso emparejada con un movimiento dinámico y suave del brazo.

posición de inicio

Siéntese erguido con las rodillas flexionadas y las plantas de los pies sobre la colchoneta. Sus piernas y la parte interior de los muslos deben permanecer juntos; la pelvis y la columna, en posición neutra. Extienda los brazos al frente, ligeramente por debajo y a la anchura de los hombros. Las palmas hacia abajo.

Si le resulta difícil sentarse con la pelvis y la columna en posición neutra, hágalo sobre un cojín o una toalla doblada para lograr la correcta alineación. (Este ejercicio se puede realizar sentado en una silla, con los pies colocados en el suelo, a lo ancho de la cadera.) Mantenga un nivel de conexión adecuado con su centro durante todo el ejercicio.

rutina

● Inspire, estire y prepare su cuerpo para el movimiento.

● Espire mientras dobla el codo izquierdo para estirar el brazo hacia el cuerpo y la mano izquierda hacia su hombro izquierdo. Al mismo tiempo gire la cabeza, el cuello y la parte superior de la columna a la izquierda.

● Inspire mientras estira el codo izquierdo. Estire la columna e intente rotar un poco más.

● Espire mientras invierte la rotación, manteniendo el brazo derecho estirado; vuelva a la posición de inicio.

Repita hacia el otro lado hasta cinco veces.

PUNTOS DE CONTROL

★ La pelvis debe permanecer inmóvil. Mantenga el peso en equilibrio sobre ambos isquiones y el contacto con la colchoneta.

★ Concéntrese en conectar los abdominales internos para proporcionar apoyo a la columna mientras ésta rota.

★ El movimiento es rotación pura; continúe estirando verticalmente la columna. Evite arquear la espalda o encoger la cintura.

★ Sus brazos deben moverse sólo si lo hace la columna. No les permita iniciar el movimiento o ir más allá de la rotación espinal.

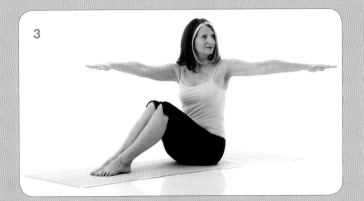

3

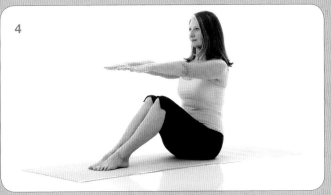

4

arco y flecha: yacente

Moviliza la cabeza, el cuello y el torso a través de un movimiento de rotación equilibrado, emparejado con un movimiento fluido del brazo que fomenta el control en los hombros y la abertura torácica.

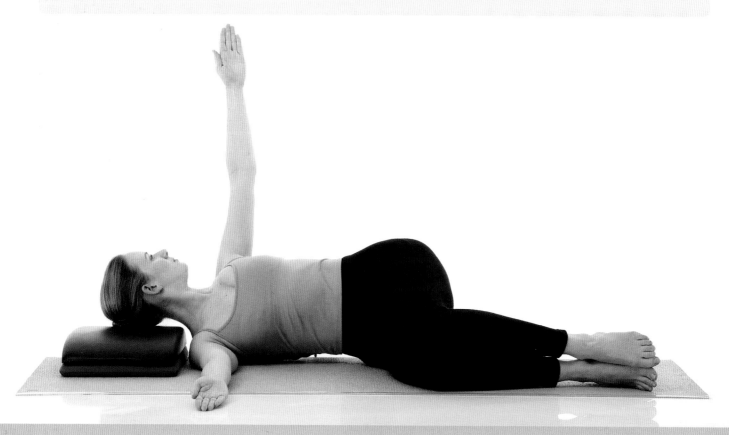

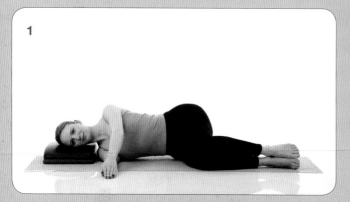

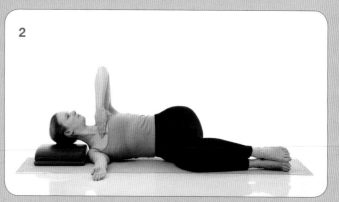

posición de inicio

Túmbese sobre su lado derecho y alinee correctamente la pelvis y la columna en posición neutra.

Coloque un cojín debajo de la cabeza para asegurarse de que ésta y el cuello están alineados con la columna. Flexione las rodillas al frente para que la cadera y las rodillas formen un ángulo recto. Estire los brazos hacia el frente, a la altura del hombro. El brazo derecho estará apoyado en la colchoneta y el brazo izquierdo debe colocarse sobre el derecho.

Mantenga un adecuado nivel de conexión con su centro durante todo el ejercicio.

rutina

● Inspire mientras flexiona su codo izquierdo y desliza su mano a lo largo de la parte interior del brazo derecho hacia el centro del esternón. A la vez, la cabeza, el cuello y la parte superior de la columna deben rotar, pero la pelvis y la columna se mantienen quietas.

● Espire mientras gira su columna aún más hacia la izquierda. Intente que su esternón y su caja torácica adquieran soltura.

● Inspire y estire el codo izquierdo, llevando el brazo lejos del cuerpo. Mantenga el torso quieto y estable.

● Espire mientras rota la columna de vuelta a su posición. Mantenga el brazo izquierdo estirado y muévalo desde la articulación del hombro.

Repita hasta cinco veces y luego hacia el otro lado.

PUNTOS DE CONTROL

★ Asegúrese de que su alineación es correcta en la posición de inicio: hombro sobre hombro, cadera sobre cadera, rodilla sobre rodilla, pie sobre pie.

★ Asegúrese de que la pelvis se mantenga estable durante todo el ejercicio.

★ Permita la rotación máxima de la cabeza y el cuello, pero siempre estirando durante todo el ejercicio.

★ No permita que sus brazos inicien el movimiento ni vayan más allá de la rotación de la columna.

★ Estire totalmente los brazos, pero evite bloquear los codos.

★ El movimiento es rotación pura; estire la columna en vertical. Evite arquear la espalda o encoger la cintura.

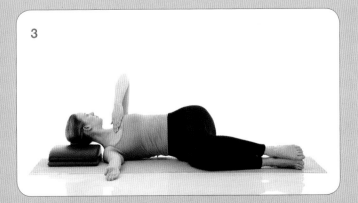

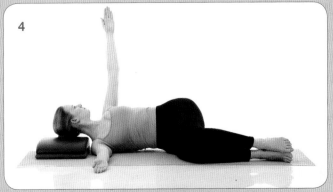

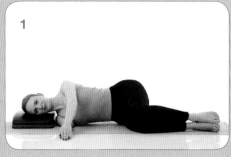

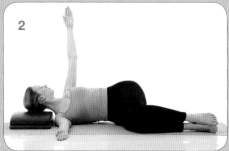

apertura de brazos

Moviliza la cabeza, el cuello, el torso y fomenta la abertura y el control de la zona que rodea a los hombros.

posición de inicio

Túmbese sobre el lado derecho; alinee la pelvis y la columna en posición neutra. Coloque un cojín debajo de la cabeza para asegurarse de que ésta y el cuello están alineados con la columna. Flexione las rodillas al frente para que la cadera y las rodillas formen un ángulo recto. Estire los brazos hacia el frente, a la altura del hombro. El brazo derecho estará apoyado en la colchoneta y el izquierdo debe colocarse sobre el derecho.

Mantenga un adecuado nivel de conexión con su centro durante todo el ejercicio.

rutina

● Inspire mientras levanta el brazo que está arriba; manténgalo recto y elevado por encima de la articulación del hombro, hacia el techo; al mismo tiempo gire su cabeza y su cuello en dirección al techo.

● Espire a medida que continúa girando la cabeza, el cuello y la parte superior de la columna a la izquierda; lleve su brazo izquierdo hacia la columna y ábralo hacia la colchoneta. Las rodillas y la pelvis permanecen quietas.

● Inspire mientras la columna vuelve hacia la derecha, iniciando un movimiento desde el centro. Al mismo tiempo, lleve su brazo izquierdo una vez más por encima de la articulación del hombro, mirando hacia el techo.

● Espire mientras gira su columna de vuelta y el brazo vuelve a la posición de inicio. Repita hasta cinco veces con el mismo lado y, a continuación, con el otro.

PUNTOS DE CONTROL

★ Asegure una correcta alineación durante la posición yacente de inicio: hombro sobre hombro, cadera sobre cadera, rodilla sobre rodilla y pie sobre pie.

★ Asegúrese de que la pelvis se mantenga estable.

★ El movimiento es, idealmente, rotación pura. Estire la columna y evite arquear su espalda o encoger la cintura.

★ Permita la rotación máxima de la cabeza y del cuello, pero asegúrese de que se produce un estiramiento a lo largo de todo el ejercicio.

★ No permita que sus brazos inicien el movimiento ni vayan más allá de la rotación de la columna.

elevación con pelota

Conecta el cuerpo con las piernas mientras se
movilizan y se fortalecen los tobillos y los pies.

posición de inicio

Colóquese de pie en el suelo (no en la colchoneta) y estire la columna en posición
neutra. Sitúe las piernas en paralelo y ligeramente más juntas que el ancho de las
caderas; coloque una pelota de tenis entre sus tobillos, debajo de los huesos.
Si es necesario, apóyese en la pared y coloque la mano ligeramente por delante
del cuerpo para mantener el equilibrio.
Mantenga un nivel adecuado de conexión con el centro durante todo el ejercicio.

rutina

- Inspire, prepare su cuerpo para el movimiento y estire la columna.
- Espire y póngase sobre las puntas de los pies, levantando sus talones
del suelo. Mantenga la columna estirada y estable, con la pelota entre
los tobillos.
- Inspire; manteniendo el control y el estiramiento, baje los talones hacia
el suelo.
- Espire a medida que flexiona las rodillas; los talones se quedan firmes en
el suelo.
- Inspire mientras estira las piernas y vuelve a la posición de inicio.

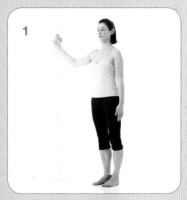

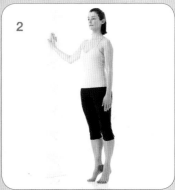

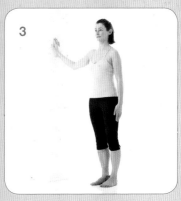

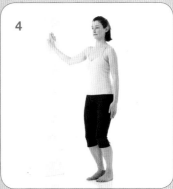

PUNTOS DE CONTROL

★ Mantenga la pelvis y la columna en posición neutra. La cintura debe
permanecer estirada; sienta cómo la columna se estira hacia arriba.

★ Estire totalmente las piernas pero evite bloquear las rodillas.

★ Mantenga su peso equilibrado sobre los pies. No permita que sus pies
giren ni hacia dentro ni hacia fuera.

estirar una pierna: preparación

Desarrolla la coordinación y la fuerza necesarias para realizar el ejercicio completo. Fortalece los abdominales y moviliza las caderas y las rodillas.

posición de inicio

Puede ser una buena idea usar calcetines para este ejercicio, ya que con ellos facilitará que sus pies se deslicen en libertad a lo largo de la colchoneta o el suelo.

Sitúese correctamente alineado en la posición de relajación. Flexione una rodilla cada vez, con estabilidad; junte el interior de sus muslos y estire suavemente la punta de los pies.

Inspire, prepare su cuerpo para el movimiento y, cuando espire, incline la cabeza hacia delante, junto con el cuello y la parte superior del cuerpo, para alcanzar una posición de bucle o de ovillo. Estire los brazos hacia delante y coloque las manos sobre las espinillas. Mantenga un adecuado nivel de conexión con el centro durante todo el ejercicio.

rutina

● Inspire mientras mantiene la posición de bucle u ovillo.

● Espire a medida que la pierna derecha baja hacia la colchoneta. Mantenga la rodilla flexionada; los dedos del pie deben tocar la colchoneta. Coloque la mano derecha sobre la rodilla izquierda. Una vez que el pie alcance la colchoneta, deslice la pierna y estírela alineada con la cadera mientras flexiona la pierna izquierda hacia el torso.

● Inspire en la posición de bucle u ovillo, flexione su pierna derecha hacia el cuerpo. Una vez que la rodilla está lo suficientemente flexionada, doble su pierna hacia arriba y hacia dentro. Devuelva la mano derecha a la tibia izquierda.

● Repita con la otra pierna. Concéntrese en desplazar lejos la pierna estirada mientras la flexionada se mantiene cerca.

Repita la secuencia hasta cinco veces.

Para terminar, manténgase en la posición de bucle u ovillo y flexione las rodillas hacia el torso. Lleve la parte superior de la columna y la cabeza hacia la colchoneta; mantenga la estabilidad en la pelvis y devuelva el pie a la colchoneta para alcanzar la posición de relajación.

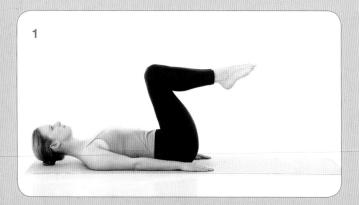

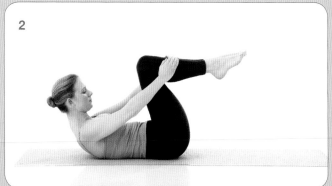

PUNTOS DE CONTROL

★ Asegúrese de que la pelvis se mantiene en posición neutra durante todo el ejercicio; mantenga la posición de bucle u ovillo solamente en la medida de lo posible.

★ Concéntrese en mover las piernas de forma independiente desde la pelvis o la columna.

★ Cuando estire la pierna, concéntrese en la totalidad de este estiramiento, pero sin bloquear la rodilla.

★ Mantenga la posición de bucle u ovillo. Use los brazos para acompañar las piernas hacia el torso y no tire de la columna.

★ Mantenga el estiramiento del cuello y su cabeza quieta. Concéntrese en la zona abdominal.

★ Permita que sus clavículas se expandan, pero mantenga la conexión entre los omóplatos y la parte posterior de la caja torácica.

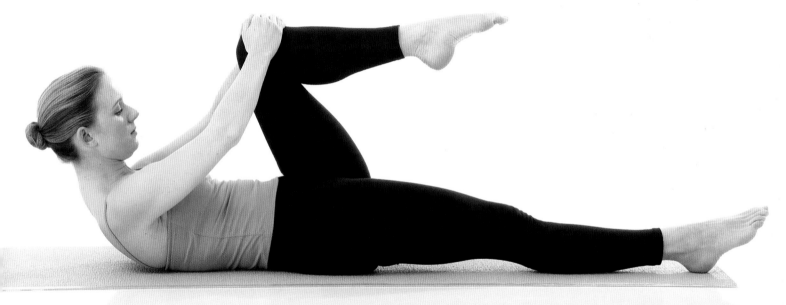

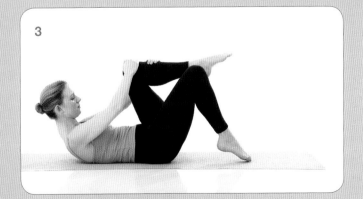

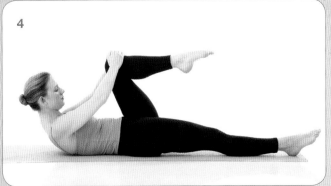

PUNTOS DE CONTROL

★ Asegúrese de que la pelvis se mantiene completamente conectada al suelo en posición neutra; mueva los brazos y las piernas con independencia de la pelvis y la columna.

★ Los brazos y las piernas deben moverse al mismo tiempo y deben conseguir crear oposición, estiramiento y amplitud en la parte frontal de su cuerpo.

★ Asegúrese de mantener la posición de bucle u ovillo en toda la columna. Resulta muy sencillo perder esta flexión cuando se estiran los brazos y las piernas.

★ Mantenga su cuello estirado y la cabeza quieta; concéntrese en la zona abdominal.

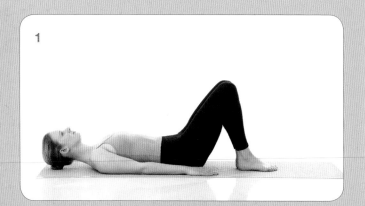

1

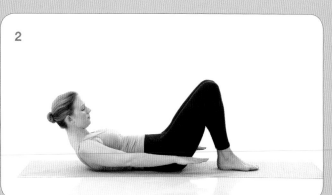

2

estirar las dos piernas: preparación

Fomenta la estabilidad, fortalece los abdominales y moviliza las articulaciones de las caderas, las rodillas y los hombros al tiempo que desarrolla la coordinación.

posición de inicio

Puede ser una buena idea usar calcetines para este ejercicio, ya que con ellos conseguirá que sus pies se deslicen en libertad sobre la colchoneta o el suelo.

Colóquese correctamente alineado en la posición de relajación, con los brazos estirados al lado del cuerpo, sobre la colchoneta. Junte el interior de los muslos.

Inspire, prepare su cuerpo para el movimiento y, cuando espire, flexione secuencialmente hacia delante la cabeza y el cuello; la parte superior del cuerpo se situará en una posición de bucle u ovillo. Levante un poco los brazos de la colchoneta y estírelos hacia delante.

Mantenga un nivel adecuado de conexión con su centro durante todo el ejercicio.

rutina

● Inspire mientras mantiene la posición de bucle u ovillo y estire las piernas, deslizándolas a lo largo de la colchoneta. Al mismo tiempo, estire los brazos por encima de la cabeza, a la anchura de los hombros.

● Espire a medida que flexiona las rodillas deslizando los pies a lo largo de la colchoneta para llevar las piernas de nuevo hacia el torso. Simultáneamente, dibuje un círculo con los brazos para devolverlos estirados al lado del cuerpo. Manténgase en la posición de bucle u ovillo.

● Repita hasta diez veces.

● Para finalizar, devuelva la parte superior de la columna y la cabeza a la colchoneta.

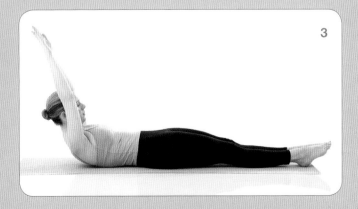

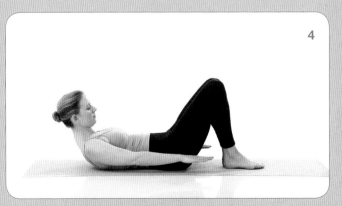

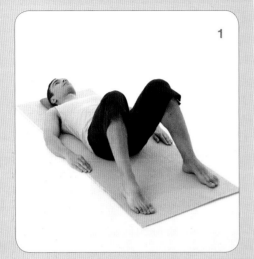

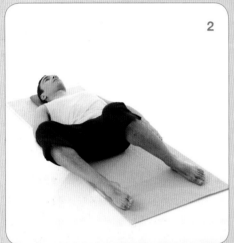

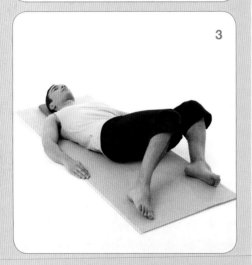

rotación de rodillas

Incrementa la movilidad en las articulaciones de la cadera mientras se mantiene una relación estable entre articulaciones de cadera, rodilla y tobillo.

posición de inicio

Colóquese correctamente alineado en la posición de relajación. Coloque las piernas ligeramente más separadas que el ancho de las caderas. Separe un poco los brazos de su cuerpo, coloque las palmas hacia abajo, sobre la colchoneta.

Mantenga un nivel de conexión adecuado con su centro durante todo el ejercicio.

rutina

● Inspire y prepare su cuerpo para el movimiento.

● Espire mientras su pierna izquierda se mueve en círculo desde la articulación de la cadera y la pierna derecha se mueve hacia fuera, también desde esa misma articulación. Ambas rodillas se desplazarán hacia la derecha; permita que sus pies se levanten ligeramente de la colchoneta.

● Inspire y devuelva ambas piernas hacia el centro al mismo tiempo.

Repita hacia el otro lado; repita la secuencia hasta cinco veces.

PUNTOS DE CONTROL

★ A diferencia de las rotaciones de cadera, el inicio de este movimiento se produce en las piernas, concretamente en la parte superior del muslo, en la articulación de la cadera.

★ Intente mantener la pelvis fija; aunque pueda producirse algún movimiento, su objetivo no es rotar la pelvis ni la columna.

★ Aunque disfrutará de una sensación de soltura en las articulaciones de la cadera, controle el movimiento de sus piernas y no las deje «caer» a los lados.

ostra

Ayuda a movilizar las caderas mientras se fortalecen los músculos que rodean a su articulación.

posición de inicio

Túmbese sobre el lado derecho, en línea recta; coloque correctamente sus hombros, caderas y tobillos. La pelvis y la columna deben permanecer en posición neutra. Estire el brazo derecho por debajo de la cabeza y alineado con la columna. Coloque la mano izquierda sobre la colchoneta frente a la caja torácica y flexione el codo para que le haga las veces de apoyo suave. Flexione ambas rodillas al frente y coloque los pies hacia atrás de modo que los talones permanezcan alineados con la parte posterior de la pelvis. Mantenga un nivel de conexión adecuado con su centro durante todo el ejercicio.

rutina

- Inspire mientras prepara su cuerpo para el movimiento.
- Espire y, mientras mantiene la pelvis y la columna en posición neutra, levante la rodilla que está encima, manteniendo los pies juntos. Este movimiento tiene su origen en la articulación de la cadera.
- Inspire y devuelva su pierna de un modo controlado a la posición de inicio. Repita hasta diez veces y, a continuación, practique el mismo ejercicio con la otra pierna.

PUNTOS DE CONTROL

★ Asegúrese de que la alineación es correcta en la posición de inicio: hombro sobre hombro, cadera sobre cadera, rodilla sobre rodilla.

★ Asegúrese de que la pelvis se mantiene estable durante todo el ejercicio. El movimiento de elevar la pierna debe proceder de la articulación de la cadera: la pierna se mueve de modo aislado del resto de su cuerpo.

★ Levante la pierna cuanto pueda sin alterar la posición de la pelvis.

★ Mantenga el estiramiento a ambos lados de la cintura.

★ El brazo que está encima puede ayudar a darle apoyo, pero evite poner demasiado peso sobre él.

★ Mantenga el tórax ensanchado y mire al frente.

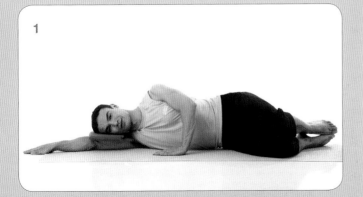

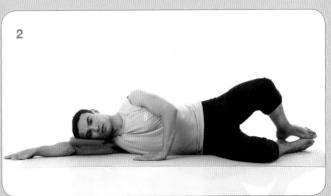

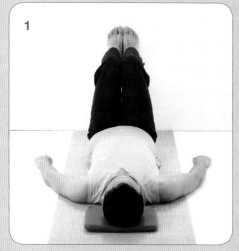

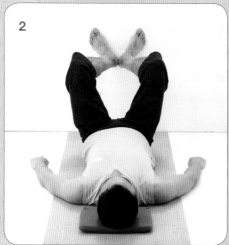

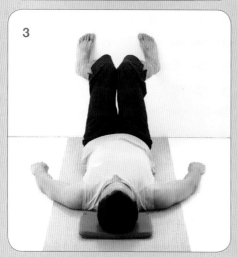

zigzags: yacente

Mejora y mantiene la movilidad en las articulaciones de la cadera.

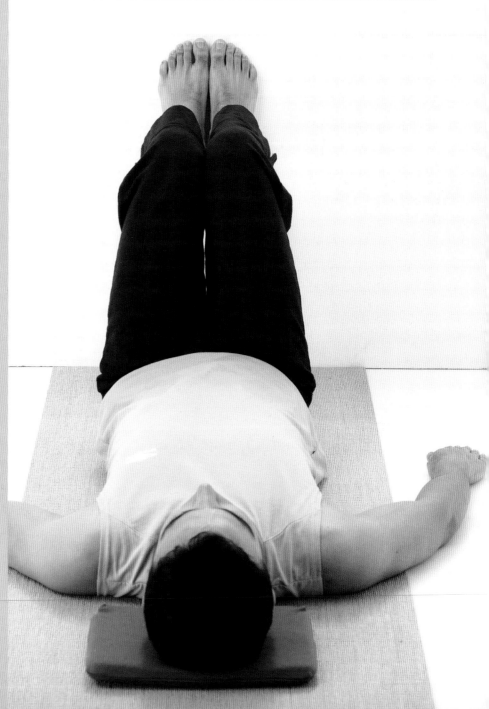

posición de inicio

Colóquese bien alineado en la posición de relajación con los pies en alto contra una pared. Lo ideal sería que los muslos se colocaran en posición vertical y las espinillas en horizontal; la pelvis y la columna se mantienen en posición neutra. Junte la cara interna de los muslos; las plantas de los pies deben permanecer planas contra la pared. Mantenga un adecuado nivel de conexión con el centro durante todo el ejercicio.

rutina

● Inspire a medida que rota las piernas ligeramente hacia fuera desde las caderas, separa las rodillas y desliza los pies a una posición en V; mantenga los talones juntos.

● Espire mientras rota las piernas hacia dentro, de nuevo desde las articulaciones de la cadera, y junta sus rodillas de un modo natural; sus talones se separarán el uno del otro.

● Continúe con este movimiento en zigzag un máximo de seis veces hasta que las piernas se sitúen a una distancia que le resulte cómoda.

● Realice el movimiento en dirección inversa; vuelva a la posición de inicio.
Repita hasta diez veces.

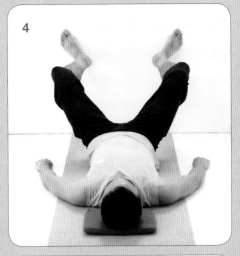

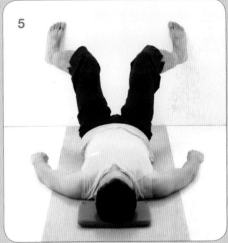

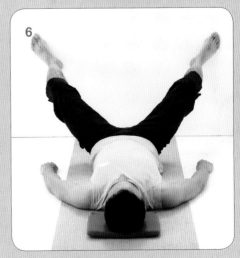

PUNTOS DE CONTROL

★ Mantenga la pelvis y la columna estables y fijas durante todo el ejercicio; concéntrese en el movimiento del fémur en la articulación de la cadera.

★ Aunque debería sentir una sensación de libertad en las articulaciones de sus caderas, controle el movimiento de sus piernas y no permita que caigan hacia los lados.

★ Mantenga la alineación correcta de las piernas; los pies, las rodillas y las caderas deben asimismo permanecer alineadas correctamente y moverse al unísono. Resulta sencillo llevar los pies o las rodillas demasiado lejos: es imprescindible que intente evitarlo.

★ Evite levantar los pies de la pared; permita que las plantas se deslicen.

★ Mantenga el tórax y la parte frontal de los hombros ensanchados; evite cualquier tensión en la zona del cuello.

zigzags: sedente

Éste es un buen ejercicio para incrementar la movilidad en las articulaciones de la cadera mientras se mantiene una relación estable entre las articulaciones de la cadera, las rodillas y los tobillos. También fomenta la estabilidad de la columna conforme las piernas se mueven de forma independiente desde las caderas.

posición de inicio

Siéntese erguido, con las piernas frente al cuerpo.

Estire los brazos y gírelos en círculo hasta que lleguen detrás del cuerpo para colocar las palmas de las manos en la colchoneta a modo de apoyo. Separe las piernas ligeramente, un poco más que la anchura de las caderas, y gírelas hacia fuera; flexione los pies hacia delante y doble las rodillas para acercarlas al cuerpo mientras mantiene la pelvis y la columna en posición neutra.

Mantenga un nivel adecuado de conexión con su centro durante todo el ejercicio.

rutina

● Inspire, prepare el cuerpo para el movimiento y estire la columna.

● Espire y, manteniendo el estiramiento y la estabilidad en la columna, extienda las piernas y deslice los pies a lo largo de la colchoneta mientras mantiene la rotación hacia fuera y la flexión en los pies.

● Inspire. Mantenga estiradas las piernas y rótelas desde las caderas.

● Espire. Manteniendo la rotación de las piernas, flexione las rodillas y dirija sus piernas de nuevo hacia su cuerpo, deslizando los pies a lo largo de la colchoneta.

● Inspire; manteniendo las piernas flexionadas, rote sus piernas hacia fuera desde las caderas y vuelva a la posición de partida. Repita hasta cinco veces y luego invierta la dirección del ejercicio.

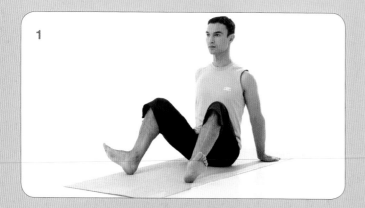

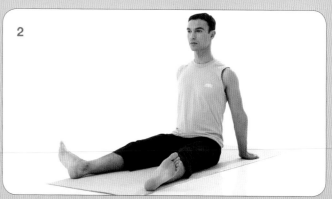

PUNTOS DE CONTROL

★ Mantenga la pelvis y la columna estables y fijas durante todo el ejercicio; concéntrese en el movimiento del fémur en la articulación de la cadera.

★ Aunque debería de sentir una sensación de libertad en las articulaciones de la cadera, controle el movimiento de sus piernas y no permita que caigan hacia los lados.

★ Mantenga la alineación correcta de las piernas; los pies, las rodillas y las caderas deben asimismo permanecer alineadas correctamente y moverse al unísono. Resulta sencillo llevar los pies o las rodillas demasiado lejos: es imprescindible que intente evitarlo.

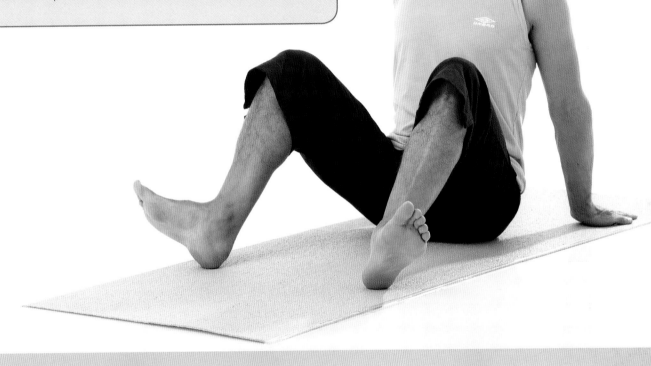

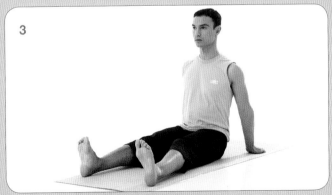

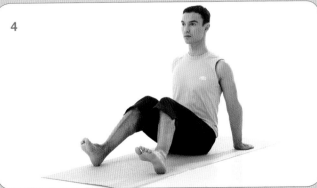

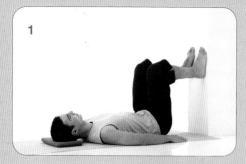

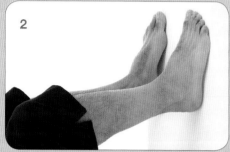

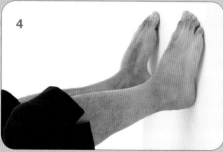

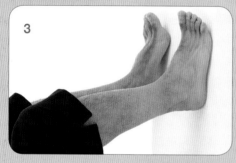

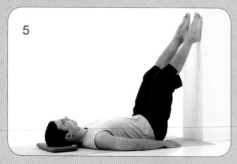

arrastrar los pies

Ejercita los pies y los tobillos y ayuda a desarrollar el apoyo en torno al arco podal.

posición de inicio

Colóquese correctamente alineado en la posición de relajación, con los pies contra la pared. Lo ideal sería que colocara los muslos en posición vertical y las espinillas en horizontal; mantenga la pelvis y la columna en posición neutra. Coloque las piernas separadas al ancho de las caderas, y las plantas de los pies planas contra la pared. Este ejercicio también puede realizarse sentado en una silla, con los pies en el suelo, separados al ancho de las caderas.

Mantenga un nivel de conexión adecuado con el centro durante todo el ejercicio.

rutina

Respire con naturalidad a lo largo de todo el ejercicio.

● Levante los dedos de los pies, extiéndalos al máximo contra la pared, levante los arcos podales y deslice los talones hacia arriba. Mantenga el contacto de los pies contra la pared durante todo el ejercicio.

● Vuelva a repetir este ejercicio y continúe arrastrando los pies hacia arriba hasta que ya no sea capaz de mantenerlos planos.

● Flexione las rodillas y deslice los pies de nuevo hacia abajo, volviendo a la posición de partida.

Repita hasta diez veces.

PUNTOS DE CONTROL

★ Evite crear tensión al curvar los dedos de los pies en exceso; trate de mantener la actividad en los arcos podales.

★ Asegúrese de que los pies se mantienen conectados y alineados contra la pared, sin rotarlos ni hacia fuera ni hacia dentro.

★ Mantenga la alineación correcta de caderas, rodillas y tobillos.

ola mexicana

Ejercita las articulaciones del pie y le enseña
a coordinar y controlar los pies.

posición de inicio

Póngase de pie en el suelo (no en la colchoneta) y estire la columna en posición neutra,
con las piernas en paralelo, separadas al ancho de la cadera. Los brazos descansan
a los lados del cuerpo.

Este ejercicio puede realizarse también sentado en una silla, con los pies en el suelo
separados a la anchura de las caderas.

Mantenga un nivel adecuado de conexión con su centro durante todo el ejercicio.

rutina

Respire con naturalidad durante todo el ejercicio.

● Primero levante del suelo sólo los dedos gordos del pie; luego levante los dedos
de los pies uno a uno, hasta que todos estén arriba.

● Vuelva a colocar abajo los dedos de los pies, empezando por el más pequeño
y separándolos lo máximo posible.

● Invierta el movimiento: levante primero el dedo pequeño del pie y continúe dedo
a dedo hasta el gordo.

Repita hasta cinco veces, ya sea con los pies al mismo tiempo, o con cada uno por
separado.

PUNTOS DE CONTROL

★ Mantenga las piernas correctamente alineadas: asegúrese de que los pies,
los tobillos y las rodillas permanecen alineados con las caderas.

★ Mantenga la pelvis y la columna estables y estiradas durante todo el
ejercicio.

★ Mantenga el tórax y la parte frontal de sus hombros ensanchados y evite
cualquier tensión en la zona del cuello.

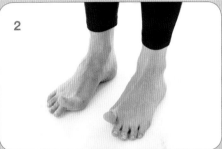
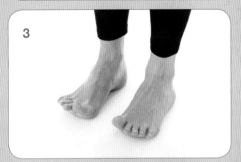
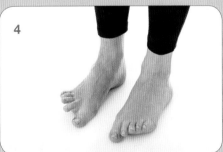
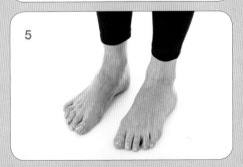
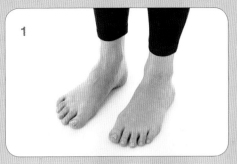

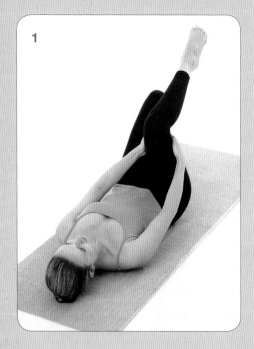

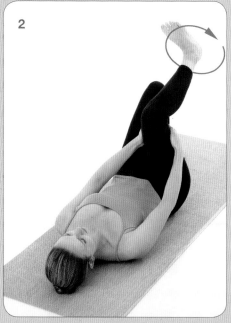

círculos con el tobillo

Ayuda a ejercitar las articulaciones del tobillo y a liberar tensión en torno a la parte inferior de las piernas.

posición de inicio

Colóquese correctamente alineado en la posición de relajación. Doble una pierna hacia su cuerpo con estabilidad. Una suavemente sus manos detrás del muslo y levante un poco la parte inferior de la pierna de manera que el pie se sitúe más alto que la rodilla.

Este ejercicio puede realizarse también sentado en la colchoneta, con las piernas al frente, los brazos detrás del cuerpo y las manos en el suelo a modo de apoyo. Mantenga un nivel adecuado de conexión con su centro durante todo el ejercicio.

rutina

Respire con naturalidad durante todo el ejercicio.

● Mantenga la pierna quieta, flexione el pie hacia arriba moviendo sólo la articulación del tobillo y rote el pie hacia fuera. Complete la rotación, tratando de mantener el pie y los dedos estirados y libres de tensión.

● Repita el giro del pie hasta cinco veces y luego invierta la dirección rotando el tobillo cinco veces hacia dentro.

Repita con el otro tobillo, hasta cinco veces en cada dirección.

PUNTOS DE CONTROL

★ Mantenga la posición neutra de la pelvis y la columna a lo largo de todo el ejercicio. Evite sobre todo rotar la pelvis o flexionar lateralmente la columna cuando se mueva en dirección a la pierna.

★ Mantenga los muslos y las espinillas quietas y alineadas correctamente. Recuerde que el movimiento en círculo debe originarse en el tobillo.

★ No ejercite los dedos de los pies en exceso. Para ejercitar, practique los ejercicios de ola mexicana (página 77) o arrastrar los pies (página 76).

de pie sobre una pierna

Centra el cuerpo mientras fortalece los tobillos y los pies y fomenta el equilibrio.

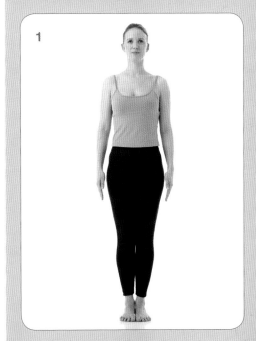

Posición de inicio

Póngase de pie en el suelo (no en la colchoneta) y estire la columna en la posición neutra. Junte las piernas y colóquelas en paralelo.

Mantenga un adecuado nivel de conexión con su centro durante todo el ejercicio.

rutina

- Inspire, prepare su cuerpo para el movimiento y estire la columna.
- Espire, transfiera su peso a la pierna izquierda manteniendo la pelvis lo más nivelada posible, flexione la rodilla derecha para levantar un poco el pie del suelo y lleve su pierna hacia el torso.
- Inspire mientras mantiene la posición estirada y estable; sienta cómo la coronilla se aleja del pie izquierdo, asentado en el suelo.
- Espire, devuelva la pierna derecha a la posición de inicio y reparta el peso de forma uniforme en los pies.

Repita hasta cinco veces en cada lado, alternando las piernas.

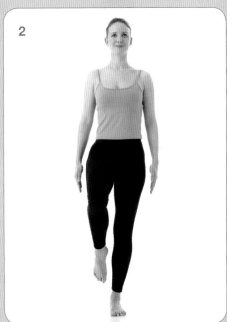

PUNTOS DE CONTROL

- ★ Mantenga la pelvis y la columna en posición neutra. Estire ambos lados de la cintura y evite que se junten la pelvis y la caja torácica.

- ★ Estire por completo la pierna de apoyo, pero sin bloquear la rodilla.

- ★ Mantenga la pierna de apoyo alineada en paralelo; la rodilla debe mirar al frente.

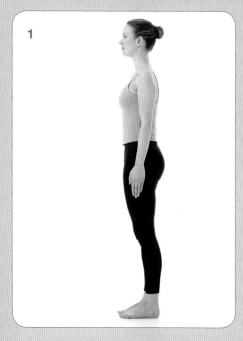

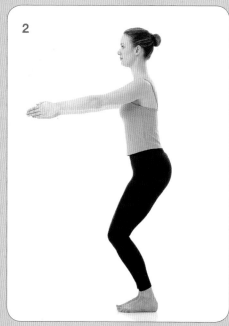

sentadillas

Estira y equilibra los músculos de las piernas; ejercita y coordina las articulaciones de las caderas, las rodillas y los tobillos a la vez que fomenta la estabilidad espinal.

posición de inicio

Póngase de pie en el suelo (no en la colchoneta) y estire la columna en posición neutra. Coloque las piernas en paralelo, separadas al ancho de las caderas. Descanse los brazos a los lados del cuerpo y con las palmas de las manos hacia abajo. Mantenga un nivel de conexión adecuado con su centro, durante todo el ejercicio.

rutina

● Inspire, estire la columna y flexione las rodillas, sintiendo un profundo pliegue en la parte frontal de las caderas. Con una alineación neutra, permita que, con naturalidad, su torso se incline ligeramente hacia delante; simultáneamente permita que los brazos se estiren y se eleven a la altura de los hombros.

● Espire y, con los pies en conexión con el suelo, estire las piernas y devuelva la columna a la posición de inicio. Al mismo tiempo, coloque los brazos a los lados del cuerpo.

Repita hasta diez veces.

PUNTOS DE CONTROL

★ Mantenga la pelvis y la columna en posición neutra durante todo el ejercicio. La inclinación de la columna hacia delante es un contrapeso natural para la flexión de las rodillas que se produce a través de la articulación de las caderas.

★ Mantenga una sensación de estiramiento en cintura y columna.

★ Mantenga el peso equilibrado en los pies y no permita que giren ni hacia fuera ni hacia dentro.

círculos de muñeca

Ejercita las articulaciones de la muñeca y es una buena manera de liberar la tensión en el antebrazo.

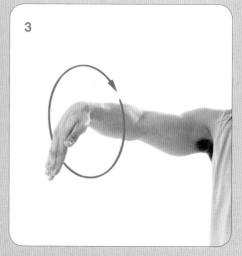

posición de inicio

Póngase de pie en el suelo y estire su columna en posición neutra. Coloque las piernas en paralelo y separadas al ancho de las caderas o bien conectadas en la posición de pilates. Descanse los brazos a los lados del cuerpo.

Con las puntas de los dedos estiradas, levante los brazos hacia delante hasta la altura de los hombros; flexione los codos y mantenga las palmas de las manos hacia abajo. Mantenga un nivel adecuado de conexión con su centro durante todo el ejercicio.

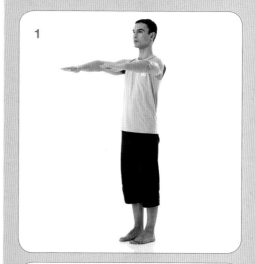

rutina

Respire con naturalidad durante todo el ejercicio.

● Con los hombros relajados y la parte superior de los brazos inmóvil, rote circularmente ambas muñecas hacia dentro para efectuar un giro. Mantenga la mano y los dedos estirados y libres de tensión.

Repita el giro de la muñeca cinco veces; invierta el sentido y rote cinco veces hacia fuera.

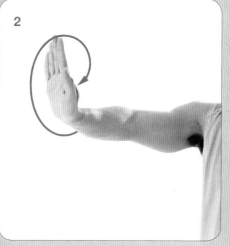

PUNTOS DE CONTROL

★ Mantenga las manos abiertas y estiradas; el movimiento se origina en la articulación de la muñeca y no implica a los dedos.

★ Aunque sea necesario mantener inmóvil la parte superior de los brazos, se dará cuenta de que se produce una cierta rotación en sus antebrazos.

★ El cuello debe permanecer estirado, el tórax amplio y los hombros relajados; si percibe tensión, baje los brazos ligeramente.

★ Intente crear círculos completos.

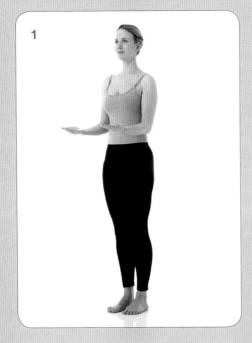

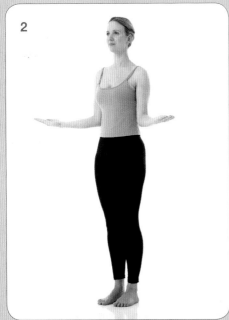

camarero

Reequilibra el movimiento de la parte superior del brazo en relación a los omóplatos, al tiempo que fomenta la amplitud en la parte frontal de los hombros.

posición de inicio

Póngase de pie en el suelo y estire la columna en posición neutra. Coloque las piernas en paralelo y separadas al ancho de las caderas. Flexione sus brazos para que alcancen un ángulo recto; la parte superior del brazo se coloca verticalmente y el antebrazo, en horizontal, al frente. Las palmas de las manos miran hacia arriba. Este ejercicio se puede realizar también sentado, erguido, en una silla, con los pies en el suelo, separados al ancho de las caderas.

Mantenga un nivel adecuado de conexión con su centro durante todo el ejercicio.

rutina

● Inspire y, con los codos situados por debajo de los hombros, rote los brazos hacia fuera desde la articulación del hombro hasta alcanzar el ancho de los antebrazos.

● Espire mientras devuelve los brazos de nuevo a la posición de inicio; los antebrazos vuelven a situarse en paralelo.

Repita hasta diez veces.

PUNTOS DE CONTROL

★ Mantenga, durante todo el ejercicio, la pelvis y la columna estables y estiradas en la posición vertical.

★ Asegúrese de que el movimiento se origina sólo desde la articulación del hombro. No junte sus omóplatos; más bien, concéntrese en la amplitud de la parte superior de la caja torácica.

★ Mantenga abierto el tórax y la parte frontal de los hombros. Deje el cuello suelto y estire la cabeza hacia arriba.

rodar hacia abajo, contra la pared

Ejercita la columna y las caderas; fortalece los músculos de la espalda, los glúteos y las piernas.

posición de inicio

Póngase de pie, con la espalda contra la pared. Coloque los pies en paralelo, a unos 30 cm de la pared y separados al ancho de su cadera. Flexione ligeramente las rodillas. La pelvis está en posición neutra y debe sentir el apoyo de la pared. La columna también está en neutro, por lo que podrá percibir su curvatura natural. La parte posterior de la cabeza puede, o no, estar en contacto con la pared, en función de la postura individual. Permita que sus brazos descansen a los lados del cuerpo.

rutina

● Inspire mientras estira la parte posterior del cuello y baja la cabeza hacia el frente.
● Espire mientras flexiona la columna hacia abajo. Relaje en primer lugar el esternón y luego rote la parte inferior de la caja torácica apoyando la parte inferior de la columna contra la pared. Rote hasta donde sus caderas le permitan (no deben dejar el apoyo).
● Inspire mientras la pelvis vuelve a rotar.
● Espire mientras continúa bajando, colocando cada vértebra contra la pared.
Estire la columna mientras vuelve de nuevo a la posición neutra.
Repita hasta diez veces.

PUNTOS DE CONTROL

★ Mueva con suavidad y de modo secuencial cada segmento vertebral.

★ La flexión debe producirse a lo largo de su línea central; evite desplazamientos laterales.

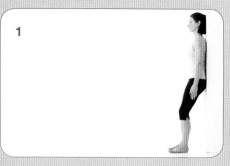

1

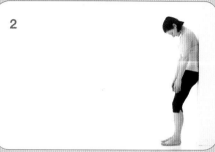

2

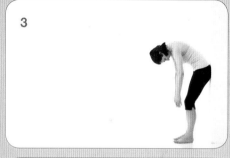

3

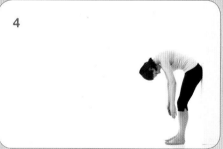

4

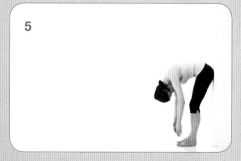

5

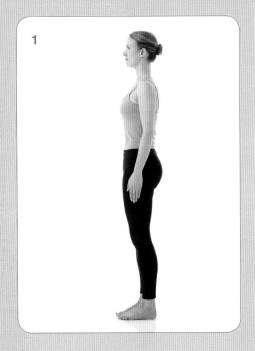

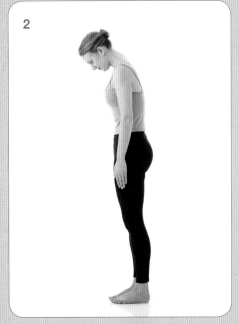

rodar hacia abajo, sin apoyo

Una vez que consiga rodar con el apoyo de la pared, pruebe este ejercicio. Sin el apoyo resulta fundamental mantener la conciencia del movimiento y una conexión fuerte con su centro a lo largo de todo el ejercicio.

posición de inicio

Póngase de pie en el suelo (no en la colchoneta) y estire la columna en posición neutra. Coloque las piernas en paralelo, separadas al ancho de las caderas. Permita que sus brazos descansen a los lados del cuerpo.

Mantenga un nivel adecuado de conexión con su centro durante todo el ejercicio.

rutina

● Inspire mientras estira la parte posterior de su cuello y baja la cabeza hacia delante.

● Espire a medida que sigue rodando toda su columna hacia delante y hacia debajo.

● Relaje en primer lugar el esternón y luego rote la parte inferior de su caja torácica hacia delante para que la parte inferior de la espalda se curve y expanda. Rote hasta donde sus caderas le permitan.

● Inspire mientras vuelve a rotar la pelvis.

● Espire mientras continúa con la rotación hacia abajo, colocando una vértebra cada vez. Estire la columna mientras vuelve de nuevo a la posición neutra.

Repita hasta diez veces.

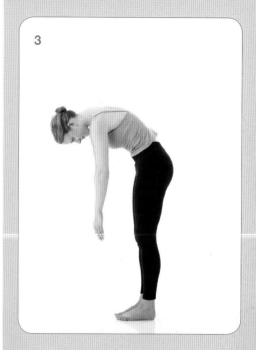

3

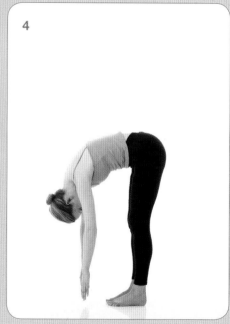

4

PUNTOS DE CONTROL

★ Recuerde conectar sus abdominales para proporcionar apoyo a la columna.

★ Mantenga el peso en un equilibrio uniforme sobre los pies. No permita que sus pies roten hacia fuera ni hacia dentro.

★ Concéntrese en controlar el movimiento mediante la respiración y mantenga el ritmo y la fluidez a lo largo de todo el ejercicio.

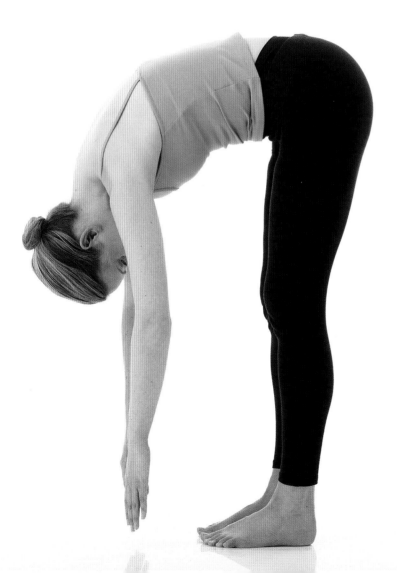

entrenamientos

**Entrenamiento 1 para principiantes
20/30 minutos**

1. La brújula
2. Deslizar piernas
3. Cierre de caja torácica
4. Bucles de columna
5. Bucles hacia arriba
6. Posición de pie
7. Giros de cintura
8. Extensión lateral

Entrenamiento 2 para principiantes
40/50 minutos

1. Caída de hombros
2. Separar rodillas
3. Flexionar las rodillas
4. Bucles de columna
5. Círculos con los brazos
6. Bucles hacia arriba
7. Rotación de cadera
8. Mesa
9. El gato
10. Prensión del diamante
11. Posición de reposo
12. Arco y flecha: sedente
13. Extensión lateral
14. Ostra
15. Elevación con pelota
16. Rodar hacia abajo, ·
    contra la pared

Entrenamiento 3 para principiantes
60/70 minutos

1. Reloj pélvico
2. Ventanas
3. Círculos con las rodillas
4. Bucles
5. Estirar un pierna: preparación
6. Bucles de columna
7. Doble flexión de piernas
8. Rotación de cadera
9. Estirar las dos piernas: preparación
10. Zigzags: sedente
11. Arco y flecha: sedente
12. Dardo
13. Preparación de la cobra
14. Posición de reposo
15. El gato
16. Ostra
17. Apertura de brazos
18. Postura de pilates
19. Camarero
20. Sentadillas
21. Brazos flotantes
22. Extensión lateral
23. Rodar hacia abajo, sin apoyo

Capítulo tres:
El programa
intermedio

En esta sección hemos introducido algunos ejercicios nuevos que podrá poner en práctica una vez que domine aquellos para principiantes. Incluye algunos ejercicios clásicos de pilates que forman parte del programa avanzado (página 166). Es cierto que algunos de estos ejercicios son muy difíciles, pero tómese su tiempo, tenga paciencia y vuelva a los ejercicios para principiantes cada vez que lo requiera; así, conseguirá desarrollar la técnica, el conocimiento y la fuerza necesarios.

Una vez más, le será de utilidad que forme grupos a partir de una selección de ejercicios. Le sugerimos un nivel intermedio de entrenamiento con diferentes intensidades (página 130).

los ejercicios

1	El cien	15.	Cobra
2.	Rodar la espalda	16.	Patada con una pierna
3.	Rodar hacia arriba	17.	Patada con dos piernas
4.	Rodar hacia atrás	18.	Torsión de la columna
5.	Círculos con la pierna	19.	Patadas laterales: adelante y atrás
6.	Rodar como un balón	20.	Patadas laterales: arriba y abajo
7.	Estirar una pierna	21.	Patadas laterales: círculos pequeños
8.	Estirar ambas piernas	22.	Toques en prono
9.	Estirar una pierna extendida	23.	Torpedo
10.	Estirar ambas piernas extendidas	24.	Lanzar la pierna (atrás)
11.	Cruces	25.	Lanzar la pierna (adelante)
12.	Extender la columna hacia delante	26.	Estrella
13.	Mecedora	27.	Foca
14.	Sierra	28.	Sirena

el cien

Fomenta la resistencia abdominal, los músculos de caderas y piernas, y libera tensión en la parte superior del cuerpo.

posición de inicio

Colóquese correctamente alineado en la posición de relajación. Flexione las dos rodillas, con estabilidad; colocando los muslos en posición vertical, junte los talones y estire ligeramente la punta de los pies; las rodillas se separarán un poco. (En el programa avanzado, junte el interior de sus muslos y levante ambas piernas de la colchoneta al mismo tiempo.)

Inspire, prepare el cuerpo para el movimiento y, a la vez que espira, flexione la cabeza hacia delante así como la parte superior del cuerpo, que se levantará de la colchoneta y dibujará una posición de bucle o curvada. Al tiempo, estire y baje un poco las piernas y junte el interior de los muslos en la posición de pilates. Mantenga los brazos estirados y levántelos ligeramente de la colchoneta. Mantenga un nivel de conexión adecuado con su centro durante todo el ejercicio.

rutina

● Inspire, cuente hasta cinco y mantenga la posición encorvada, suba y baje los brazos hasta cinco veces.

● Espire, cuente hasta cinco, concéntrese en la máxima espiración y repita una vez más la subida y bajada de los brazos hasta cinco veces.

Repita diez veces hasta llegar a cien.

Para finalizar, mantenga la posición encorvada a medida que flexiona las rodillas hacia el torso. Devuelva la parte superior de la columna y la cabeza a la colchoneta; a continuación, con la pelvis estable, coloque los pies de nuevo en la colchoneta para finalizar en la posición de relajación. (En el programa avanzado, junte el interior de los muslos y baje ambas piernas a la colchoneta al mismo tiempo.)

Variación

Si le resulta difícil mantener la posición de las piernas, intente flexionar las rodillas para que las piernas sigan levantadas. Si incluso así le resulta demasiado difícil, puede dejar los pies en la colchoneta.

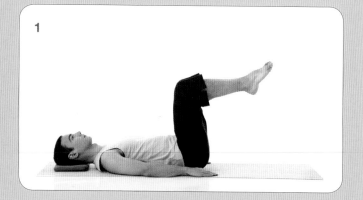

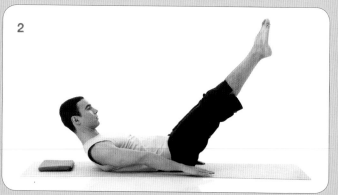

PUNTOS DE CONTROL

★ Mantenga la pelvis conectada con el suelo, en una posición neutra. Baje las piernas sólo lo justo, en el punto en el que pueda sostenerlas.

★ Concéntrese en la expansión de sus costillas durante la inspiración y en el recogimiento durante la espiración.

★ Permita que se expandan las clavículas y los omóplatos, pero mantenga estos últimos en conexión con la caja torácica.

★ Mantenga el cuello estirado y la cabeza inmóvil. Concéntrese en su zona abdominal.

★ Mantenga los brazos rectos y estirados; no bloquee los codos.

★ Asegúrese de que el movimiento de los brazos tiene su origen sólo en los hombros.

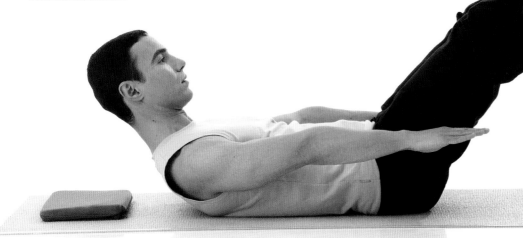

3

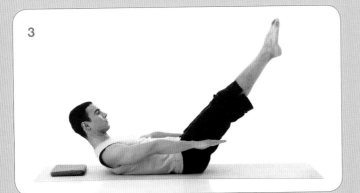

Variación

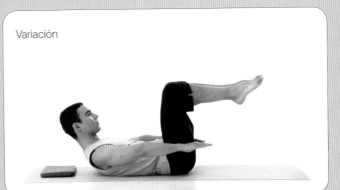

rodar la espalda

Prepara su cuerpo para rodar a través del fortalecimiento de los abdominales y las caderas, y estimulando la colocación de la columna en curva C.

posición de inicio

Siéntese erguido con las rodillas flexionadas y las plantas de los pies sobre la colchoneta. Las piernas separadas, a lo ancho de la cadera; la pelvis y la columna en posición neutra. Levante los brazos al frente y sitúelos a la altura y anchura de los hombros. Deben permanecer estirados con las palmas de las manos hacia abajo.

Mantenga un nivel de conexión adecuado con su centro durante todo el ejercicio.

rutina

● Inspire a medida que coloca la columna en curva C; los hombros deben estar encima de las caderas.

● Espire a la vez que rueda la pelvis y la columna encorvada hacia atrás, hasta que la parte posterior de la pelvis se sostenga en la colchoneta.

● Inspire a medida que mantiene la posición encorvada hacia atrás, asegurándose de que la columna mantiene la curva C.

● Espire mientras vuelve a erguirse, empezando con la cabeza y siguiendo con la columna; los hombros deben volver a situarse encima de las caderas. Luego, con un suave movimiento de pelvis y de cabeza, estire la columna para llegar a la posición neutra. Repita hasta diez veces.

Variación

Coloque las manos detrás de los muslos. Conforme la columna rueda hacia atrás, deslice las manos a lo largo de la parte posterior de sus muslos hacia la pelvis; conforme rueda hacia delante, hacia las rodillas. Utilice los brazos para guiar y controlar el movimiento.

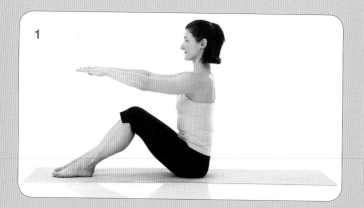

1

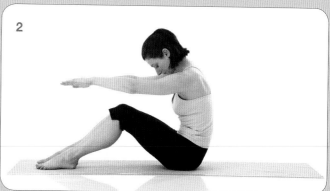

2

PUNTOS DE CONTROL

★ Mantenga la curvatura (la flexión) de la columna durante todo el ejercicio. Una vez establecida la curva C, es la pelvis, al alejarse de las piernas, la que crea el movimiento; se mantiene la curva C.

★ La curva C es una posición de estiramiento; evite cualquier contracción y sienta el apoyo de los abdominales.

★ Procure que la flexión sea la misma en toda la columna durante el ejercicio.

★ Ruede directamente a través de su eje central y evite cualquier desviación.

★ Mantenga el tórax y la parte posterior de los hombros ensanchados, y evite llevar los brazos hacia delante en exceso; permita que se muevan de modo natural mientras la columna se encorva hacia atrás.

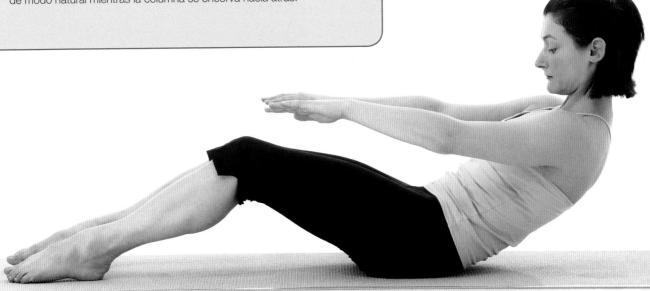

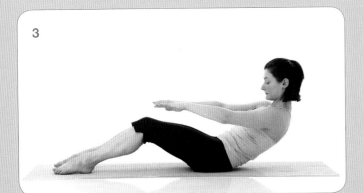

3

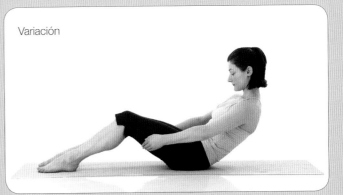

Variación

rodar hacia arriba

posición de inicio

Túmbese sobre la espalda con las piernas estiradas y juntas, en paralelo con los pies flexionados. La pelvis y la columna están en posición neutra. Levante los brazos por encima de la cabeza con las palmas hacia arriba y manteniendo el tórax amplio. Mantenga un nivel adecuado de conexión con su centro durante todo el ejercicio.

rutina

- Inspire mientras levanta los brazos y, simultáneamente, empiece a encorvarse hacia arriba desde la cabeza, el cuello y la parte superior de la espalda.
- Espire a la vez que continúa con el resto de la columna; realícelo de modo secuencial sobre la colchoneta, vértebra a vértebra.
- Estire la columna, en curva C, sobre las piernas. Dirija los brazos al frente, asegurándose de que mantienen la relación con el cuello y la cabeza.
- Inspire a medida que devuelve la pelvis y la columna a la colchoneta, asegurándose de iniciar el movimiento desde la pelvis.
- Espire a medida que continúa rodando la columna hacia la colchoneta; al final de la espiración, coloque la cabeza y los brazos. Repita hasta diez veces.

PUNTOS DE CONTROL

★ Asegúrese de percibir la curvatura en cada segmento espinal. No vaya más allá de las caderas hasta que la columna haya alcanzado por completo la curva C.

★ Tenga cuidado de no encorvar en exceso la cabeza y el cuello; recuerde que busca una curva C equilibrada en la columna.

★ Mantenga estirada la columna durante todo el ejercicio; evite cualquier estrechamiento o compresión, sobre todo cuando vuelve a la colchoneta.

★ Trabaje directamente a través de su eje central y evite cualquier desviación lateral.

★ Mantenga la vinculación entre los hombros y la parte posterior de la caja torácica. No los fuerce hacia abajo en exceso, pero tampoco permita que suban demasiado, especialmente cuando se estira hacia delante sobre las piernas.

★ Controle el movimiento a través de su respiración; mantenga el ritmo y la fluidez en todo el movimiento.

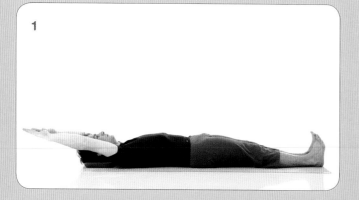

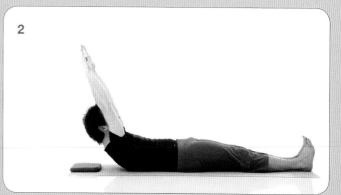

Estimula la ejercitación de la columna y las caderas y potencia el equilibrio de fuerza y movilidad en todo el cuerpo.

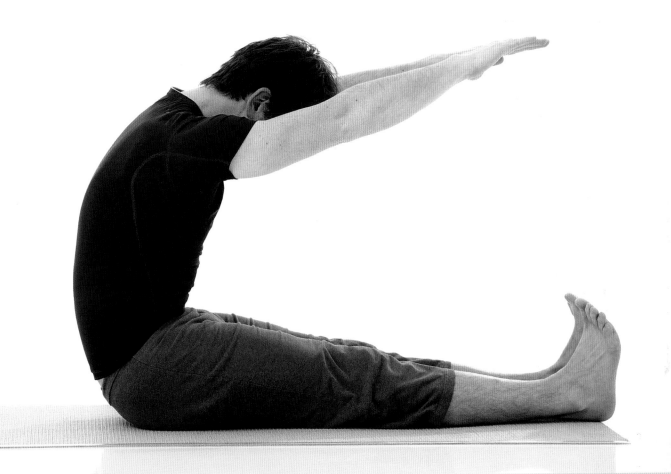

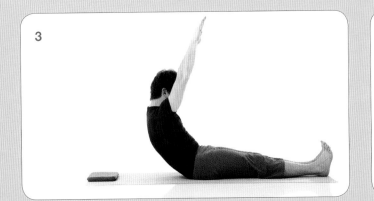

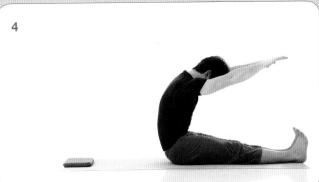

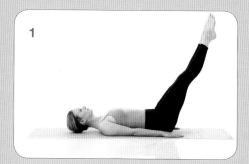

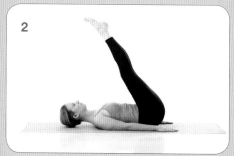

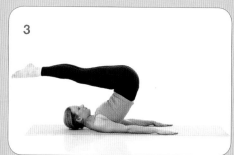

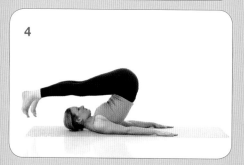

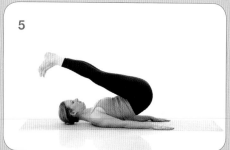

rodar hacia atrás

Ayuda a desarrollar la fuerza en la parte frontal del cuerpo, las piernas y la parte posterior de los brazos.

posición de inicio

Colóquese correctamente alineado en la posición de relajación. Flexione las rodillas con estabilidad; junte los muslos y estire ligeramente las puntas de los pies. Estire las piernas directamente por encima de su pelvis y luego bájelas hasta el punto en el que pueda mantener en posición neutra la pelvis y la columna; no permita que la parte inferior de su espalda se arquee. (En el programa avanzado, junte los muslos y levante ambas piernas de la colchoneta al mismo tiempo.) Mantenga un nivel adecuado de conexión con su centro durante todo el ejercicio. El movimiento es continuo, fluido y dinámico, sin impulso; el patrón de respiración es esencial.

rutina

- Inspire mientras estira las piernas y empieza a dirigirlas hacia su cuerpo; mantenga la pelvis apoyada en el suelo el máximo tiempo que le sea posible.
- Espire mientras permite que la pelvis y la columna se levanten poco a poco de la colchoneta; las piernas se dirigen hacia arriba, al torso, hasta que se sitúan paralelas

PUNTOS DE CONTROL

★ Inicie el movimiento desde un centro fuerte; evite el impulso.

★ Concéntrese en el estiramiento de la columna, evitando cualquier contracción.

★ Evite rodar en exceso. El peso debe estar en la parte superior de la espalda, no en la cabeza ni en el cuello. Mantenga el cuello estirado.

★ Mantenga el pecho amplio y los brazos colocados a lo largo de la colchoneta; si es necesario para empezar o para controlar, ejecute una ligera presión hacia abajo con la parte superior del brazo.

★ Mantenga una alineación correcta con el eje central de su cuerpo.

a la colchoneta. Asegúrese de no ir demasiado lejos; no debe sentir presión en el cuello ni en la cabeza, ni tensión en los hombros.

● Inspire a medida que separa las piernas al ancho de la cadera y flexiona los pies. Sin forzar la curvatura de la columna, intente acercar las piernas a la colchoneta.

● Espire mientras la columna y la pelvis vuelven, de forma secuencial y controlada, a la colchoneta. Mantenga las piernas juntas frente al cuerpo hasta que la pelvis y la columna hayan vuelto a la posición neutra.

● Siga espirando mientras baja las piernas, lo más lejos que le sea posible, sin perder la alineación espinal neutra. Estire las puntas de los pies y junte las piernas. Repita tres veces. A la tercera repetición, devuelva las piernas directamente por encima de la pelvis, manteniendo las piernas separadas y los pies flexionados; repita el movimiento completo tres veces con la otra pierna.

● Inspire a medida que acerca las piernas al cuerpo, manteniendo la pelvis abajo durante el mayor tiempo posible. (Las piernas están separadas al ancho de las caderas y los pies, flexionados.)

● Espire mientras permite que la pelvis y la columna rueden secuencialmente sobre la colchoneta; las piernas pasan por encima del torso hasta que quedan paralelas a la colchoneta.

● Inspire a medida que junta las piernas y estira ligeramente la punta de los pies. Luego, sin forzar la curvatura espinal, intente bajar ambas piernas un poco más hacia la colchoneta.

● Espire mientras devuelve la columna y la pelvis hacia la colchoneta, de forma secuencial y controlada. Mantenga las piernas cerca de la parte frontal del cuerpo hasta que la pelvis y la columna hayan vuelto a la posición neutra.

● Siga espirando mientras baja las piernas hacia la colchoneta, lo más lejos que le sea posible, sin perder la alineación neutra de la columna; junte las piernas y estire suavemente la punta de los pies.

Repita en dirección contraria hasta tres veces.

Para finalizar, una vez que haya completado las tres repeticiones, invirtiendo las piernas, coloque éstas directamente sobre la pelvis; a continuación, flexione las rodillas y, con la pelvis estable, devuelva las piernas una después de la otra a la colchoneta para finalizar en la posición de relajación.

(En el programa avanzado, junte los muslos y devuelva ambas piernas a la colchoneta al mismo tiempo.)

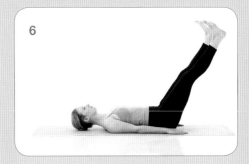

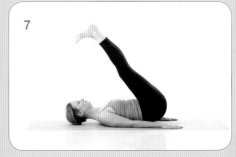

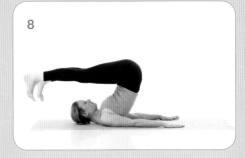

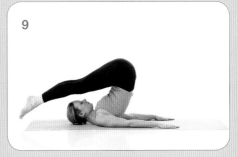

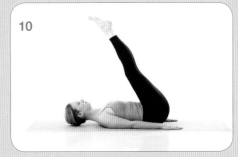

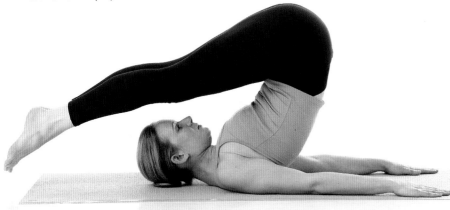

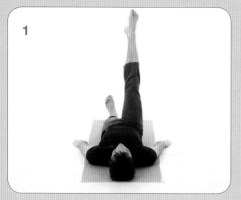

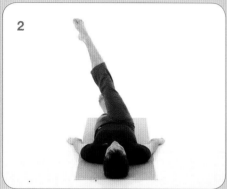

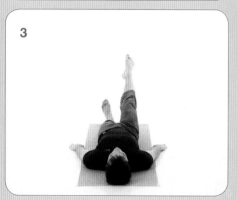

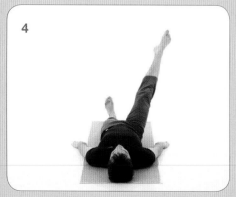

círculos con la pierna

Fomenta la habilidad para mover libremente una pierna estirada desde la cadera, asegurando que el movimiento es independiente de la pelvis y la columna.

posición de inicio

Colóquese correctamente alineado en la posición de relajación. Flexione la pierna derecha hacia sí con estabilidad y estírela en vertical. Gire un poco la pierna hacia fuera desde la cadera y estire con suavidad la punta del pie. Estire la pierna izquierda en paralelo, recta a lo largo de la colchoneta, y flexione el pie.

Mantenga un nivel adecuado de conexión con su centro durante todo el ejercicio.

rutina

● Inspire. Mantenga la pelvis inmóvil y estable; lleve la pierna derecha hacia la línea media del cuerpo y levántela hacia el hombro izquierdo.

● Espire a medida que baja la pierna y dibuja un círculo con ella hasta llegar a la posición de inicio.

Repita hasta cinco veces y luego invierta la dirección.

● Inspire mientras dirige la pierna hacia fuera, a la anchura del hombro derecho.

● Espire a medida que baja la pierna; gírela y bájela de nuevo a la posición de inicio.

Repita cinco veces.

Para finalizar, devuelva la pierna a la colchoneta y repita en ambas direcciones con la pierna izquierda.

PUNTOS DE CONTROL

★ Mantenga la pelvis y la columna estables e inmóviles durante todo el ejercicio. Concéntrese en el movimiento del fémur en la articulación de la cadera.

★ Mantenga la pierna ligeramente girada hacia fuera desde la cadera durante el movimiento circular.

★ Estire totalmente ambas piernas, pero evite bloquear las rodillas.

rodar como un balón

Estimula la habilidad de mantener la integridad de la curva C de la columna.

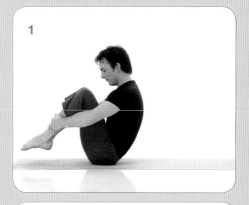

posición de inicio

Siéntese con una curva C, la pelvis encorvada y la columna estirada, lejos de un centro fuerte y conectado. Flexione y separe ligeramente las rodillas; junte los talones. Mueva los brazos en círculo por la parte exterior de sus piernas y tobillos. Levante ligeramente los pies de la colchoneta para encontrar una posición de equilibrio. Mantenga un nivel de conexión adecuado con su centro durante todo el ejercicio.

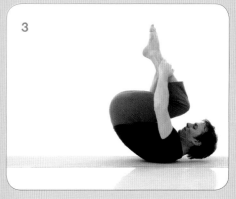

rutina

● Inspire, manteniendo la curva C en su columna, y balancee el cuerpo hasta llegar a la parte superior; las piernas le acompañan. Busque el equilibrio.

● Espire mientras vuelve, balanceándose de nuevo, a la posición de inicio sin perder el control; asegúrese de mantener el vínculo entre las piernas y la columna.

Repita hasta diez veces.

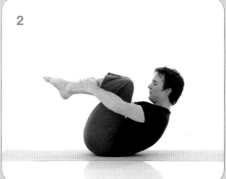

PUNTOS DE CONTROL

★ Mantenga la forma y el estiramiento de la columna, así como la relación entre la columna y las piernas mientras rueda.

★ Mantenga la cintura amplia por ambos lados; evite desplazarse hacia un lado o flexionarse lateralmente. Conecte sus abdominales internos para proporcionar apoyo a la columna.

★ Ruede directamente a través del eje central de su cuerpo.

★ Controle el movimiento: ruede hacia los hombros, no hacia la cabeza. Cuando ruede hacia delante, no toque la colchoneta con los pies.

★ Respire con ritmo para lograr la fluidez requerida en el movimiento.

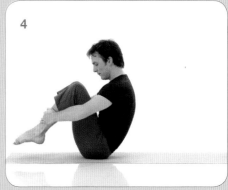

estirar una pierna

Desarrolla fuerza y resistencia en la zona abdominal mientras ejercita caderas y rodillas.

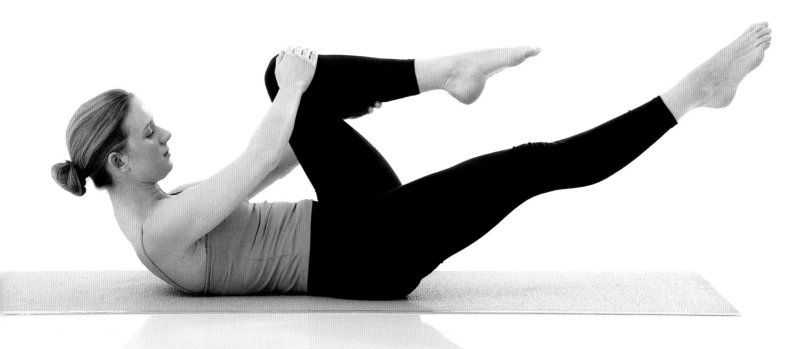

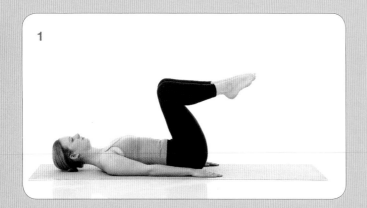

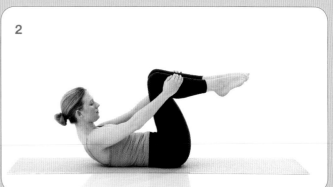

posición de inicio

Colóquese correctamente alineado en la posición de relajación. Manteniendo la estabilidad, flexione una rodilla cada vez al mismo tiempo que la pierna; los talones deben permanecer juntos y los dedos de los pies en punta; las rodillas, ligeramente separadas. (En el programa avanzado, junte el interior de los muslos y levante ambas piernas de la colchoneta al mismo tiempo.) Inspire mientras prepara su cuerpo para el movimiento y, al espirar, eleve la cabeza, el cuello y la parte superior del cuerpo hasta llegar a una posición de bucle (encorvada). Estire los brazos hacia delante y coloque las manos en la parte exterior de las espinillas. Mantenga un nivel de conexión adecuado con su centro durante todo el ejercicio.

PUNTOS DE CONTROL

★ Controle los movimientos, que deben ser suaves y fluidos.

★ Asegúrese de que la pelvis mantiene la conexión con el suelo, en posición neutra. Mueva sus piernas con independencia de la pelvis y la columna.

★ Mantenga la posición encorvada a lo largo de todo el ejercicio. Utilice los brazos para estirar las piernas hacia usted y no para levantar la columna.

★ Mantenga el cuello estirado y la cabeza quieta; concéntrese en la zona abdominal.

rutina

● Inspire hacia la parte posterior de su caja torácica mientras sostiene la posición encorvada.

● Espire a medida que estira la pierna derecha hacia delante, alineada con la cadera. Al mismo tiempo, coloque la mano derecha en la rodilla izquierda y desplace con suavidad la pierna izquierda hacia el tórax.

● Continúe espirando mientras cambia de pierna; flexione la pierna derecha y diríjala hacia el torso al tiempo que estira la pierna izquierda. La mano izquierda se colocará ahora en la rodilla derecha y la mano derecha en la espinilla derecha.

● Inspire a medida que lo realiza con ambas piernas, primero con la derecha y después con la izquierda.

Repita hasta cinco veces.

Para terminar, mantenga la posición encorvada mientras flexiona ambas rodillas hacia el tórax. Devuelva la columna superior y la cabeza hacia la colchoneta; con la pelvis estable, devuelva sus pies también a la colchoneta para finalizar en la posición de relajación. (En el programa avanzado, mantenga la posición encorvada y flexione ambas rodillas para colocarse en la posición de inicio para estirar ambas piernas.)

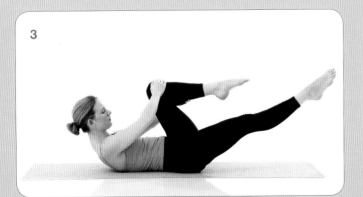

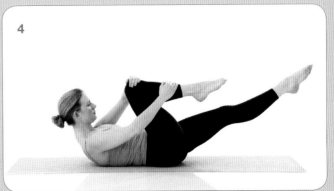

estirar ambas piernas

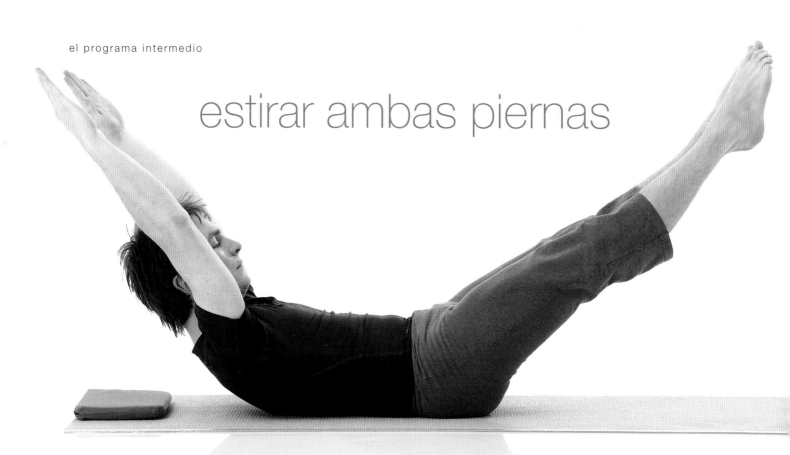

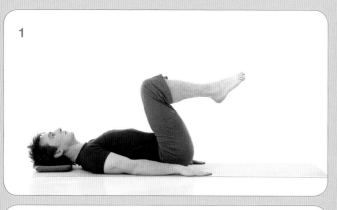

1

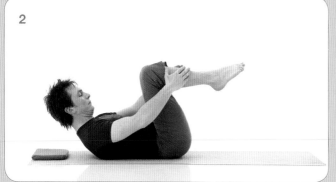

2

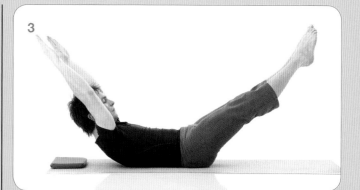

3

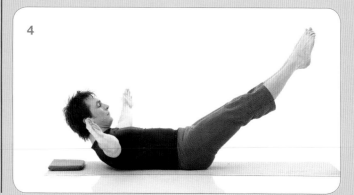

4

Desarrolla la fuerza y la resistencia en la zona abdominal mientras ejercita los hombros, las caderas y las rodillas. Estimula la coordinación y el control.

posición de inicio

Colóquese correctamente alineado en la posición de relajación. Flexione con estabilidad una rodilla cada vez y, con los talones juntos y los dedos de los pies en punta, separe ligeramente las rodillas. (En el programa avanzado, deberá juntar el interior de los muslos y levantar ambas piernas de la colchoneta al mismo tiempo.) Inspire mientras prepara su cuerpo para el movimiento y, al espirar, eleve la cabeza, el cuello y la parte superior del cuerpo hasta llegar a una posición de bucle (encorvada). Estire los brazos hacia delante y coloque las manos en la parte exterior de las espinillas. Mantenga un nivel de conexión adecuado con su centro durante todo el ejercicio.

rutina

● Inspire, mantenga la posición encorvada y estire ambas piernas lanzándolas lejos del tórax, en una diagonal baja. Junte los muslos en la posición del pilates. Al mismo tiempo, desplace los brazos rectos por encima de la cabeza, a la anchura de los hombros.

● Espire a la vez que flexiona las piernas hacia el tórax; mantenga juntos los talones y las rodillas ligeramente separadas. Al mismo tiempo, desplace los brazos hacia los lados, en círculo, y vuélvalos a las espinillas; estire las piernas a la posición de inicio. Repita hasta diez veces.

Para terminar, devuelva la parte superior de la columna y la cabeza hacia la colchoneta; mantenga la pelvis estable y coloque los pies de nuevo en la colchoneta, en la posición de inicio. (En el programa avanzado, mantenga la curvatura para establecer la posición de inicio para estirar una pierna.)

PUNTOS DE CONTROL

★ Controle los movimientos, que deben ser suaves y fluidos.

★ Asegúrese de que la pelvis mantiene la conexión con el suelo, en posición neutra. Mueva sus piernas con independencia de la pelvis y la columna.

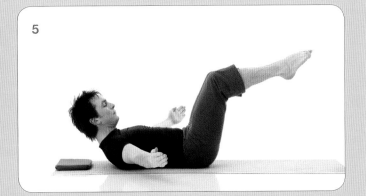

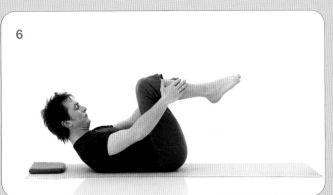

estirar una pierna extendida

Desarrolla la fuerza y la resistencia en la zona abdominal mientras ejercita las caderas con las piernas estiradas totalmente. Fomenta los movimientos precisos y fluidos.

PUNTOS DE CONTROL

★ Baje la pierna en la medida en que sus abdominales mantengan la estabilidad del centro; no arquee su espalda ni deje que sus abdominales sobresalgan.

★ Mantenga la posición encorvada durante todo el ejercicio: evite tirar de las piernas.

★ Mantenga la pelvis completamente fija de modo que garantice que el movimiento de la pierna sólo se origina en la articulación de la cadera.

★ A medida que baja la pierna, asegúrese de que está alineada con la articulación de la cadera y ligeramente girada hacia fuera.

★ Conforme alterna las piernas, asegúrese de que estas alternancias se llevan a cabo aproximadamente a medio camino del recorrido que pueden efectuar la piernas.

★ Mantenga el cuello estirado y fijo; concéntrese en su zona abdominal.

★ Permita que las clavículas y los omóplatos se ensanchen, pero mantenga la conexión de los hombros con la parte posterior de la caja torácica.

posición de inicio

Colóquese correctamente alineado en la posición de relajación. Flexione las rodillas, una cada vez, con estabilidad, manteniendo los talones juntos, los dedos de los pies en punta y las rodillas ligeramente separadas.

(En el programa avanzado, deberá juntar el interior de los muslos y levantar ambas piernas de la colchoneta al mismo tiempo.)

Inspire, prepare su cuerpo para el movimiento y, mientras espira, eleve la cabeza, el cuello y la parte superior del cuerpo para llegar a una posición de bucle (encorvada). Estire simultáneamente las piernas y junte el interior de los muslos en la posición de pilates. Estire los brazos, coloque ambas manos en la pantorrilla o tobillo derechos. Debe mantener los codos estirados y el tórax abierto.

Mantenga un nivel adecuado de conexión con su centro durante todo el ejercicio.

rutina

● Inspire hacia la parte posterior de su caja torácica mientras mantiene la posición de bucle (encorvada).

● Espire mientras baja la pierna izquierda y extiéndala hacia fuera, alineada con la cadera, a unos 8 cm de la colchoneta. Tire simultáneamente de la pierna derecha para llevarla hacia usted, con control y en una doble secuencia. Mantenga la pelvis y la columna estables e inmóviles.

● Inspire con mayor ligereza a la vez que vuelve a subir la pierna izquierda; al mismo tiempo, empiece a bajar la pierna derecha.

● Espire a la vez que baja la pierna derecha a la colchoneta, siempre alineada con la cadera. Simultáneamente, tire de la pierna izquierda hacia usted, con control, con una doble secuencia, espirando cada vez conforme ejecuta el movimiento. Repita hasta cinco veces.

Para finalizar, manténgase en la posición curvada a la vez que flexiona ambas rodillas hacia el tórax. Devuelva la parte superior de la columna y la cabeza a la colchoneta; mantenga la pelvis estable; coloque los pies sobre la colchoneta para finalizar en la posición de relajación.

(En el programa avanzado, deberá mantener la posición encorvada, ambas piernas estiradas y juntas en la posición de pilates. Coloque las manos detrás de la cabeza para establecer la posición de inicio del estiramiento de ambas piernas extendidas.)

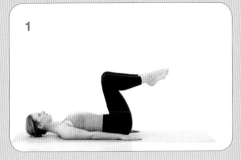

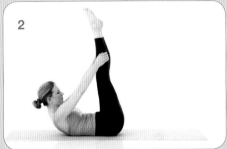

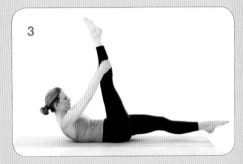

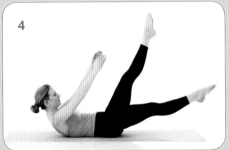

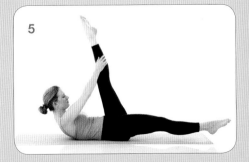

estirar ambas piernas extendidas

Desarrolla la fuerza y la resistencia en la zona abdominal mientras ejercita los hombros y las caderas, con las piernas totalmente extendidas.

posición de inicio

Colóquese correctamente alineado en la posición de relajación. Flexione las rodillas, una cada vez, con estabilidad; mantenga los talones juntos, las puntas de los pies estiradas y las rodillas ligeramente separadas. Junte con suavidad las manos detrás de la cabeza, con los codos abiertos y posicionados a la altura de las orejas dentro de su visión periférica.

(En el programa avanzado, deberá juntar la parte interna de los muslos y levantar ambas piernas de la colchoneta al mismo tiempo.)

Inspire, prepare el cuerpo para el movimiento y, al espirar, eleve la cabeza hacia delante; siga secuencialmente por la nuca y la parte superior del cuerpo, de modo que se levante de la colchoneta para llegar a una posición de bucle o encorvada.

Estire las piernas hacia arriba al mismo tiempo juntando el interior de los muslos, en la posición de pilates.

Mantenga un nivel adecuado de conexión con su centro durante todo el ejercicio.

rutina

● Inspire hacia la parte posterior de su caja torácica a la vez que mantiene la posición encorvada y baje las piernas lejos de su tórax, hacia la colchoneta, si es posible sin arquear ni forzar la zona lumbar.

● Espire, con la pelvis estable y quieta, y la columna encorvada, mientras devuelve ambas piernas hacia el cuerpo, manteniendo el control.

Repita hasta diez veces.

Para terminar, mantenga la posición encorvada mientras flexiona ambas rodillas hacia su tórax. Devuelva la columna y la cabeza a la colchoneta; a continuación, con la pelvis quieta y estable, devuelva sus pies a la colchoneta, para finalizar en la posición de relajación.

(En el programa avanzado deberá mantener la posición encorvada y flexionar ambas rodillas para establecer la posición de inicio de cruces.)

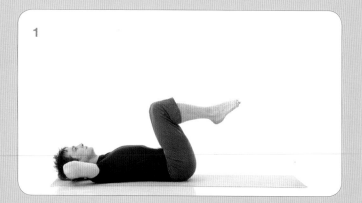

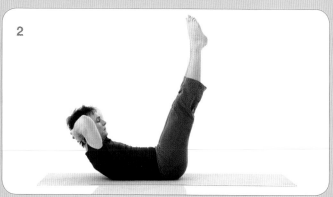

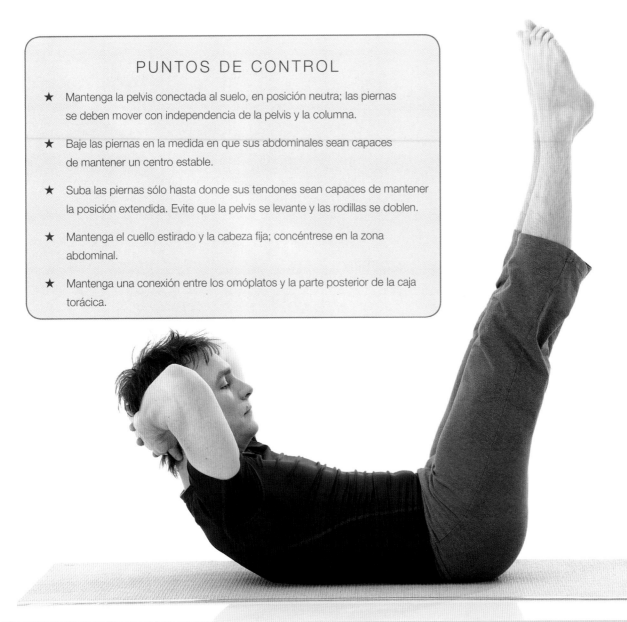

PUNTOS DE CONTROL

★ Mantenga la pelvis conectada al suelo, en posición neutra; las piernas se deben mover con independencia de la pelvis y la columna.

★ Baje las piernas en la medida en que sus abdominales sean capaces de mantener un centro estable.

★ Suba las piernas sólo hasta donde sus tendones sean capaces de mantener la posición extendida. Evite que la pelvis se levante y las rodillas se doblen.

★ Mantenga el cuello estirado y la cabeza fija; concéntrese en la zona abdominal.

★ Mantenga una conexión entre los omóplatos y la parte posterior de la caja torácica.

3

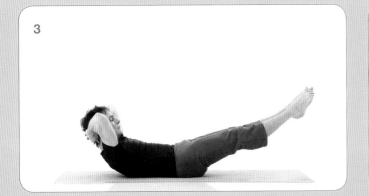

4

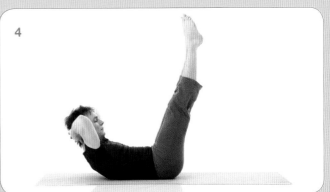

cruces

Desarrolla fuerza y resistencia en la zona abdominal con un movimiento de torsión del tórax, el cual requiere precisión, coordinación y control.

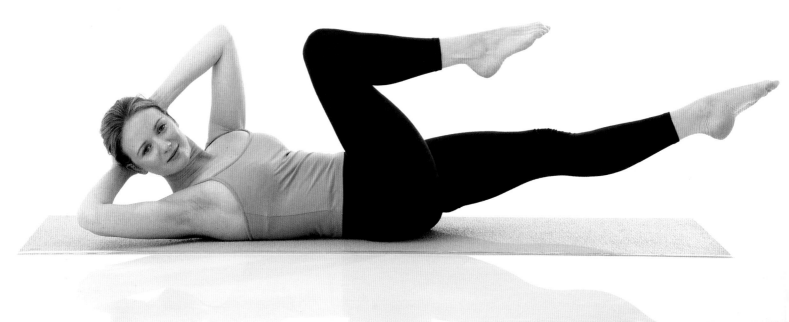

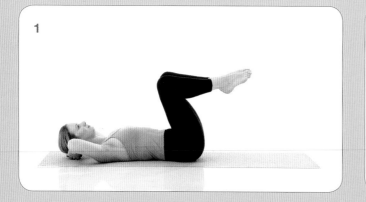

1

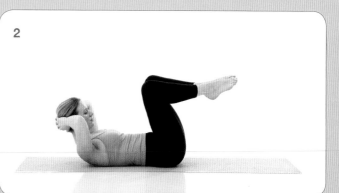

2

posición de inicio

Colóquese correctamente alineado en la posición de relajación. Flexione las rodillas, una cada vez, con estabilidad; mantenga los talones juntos, las puntas de los pies estiradas y las rodillas ligeramente separadas. Junte con suavidad las manos detrás de la cabeza, con los codos abiertos y posicionados a la altura de sus orejas dentro de su visión periférica.

(En el programa avanzado, deberá juntar la parte interna de los muslos y levantar ambas piernas de la colchoneta al mismo tiempo.)

Inspire, prepare el cuerpo para el movimiento y, al espirar, eleve la cabeza hacia delante; siga secuencialmente por la nuca y la parte superior del cuerpo, de modo que se levante de la colchoneta para llegar a una posición de bucle o encorvada.

Mantenga un nivel adecuado de conexión con su centro durante todo el ejercicio.

rutina

● Inspire en la parte posterior de su caja torácica a la vez que mantiene la posición encorvada.

● Espire a medida que estira y aleja la pierna izquierda; al mismo tiempo, gire la cabeza y la parte superior del cuerpo a la derecha y lleve la pierna derecha hacia el tórax.

● Inspire a medida que flexiona la pierna izquierda hacia el tórax y gira la parte superior del cuerpo a la izquierda. Permanezca en la posición encorvada.

Repita hasta diez veces.

Para finalizar, permanezca encorvado a medida que flexiona las rodillas hacia el torso. Retire las manos de la nuca y estire los brazos hacia delante antes de devolver la parte superior de la columna y la cabeza de nuevo a la colchoneta. Con la pelvis estable, devuelva el pie a la colchoneta para finalizar en la posición de relajación.

(En el programa avanzado, deberá juntar la parte interna de los muslos y devolver ambas piernas a la colchoneta al mismo tiempo.)

PUNTOS DE CONTROL

★ A la vez que rota la columna a un lado y al otro, asegúrese de que mantiene la posición encorvada.

★ La rotación debe originarse a partir del movimiento de las costillas en la columna, y de la columna en sí. Procure no tirar de la cabeza.

★ Mantenga la pelvis bien colocada y fija, asegurando que el movimiento de la pierna proceda sólo de la articulación de la cadera.

★ Mantenga los lados de la cintura equilibrados.

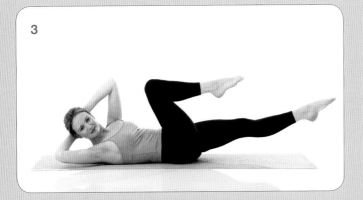

3

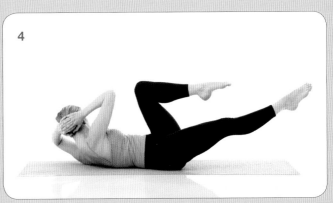

4

extender la columna hacia delante

Tiene como objetivo ejercitar la columna al completo y fomentar el apoyo de los abdominales internos. Refuerza la conciencia de respiración lateral.

posición de inicio

Siéntese erguido, con las piernas estiradas al frente, la pelvis y la columna en posición neutra, las piernas en paralelo, ligeramente más separadas que el ancho de los hombros y los pies en flexión. Lleve los brazos al frente, bájelos ligeramente a la altura y anchura de los hombros. Sus brazos deben estar extendidos y las palmas de las manos, mirando hacia abajo.

Mantenga un nivel adecuado de conexión con su centro durante todo el ejercicio.

rutina

● Inspire y estire su columna.

● Espire mientras, desde la cabeza, empieza a curvar la columna hacia delante, secuencialmente, vértebra a vértebra. Llegue tan lejos como le sea posible sin forzar la pelvis.

● Inspire y vuelva hacia atrás, empezando en su centro; apile vértebra a vértebra hasta que la pelvis, la caja torácica y la cabeza estén alineadas verticalmente.

Repita hasta cinco veces; intente llegar más lejos cada vez.

PUNTOS DE CONTROL

★ La pelvis debe permanecer fija. Reparta el peso en ambos isquiones y mantenga el contacto con la colchoneta durante el ejercicio.

★ Los giros deben producirse a través de la línea de su centro.

★ Concéntrese en conectar los abdominales internos para proporcionar soporte a la columna mientras va hacia delante y hacia atrás.

★ Utilice un patrón de respiración para destacar el centro de la conexión e incrementar la amplitud del movimiento.

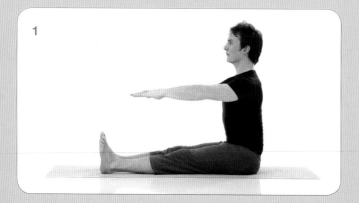

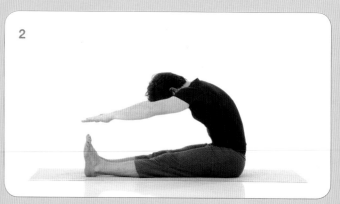

mecedora

Desarrolla el estiramiento de la columna y fomenta una sensación de soltura en la parte posterior de las piernas mientras estimula el equilibrio y el control.

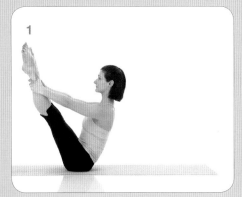

posición de inicio

Siéntese con una posición de curva C, con la pelvis recogida y la columna en extensión, lejos de su centro (fuerte y en conexión). Flexione las rodillas, junte los talones y separe un poco las rodillas. Gire los brazos en círculo, por la parte exterior de las piernas, y sujete los tobillos. Levante ligeramente los pies de la colchoneta y busque una posición de equilibrio elevando el tórax y fomentando el estiramiento de la parte superior de la espalda, el cuello y la cabeza; concéntrese al frente.

Inspire y mantenga la columna en equilibrio a la vez que extiende lentamente ambas piernas a una posición de V. Gire las piernas un poco hacia fuera, desde las caderas, estirando los brazos al máximo.

Mantenga un nivel de conexión adecuado con su centro durante todo el ejercicio.

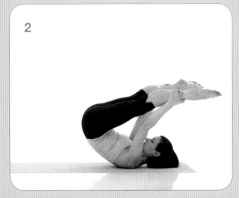

rutina

● Espire y, mientras mantiene la relación entre la columna y las piernas, balancee el cuerpo hacia atrás, hasta la parte superior. Mantenga brevemente el equilibrio.

● Inspire a la vez que vuelve con suavidad a la posición de V y vuelva a equilibrar sin alterar la posición de la columna.

Repita hasta cinco veces.

Para finalizar, flexione las rodillas y devuelva los pies a la colchoneta, con control.

PUNTOS DE CONTROL

★ Mantenga una posición espinal constante mientras se balancea; la parte inferior de la columna debe estar ligeramente curvada (no en exceso) y la superior debe permanecer elevada y estirada.

★ Procure no forzar ninguna parte del cuerpo. Concéntrese en utilizar sus abdominales internos como apoyo para la columna.

★ Mantenga la relación entre la columna y las piernas mientras se balancea; los brazos deben estar estirados.

★ Mantenga los brazos estirados durante todo el ejercicio.

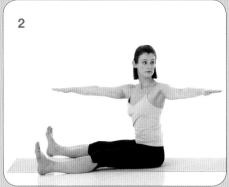

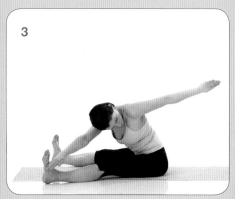

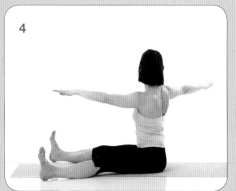

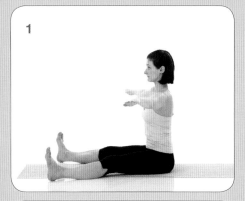

sierra

Ejercita la columna de una forma similar a la extensión de la columna hacia delante pero con una rotación adicional, lo que le permite respirar a fondo.

posición de inicio

Siéntese erguido con las piernas estiradas al frente, la pelvis y la columna en posición neutra. Las piernas se colocan en paralelo, ligeramente separadas al ancho de las caderas y con los pies en flexión. Levante los brazos a los lados del cuerpo, a la altura de los hombros, con las palmas de las manos hacia abajo.

Mantenga un nivel de conexión adecuado con su centro a lo largo de todo el ejercicio.

rutina

● Inspire a medida que gira completamente la cabeza y el cuerpo a la izquierda.

● Espire al tiempo que curva la columna sobre la pierna izquierda; la cabeza dirige el movimiento; procure mantener al máximo la rotación espinal. Al mismo tiempo, lleve el brazo derecho hacia la pierna izquierda con la palma de la mano hacia abajo; mantenga amplia la articulación del hombro izquierdo mientras estira el brazo izquierdo hacia atrás, en dirección opuesta.

● Continúe con la espiración a medida que empuja tres veces en esta posición tratando de llegar cada vez más lejos. Expulse el aire que le queda en el último empujón.

● Inspire a medida que estira y gira la columna para volver a la posición de inicio.

● Espire al tiempo que curva la columna sobre la pierna derecha; la cabeza dirige el movimiento; procure mantener al máximo la rotación espinal. Al mismo tiempo, lleve el brazo izquierdo hacia la pierna derecha con la palma de la mano hacia abajo; mantenga amplia la articulación del hombro derecho mientras estira el brazo derecho hacia atrás, en dirección opuesta.

● Continúe con la espiración a medida que empuja tres veces en esta posición tratando de llegar cada vez más lejos. Expulse el aire que le queda en el último empujón.

PUNTOS DE CONTROL

★ Mantenga la pelvis fija y conectada durante todo el ejercicio, asegurándose de que mientras rota y estira, el isquión contrario no se levanta de la colchoneta.

★ Concéntrese en la conexión de sus abdominales internos, que servirán de apoyo a la columna mientras rota y gira.

★ Estire los brazos, a ambos lados, al máximo posible y sienta la apertura del tórax.

★ Estire totalmente las piernas, pero evite que las rodillas se bloqueen.

★ Respire profundamente; al tercer empujón debe sentir que sus pulmones se vacían por completo. Cuando inspire, llene los pulmones desde la parte inferior a la superior de la columna. Coordínelo con el apilamiento vértebra a vértebra de la columna.

5

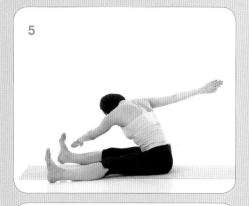

6

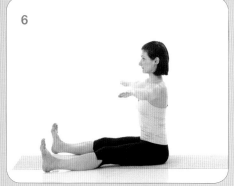

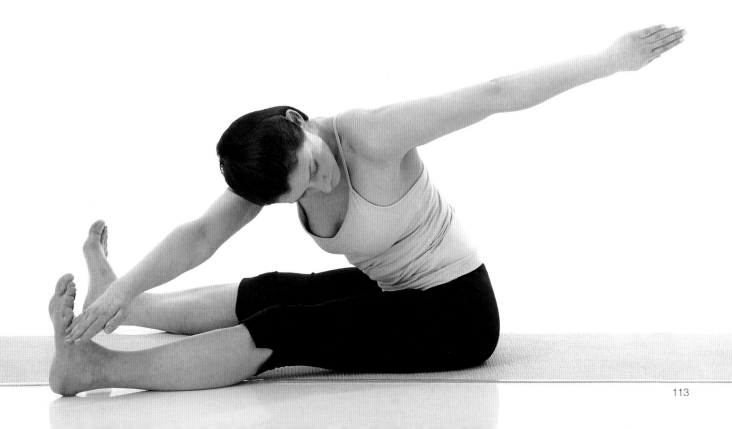

cobra

Fomenta la ejercitación secuencial de la columna y de las caderas; desarrolla fuerza en la parte posterior del cuerpo, la cual se equilibra con la movilidad en la parte delantera.

posición de inicio

Estírese boca abajo, con la pelvis y la columna correctamente alineadas en posición neutra. Descanse la frente en la colchoneta. Las piernas deben estar estiradas, ligeramente más separadas que el ancho de sus caderas y giradas un poco hacia fuera. Flexione los codos y coloque las manos un poco más separadas y un poco por encima de los hombros, con las palmas de la mano hacia abajo. Mantenga un nivel de conexión adecuado con su centro, durante todo el ejercicio.

PUNTOS DE CONTROL

★ En la posición alta de cobra, abra las caderas y pierda el contacto de la parte frontal de la pelvis de la colchoneta. Mantenga conectados los abdominales.

★ Mantenga las piernas estiradas y alejadas del torso a lo largo de todo el ejercicio.

rutina

● Inspire mientras estira la parte frontal del cuello para rotar y levantar la cabeza; siga así hasta levantar la parte frontal del cuerpo de la colchoneta: en primer lugar, el esternón; en segundo, la caja torácica y la zona abdominal y, finalmente, la parte frontal de la pelvis. Conforme levanta el cuerpo de la colchoneta, sus brazos empiezan a estirarse.

● Las piernas se mantienen estiradas detrás del cuerpo.

Espire a medida que desciende, de modo secuencial, la columna a la colchoneta; mantenga la columna estirada: en primer lugar, la parte frontal de la pelvis; en segundo, la zona abdominal, la caja torácica, el esternón y, finalmente, la cabeza.

Repita hasta cinco veces.

Para finalizar, presione con manos y rodillas; vuelva a la posición de reposo (página 28) para devolver soltura a la columna.

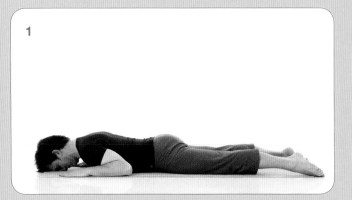

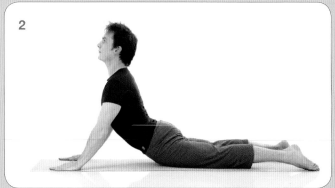

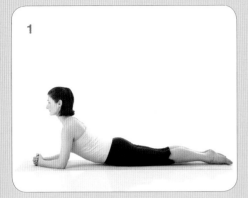

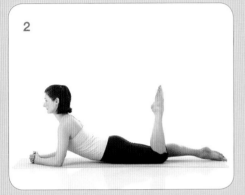

patada con una pierna

Desarrolla fuerza en glúteos, piernas y columna mientras estira la parte frontal de piernas y caderas; requiere coordinación y control.

posición de inicio

Túmbese boca abajo; las piernas están estiradas y los interiores de los muslos juntos, en paralelo.

Flexione los codos; una mano debe colocarse en puño y la otra ha de sujetar a la primera; los codos están flexionados y separados a la altura de los hombros.

La columna extendida, levantada de la colchoneta. Abra la parte frontal de sus caderas; levante ligeramente la parte frontal de la pelvis de la colchoneta. Abra el tórax y la parte frontal de los hombros y céntrese en el frente, un poco hacia arriba.

Mantenga un nivel de conexión adecuado con su centro a lo largo de todo el ejercicio.

rutina

● Inspire, prepare el cuerpo para el movimiento y estire la columna.

● Espire y dé una patada con el talón izquierdo al centro del glúteo izquierdo, con los dedos en una suave punta. Repita dos veces.

● Estire y extienda la pierna, devuélvala a la colchoneta y, al mismo tiempo, dé una patada con su pierna derecha al glúteo derecho. Repita dos veces.

Repita hasta cinco veces.

PUNTOS DE CONTROL

★ Asegúrese de que la parte inferior de la columna no queda comprimida ni forzada; mantenga los abdominales conectados pero permita que se estiren, sin excesos.

★ Mantenga la estabilidad y la inmovilidad de la pelvis durante todo el ejercicio; las piernas se mueven con independencia de la pelvis o la columna.

★ Los brazos se mantienen en la parte superior del cuerpo en el punto correcto y el tórax abierto.

★ La alineación correcta de la pierna es fundamental: cadera, rodilla y tobillo.

patada con dos piernas

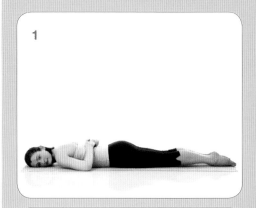

Fortalece los músculos de la espalda para ejercitar la cabeza, el cuello y la parte superior de la espalda; asimismo, fortalece la parte posterior de las piernas.

posición de inicio

Túmbese boca abajo, con la pelvis y la columna correctamente alineadas, en posición neutra; coloque la cabeza de lado, tocando la colchoneta con la mejilla derecha. Las piernas deben estar estiradas y el interior de los muslos, juntos. Coloque las manos detrás de la espalda y una los dedos de la mano (las palmas mirando hacia arriba) con los de la otra; Ponga los codos lo más cerca que pueda de la colchoneta. Mantenga un nivel adecuado de conexión con su centro durante todo el ejercicio.

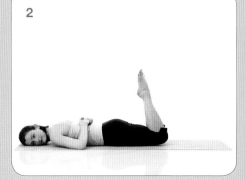

rutina

- Inspire y prepare el cuerpo para el movimiento.
- Espire a la vez que da una patada con ambas piernas a los glúteos, manteniendo las piernas juntas. Dé tres patadas seguidas.
- Inspire a la vez que estira las piernas. Al mismo tiempo, empiece a levantar y a girar la cabeza hacia la colchoneta mientras extiende la parte superior de la columna y su tórax se separa de la colchoneta. Estire los brazos, gire las palmas hacia su cabeza y levante ligeramente los brazos de los glúteos.
- Espire y repita las tres patadas. Simultáneamente, devuelva la columna hacia la colchoneta, gire la cabeza a la derecha conforme desliza los brazos de nuevo hacia el cuerpo. (Con cada repetición, alterne el lado al que gira la cabeza.)
Repita hasta cinco veces.

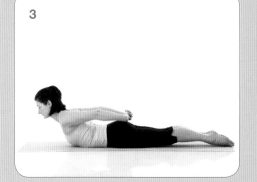

PUNTOS DE CONTROL

★ A medida que estira los brazos y las piernas, asegúrese de no bloquear las articulaciones de las rodillas o de los codos.

★ Vuelva con cuidado a la colchoneta; evite forzar los movimientos.

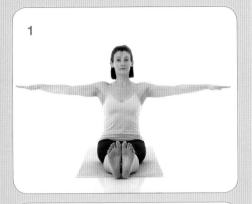

1

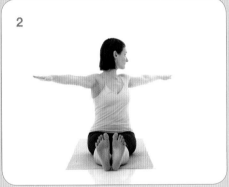

2

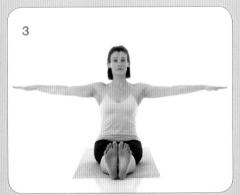

3

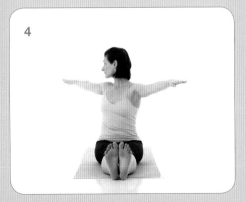

4

torsión de la columna

Ejercita la cabeza, el cuello y el torso a través de un movimiento rotatorio equilibrado mientras fomenta la estabilidad de la pelvis y las piernas.

posición de inicio

Siéntese erguido con las piernas estiradas al frente, con la pelvis y la columna en posición neutra.

Coloque las piernas en paralelo, con los muslos juntos y los pies en flexión.

Levante los brazos hacia los lados, a la altura de los hombros, con las palmas de las manos hacia abajo.

Mantenga un nivel apropiado de conexión con su centro durante todo el ejercicio.

rutina

● Inspire, prepare el cuerpo para el movimiento y estire la columna.

● Espire conforme inicia el giro con la cabeza y rota el torso hacia la derecha.

A medida que llegue al final del movimiento de torsión, empuje dos veces para incrementar la rotación, vaciando totalmente los pulmones.

● Inspire a medida que vuelve a la posición de inicio.

Repita hacia el otro lado y después toda la secuencia hasta cinco veces.

PUNTOS DE CONTROL

★ Mantenga inmóvil la pelvis. Equilibre el peso en ambos isquiones y mantenga la conexión con la colchoneta durante todo el ejercicio.

★ Concéntrese en la conexión de los abdominales internos que ayudarán a la columna a rotar y a volver a la posición de inicio.

★ El movimiento es rotación pura; mantenga el estiramiento vertical de la columna y evite arquear la espalda o forzar la cintura.

★ Estire los brazos y fomente la amplitud en el tórax.

patadas laterales:
adelante y atrás

Ayuda a ejercitar y fortalecer las caderas al tiempo que fomenta
la estabilidad espinal.

PUNTOS DE CONTROL

★ Evite descansar en la posición de inicio, pero perciba en su cuerpo
   el estiramiento y la energía durante todo el ejercicio.

★ Mantenga el tórax abierto y concéntrese en el frente.

★ Asegúrese de que la pelvis se mantiene estable a lo largo de todo el
   ejercicio. La patada se origina en la articulación de la cadera; su pierna se
   mueve de modo independiente del resto del cuerpo.

★ Sea consciente de la gama de movimiento. La movilidad en la articulación
   de la cadera y la flexibilidad en los músculos adyacentes determinarán lo
   lejos que puede llevar la pierna hacia delante y hacia atrás. No permita que
   el movimiento proceda de la parte inferior de la espalda.

★ El movimiento de la pierna debe de ser enérgico, pero controlado.

★ Mantenga la pierna de abajo activa; le ayudará a mantener el equilibrio.

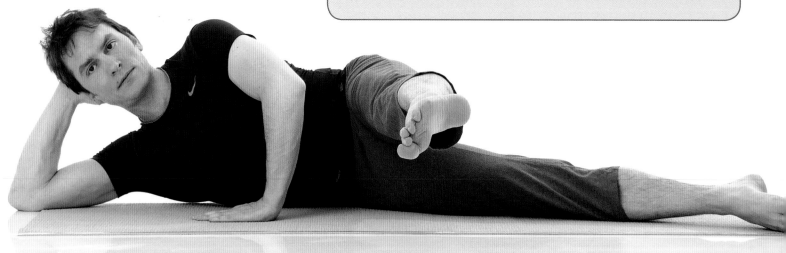

posición de inicio

Túmbese sobre el lado derecho con hombros, caderas y tobillos correctamente
alineados. Lleve ambas piernas hacia delante desde la articulación de las caderas,
formando un ángulo. La pelvis y la columna deben permanecer en posición neutra.
Apoye la cabeza en el brazo derecho, con el codo alineado con el hombro.
Coloque la mano izquierda detrás de la cabeza con el codo mirando hacia el techo.
De manera alternativa, coloque la mano izquierda en la colchoneta frente a la caja
torácica y flexione el codo para mantener la posición.
Levante la pierna izquierda, alineada con la parte superior de la pelvis. Mantenga
la pelvis fija, lleve la pierna ligeramente hacia atrás para extenderla detrás de la
articulación de la cadera. La pierna se coloca en paralelo; el pie, en punta.
Mantenga un nivel adecuado de conexión con su centro durante todo el ejercicio.

rutina

● Inspire a medida que lleva la pierna izquierda hacia delante (el movimiento se lleva a
cabo desde la articulación de la cadera). La pelvis y la columna permanecen estables.
Conforme llega al final del movimiento hacia delante, desplace la pierna ligeramente
hacia atrás, con el pie en flexión y, a continuación, dele un pequeño impulso hacia
delante.

● Espire a medida que estira la punta del pie y mueve la pierna otra vez hacia atrás
para extenderla justo detrás de la articulación de la cadera.

Repita hasta diez veces; a continuación dé las patadas con el lado contrario o siga con
la serie de patadas (arriba y abajo).

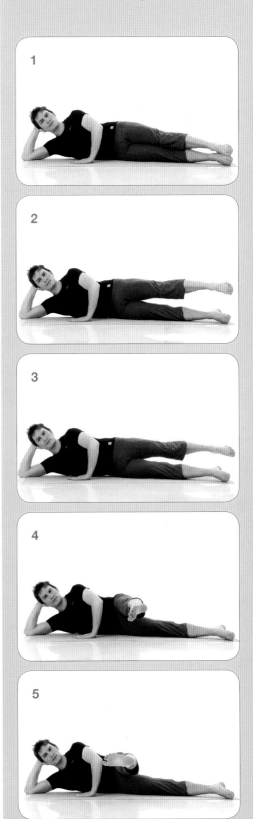

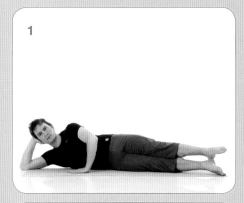

1

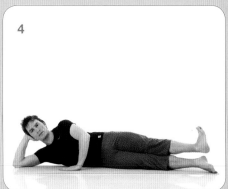

2

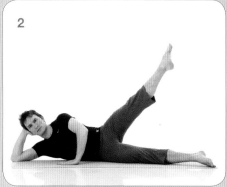

3

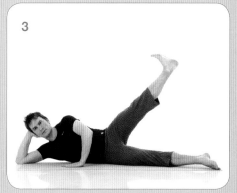

4

patadas laterales: arriba y abajo

Túmbese sobre su lado derecho; mantenga la pelvis fija, gire su pierna derecha hacia fuera desde la cadera y estire con suavidad la punta del pie. Estire las piernas y junte activamente la parte interior de los muslos.

Mantenga un nivel de conexión adecuado con su centro durante todo el ejercicio.

rutina

● Inspire y, con la pelvis fija, estire y levante la pierna izquierda hacia arriba.

● Espire y coloque el pie en flexión a la altura de la patada; a continuación, baje lentamente la pierna para volver a juntar la parte interior de los muslos. Relaje la punta del pie para prepararse para la siguiente patada.

Repita hasta diez veces; a continuación, dé las patadas con el lado contrario o siga con la serie de patadas laterales (círculos pequeños).

PUNTOS DE CONTROL

★ Asegúrese de que estira constantemente la pierna lejos de usted a medida que da las patadas. Intente evitar que se junten la pelvis con la caja torácica; estire la cintura.

★ Levante la pierna directamente hacia arriba, por encima de la pierna que permanece en el suelo, y no permita que se desplace más hacia delante.

★ Evite descansar en la posición de partida, pero perciba en todo su cuerpo el estiramiento y la energía durante todo el ejercicio.

★ Mantenga el tórax abierto y céntrese al frente.

★ Asegúrese de que su pelvis se mantiene estable a lo largo de todo el ejercicio. La patada debe proceder de la articulación de la cadera; la pierna se mueve de manera independiente del resto del cuerpo.

patadas laterales:
círculos pequeños

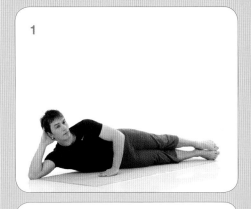

posición de inicio

Túmbese sobre el lado derecho como ha hecho en los anteriores ejercicios.

Levante la pierna izquierda al mismo nivel que la parte superior de su pelvis; las piernas se colocan en paralelo. Estire ligeramente las puntas de los pies.

Mantenga un nivel adecuado de conexión con su centro durante todo el ejercicio.

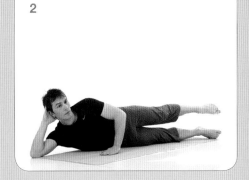

rutina

● Inspire a medida que estira la pierna izquierda para empezar a hacer círculos hacia delante, abajo y de vuelta a la posición de inicio.

● Espire y efectúe otro círculo en la misma dirección.

● Repita hasta cinco veces en la misma dirección (una respiración por círculo) y luego invierta el sentido.

Repita hasta diez veces y luego continúe con las series de patadas, o bien repita con el lado contrario.

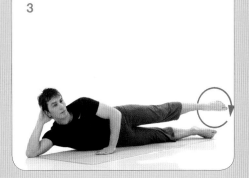

PUNTOS DE CONTROL

★ Los círculos deben ser pequeños, del tamaño de una sandía. Mantenga un cierto equilibrio cuando dibuje el círculo: la misma distancia que lleve la pierna hacia delante para dibujar el círculo la deberá llevar hacia atrás.

★ Mantenga sus piernas en paralelo durante todo el círculo.

★ Evite descansar en la posición de inicio, pero perciba la energía y el estiramiento en todo el cuerpo a lo largo del ejercicio.

★ Asegúrese de que su pelvis permanece estable durante todo el ejercicio. El movimiento se debe originar en la articulación de la cadera y su pierna se debe desplazar de forma independiente del resto del cuerpo.

★ Mantenga la pierna de abajo activa; esto le facilitará el equilibrio.

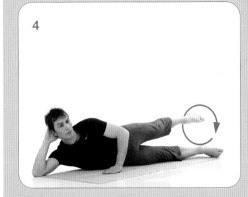

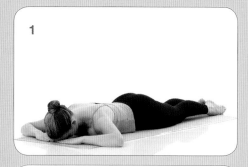

1

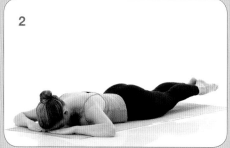

2

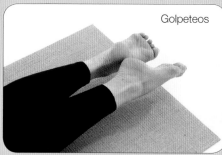

3

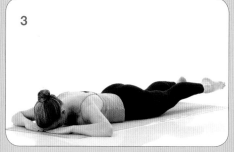

Golpeteos

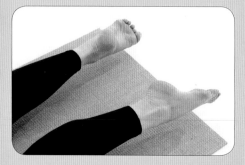

toques en prono

Ayuda a abrir la parte frontal de las caderas mientras se concentra en fortalecer la parte posterior de las piernas y el interior de los muslos.

posición de inicio

Túmbese boca abajo, con la pelvis y la cadera alineadas en posición neutra. Las piernas deben estar estiradas y los muslos, juntos, en posición de pilates. Haga una forma de diamante con los brazos, junte las puntas de los dedos, las palmas hacia abajo y los codos separados. Descanse la frente en el dorso de las manos.

Inspire, prepare su cuerpo para el movimiento y, mientras espira, estire y levante ligeramente ambas piernas de la colchoneta.

Mantenga un nivel de conexión adecuado con su centro durante todo el ejercicio.

rutina

● Inspire y cuente hasta cinco mientras separa y junta con pequeños golpeteos la parte interior de los muslos, hasta cinco veces.

● Espire y cuente de nuevo hasta cinco a la vez que repite el golpeteo.

Repita hasta tres veces.

PUNTOS DE CONTROL

★ Mantenga la columna y la pelvis en posición neutra mientras levanta las piernas.

★ Asegúrese de que la pelvis se mantiene estable y fija durante todo el ejercicio. El movimiento debe proceder de la cadera.

★ La separación de las piernas es pequeña y el énfasis recae en el momento en que se juntan.

★ Mantenga las piernas ligeramente giradas hacia fuera, desde las caderas.

torpedo

Ayuda a ejercitar y fortalecer las caderas y los músculos que las rodean mientras se fomenta la estabilidad espinal, el equilibrio y el control.

posición de inicio

Recuéstese sobre el lado derecho en línea recta; fije los hombros, las caderas y los tobillos. Estire las piernas y alinéelas con la columna, junte el interior de los muslos en paralelo y estire la punta del pie. La pelvis y la columna, en posición neutra.
Estire el brazo derecho debajo de su cabeza y alineado con la columna. Coloque su mano izquierda en la colchoneta frente a su caja torácica y flexione el codo como una ayuda para mantener la posición.
Mantenga un nivel adecuado de conexión con su centro durante todo el ejercicio.

rutina

- Inspire, prepare el cuerpo para el movimiento y junte el interior de los muslos.
- Espire y, con la pelvis y la columna estables y fijas, levante ambas piernas directamente hacia arriba de la colchoneta. Mantenga los muslos juntos.
- Inspire manteniendo la posición de la pierna derecha y levante ligeramente la pierna izquierda un poco más.
- Espire y levante la pierna derecha para alinearla con la izquierda; junte el interior de sus muslos.
- Inspire y devuelva las piernas juntas a la colchoneta. Repita hasta diez veces.

PUNTOS DE CONTROL

★ Mantenga el estiramiento, la energía y la cintura estirada.

★ Concéntrese en el equilibrio y evite que la columna ruede.

★ Evite que las piernas vayan hacia delante o hacia atrás; mantenga la alineación en paralelo.

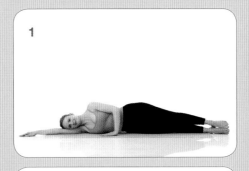

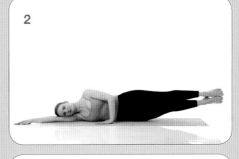

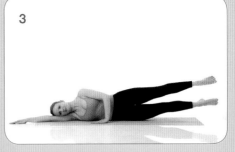

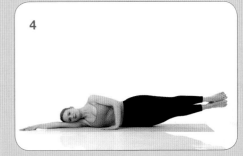

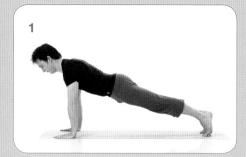

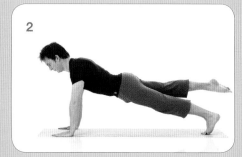

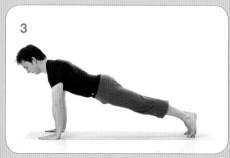

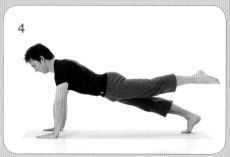

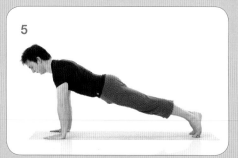

lanzar la pierna

Fomenta la estabilidad de la columna
y de los hombros.

posición de inicio

Colóquese en una posición de «tabla»: los brazos rectos, las manos justo debajo de las articulaciones de los hombros y ambas piernas asimismo rectas, con los muslos juntos. Levante los talones y balancee su peso sobre las plantas distales de los pies. La pelvis y la columna deben mantenerse en posición neutra.

Mantenga un nivel de conexión adecuado con su centro durante todo el ejercicio.

rutina

● Inspire y, manteniendo la pelvis estable y fija, estire ligeramente la punta del pie derecho; a continuación, levante la pierna hacia arriba. Simultáneamente, presione su tobillo izquierdo hacia la colchoneta, estirando la parte posterior de la pantorrilla, y desplace el peso del cuerpo ligeramente hacia atrás.

● Espire a la vez que ejerce presión hacia delante sobre la planta distal del pie izquierdo; desplace el peso del cuerpo hacia delante. Simultáneamente, baje su pierna derecha y devuelva el peso de nuevo hacia ambas piernas.

Repita hasta tres veces y luego con el lado contrario.

PUNTOS DE CONTROL

★ Es esencial mantener una buena conexión abdominal para evitar que la pelvis y la columna se desplacen hacia la colchoneta.

★ Asegúrese de no alterar la posición de la pelvis ni la de columna cuando levante la pierna hacia arriba.

★ Concéntrese en la situación de oposición de columna y piernas durante todo el ejercicio. Por ejemplo, cuando ejerza presión con el talón sobre la colchoneta, continúe estirando hasta llegar a la coronilla.

lanzar la pierna

Requiere un enorme control y fuerza en la parte superior del cuerpo para mantener un torso estable mientras se ejercitan y fortalecen las caderas.

posición de inicio

Siéntese erguido con las piernas al frente, los muslos juntos y los pies en suave punta. Estire los brazos y gírelos en círculo hasta llegar detrás del cuerpo, coloque las palmas de las manos en la colchoneta, con los dedos mirando hacia delante.

Inspire, prepare su cuerpo para el movimiento y, mientras espira, mantenga el centro fuerte y estable; los brazos aguantan el peso del cuerpo. Levante la pelvis de la colchoneta para crear una diagonal entre el torso y las piernas. Las manos y los talones permanecen en el suelo para compensar el peso. Estire la pelvis y la columna en posición neutra pero enfocando hacia delante.

rutina

● Inspire y levante la pierna izquierda directamente hacia arriba, manteniéndola recta. La columna y la pelvis están estables y fijas.

● Espire y, cuando la pierna llegue arriba, flexione el pie y baje la pierna sin perder el control. Toque la colchoneta con el pie, pero no lo apoye. Estire ligeramente la punta del pie.

Repita el lanzamiento con la pierna derecha tres veces y luego otras tres con la izquierda.

Para finalizar, con un centro fuerte, devuelva la pelvis a la colchoneta.

PUNTOS DE CONTROL

★ Mantenga la pelvis bien colocada, estable y la columna estirada. Las piernas deben moverse con independencia de la columna o la pelvis.

★ Levante el peso del cuerpo desde los brazos y mantenga la parte frontal de los hombros y el tórax abiertos.

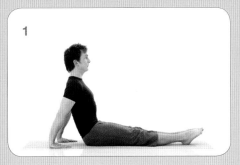

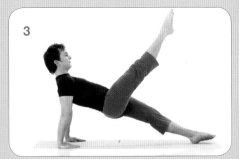

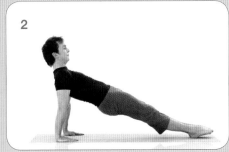

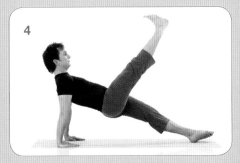

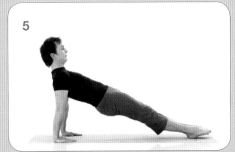

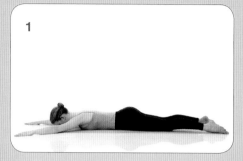

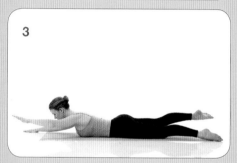

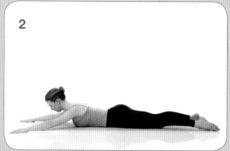

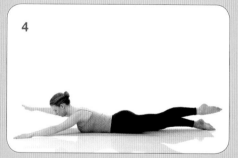

estrella

Desarrolla la conciencia del movimiento independiente de brazos y piernas mientras la parte superior de la columna se mantiene estable y extendida.

posición de inicio

Túmbese boca abajo; alinee la pelvis y la columna en posición neutra y descanse su frente sobre la colchoneta. Estire las piernas, sepárelas más que el ancho de la cadera y gírelas hacia fuera. Lleve los brazos por encima de la cabeza, más separados que la anchura de los hombros, con las palmas hacia abajo, sobre la colchoneta.

Inspire, prepare su cuerpo para el movimiento y, mientras espira, levante ligeramente la cabeza y el tórax de la colchoneta para extender la parte superior de la columna. Mantenga un nivel de conexión adecuado con su centro durante todo el ejercicio.

rutina

● Inspire y estire la columna levantada. Mantenga las costillas sobre la colchoneta.

● Espire y, en esa misma posición y con la columna estable, levante ligeramente de la colchoneta un brazo y la pierna contraria.

● Inspire conforme baja el brazo y la pierna a la colchoneta; mantenga el estiramiento y la posición levantada de la parte superior del cuerpo.

Repita hasta diez veces, alternando piernas y brazos.

PUNTOS DE CONTROL

★ Asegúrese de que la parte inferior de la columna no queda comprimida ni forzada; mantenga los abdominales conectados, pero permita que se estiren del todo aunque sin exceso.

★ Levante los brazos y las piernas sólo en la medida en que sea capaz de mantener la pelvis y la columna estables.

★ Mantenga el tórax abierto y levantado de la colchoneta.

foca

Fomenta la estabilidad para mantener la integridad de la curva C en la columna. Proporciona un masaje a la columna mientras desarrolla un centro fuerte.

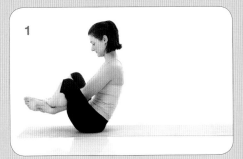

posición de inicio

Siéntese en posición de curva C, con la pelvis hacia dentro y la columna estirada, a lo lejos, desde un centro fuerte y conectado. Flexione las rodillas y gire las piernas hacia fuera desde las caderas, de manera que pueda juntar las plantas de los pies. Pase los brazos por el interior de sus piernas y coloque las manos alrededor de la parte posterior de los tobillos. En esta posición, levante ligeramente los pies de la colchoneta y encuentre una posición de equilibrio.

Mantenga un nivel de conexión adecuado con su centro durante todo el ejercicio.

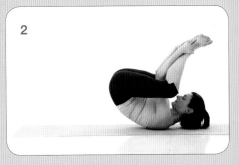

rutina

● Inspire y, con la columna en posición curva, balancéese hacia atrás sobre la parte superior del cuerpo; lleve las piernas con usted. Busque un momento de equilibrio y aplauda tres veces con las plantas de los pies, separando y juntando desde las caderas.

● Espire mientras se balancea suavemente de vuelta hacia la posición de inicio; asegúrese de mantener la relación entre las piernas y la columna.

Vuelva a aplaudir con las plantas de los pies tres veces, buscando el equilibrio con los pies ligeramente levantados de la colchoneta. Repita la secuencia hasta cinco veces.

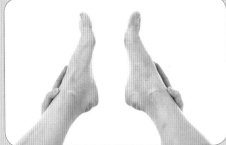

Aplaudir

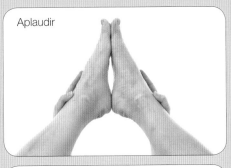

PUNTOS DE CONTROL

★ Mantenga la forma de la columna y la relación entre la columna y las piernas mientras se balancea. Mantenga la cintura estirada en ambos lados.

★ Concéntrese en estirar la columna mientras mantiene la curva C; los abdominales interiores deben estar conectados para dar apoyo a la columna.

★ Separe y junte las piernas desde sus caderas cuando aplauda con los pies.

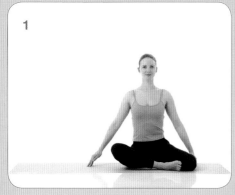

1

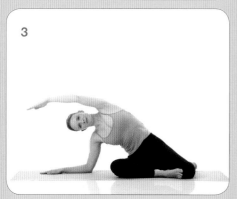

2

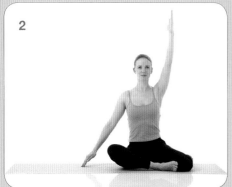

3

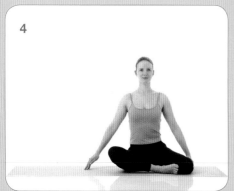

4

sirena

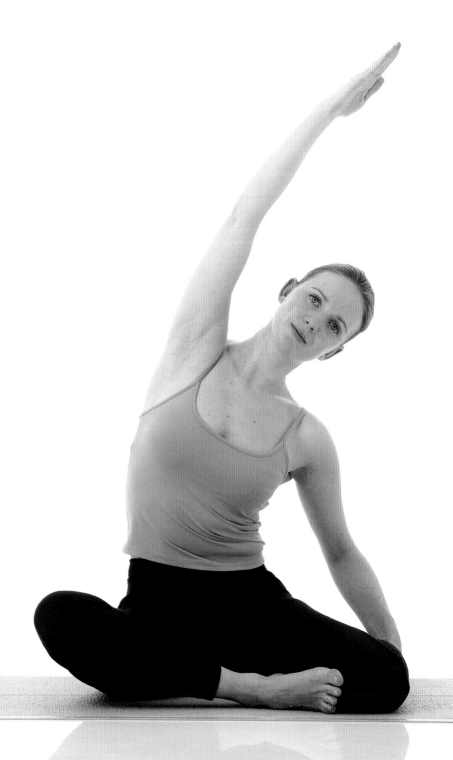

Fomenta la soltura a los lados del cuerpo al ejercitar la columna en flexión lateral; asimismo, ayuda a fomentar la respiración lateral.

posición de inicio

Arrodíllese sobre la colchoneta y siéntese sobre los talones. Desplace la pelvis a la derecha, fuera de los talones y sobre la colchoneta. Es posible que precise separar ligeramente sus rodillas para hallar una posición cómoda. Coloque la mano izquierda sobre el tobillo izquierdo; la mano derecha debe situarse en la colchoneta, al lado de la pelvis. Procure que la pelvis quede lo más nivelada posible.
Estire y eleve la columna desde un centro fuerte.
Mantenga un nivel adecuado de conexión con su centro durante todo el ejercicio.

rutina

- Inspire a la vez que levanta el brazo izquierdo hacia fuera y por encima de la cabeza.
- Espire mientras se mueve hacia arriba, flexionando la columna hacia la derecha. Mantenga la relación entre el brazo izquierdo y la cabeza. A modo de reacción, el brazo derecho se deslizará a lo largo de la colchoneta y después se flexionará, de manera que su antebrazo se convertirá en el apoyo a la posición.
- Inspire. Mantenga el estiramiento y la posición de la columna y concéntrese en la respiración lateral.
- Espire a medida que estira el brazo derecho y devuelve la columna a la posición vertical. Baje el brazo izquierdo y devuelva la mano al tobillo.
- Inspire mientras levanta el brazo derecho por encima de la cabeza.
- Espire mientras se mueve hacia arriba, flexionando lateralmente la columna, esta vez a la izquierda. Vuelva a estirar el brazo derecho con la columna; utilice el brazo izquierdo para ayudar a la columna a flexionarse, pero mantenga el estiramiento hacia arriba.
- Inspire para mantener la posición y concéntrese en la respiración lateral.
- Espire a la vez que vuelve a la posición erguida y baje los brazos a la posición de inicio.
Repita hasta cinco veces.

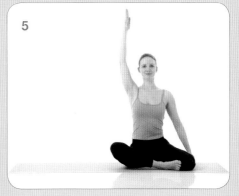

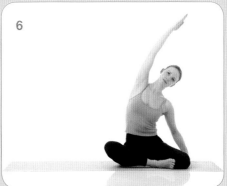

PUNTOS DE CONTROL

★ Cuando efectúe la flexión lateral, inicie el movimiento con la cabeza, seguida, de modo secuencial, de su caja torácica. Al volver, inicie el movimiento desde su centro.

★ El lado flexionado debe situarse en una posición de estiramiento; evite forzar cualquier músculo y sienta el apoyo de los abdominales.

★ Asegúrese de que se ha movido en un solo plano, sin curvarse hacia delante ni arquearse hacia atrás.

★ Mantenga la cabeza y el cuello alineados con el resto de la columna.

entrenamientos

Entrenamiento 1 intermedio
20/30 minutos

1.   Círculos con los brazos
2.   Bucles hacia arriba
3.   Bucles de columna con brazos
4.   Rodar hacia atrás
5.   Extender de la columna hacia delante
6.   Cobra
7.   Torpedo
8.   Sirena
9.   Rodar como un balón
10. Rodar hacia abajo, sin apoyo

Entrenamiento 2 intermedio
40/50 minutos

1. Extender la columna hacia delante
2. Rodar la espalda
3. El cien
4. Rodar hacia arriba
5. Rodar hacia atrás
6. Estirar una pierna
7. Estirar ambas piernas extendidas
8. Cruces
9. Extender la columna hacia delante
10. Sierra
11. Cobra
12. Patada con una pierna
13. Patadas laterales: adelante y atrás
14. Patadas laterales: arriba y abajo
15. Estrella
16. El gato
17. Posición de reposo
18. Brazos flotantes
19. Elevación con pelota

Entrenamiento 3 intermedio
60/70 minutos

1. Cierre de caja torácica
2. Bucles hacia arriba
3. El cien
4. Rodar hacia arriba
5. Rodar hacia atrás
6. Círculos con las piernas
7. Rodar como un balón
8. Estirar una pierna
9. Estirar ambas piernas extendidas
10. Estirar una pierna extendida
11. Cruces
12. Extender la columna hacia delante
13. Mecedora
14. Sierra
15. Cobra
16. Patada con dos piernas
17. Torsión de la columna
18. Patadas laterales: adelante y atrás
19. Patadas laterales: arriba y abajo
20. Patadas laterale: círculos pequeños
21. Toques en prono
22. Lanzar la pierna (adelante)
23. Sirena
24. Foca
25. Rodar hacia abajo, sin apoyo

Capítulo cuatro:
El programa avanzado

Aquí hemos incluido los ejercicios más difíciles de pilates.

Estudie los ejercicios e intente hacerlos sólo cuando se sienta fuerte y confiado al ejecutar los del programa intermedio del capítulo tres. Puede llevarle años de práctica y de trabajo dominar estos ejercicios, por lo que es mejor enfocarlos como un viaje progresivo y disfrutar del proceso.

Una vez que se sienta preparado, pruebe la secuencia de la página 166.

los ejercicios

1. Sacacorchos
2. El salto del cisne
3. Tirar del cuello
4. Tijeras
5. Bicicleta
6. Puente con hombros
7. Navaja
8. Patadas laterales, en *passé*
9. Patadas laterales, en grandes círculos
10. Patadas laterales, elevar el interior del muslo
11. Rompecabezas I
12. Rompecabezas II
13. Rompecabezas III
14. Círculos con la cadera
15. Nadar
16. Patadas laterales, de rodillas
17. Giro lateral
18. Bumerán
19. Balancín
20. Control y equilibrio
21. Flexiones

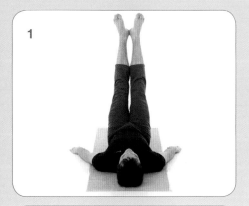

1

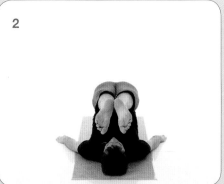

2

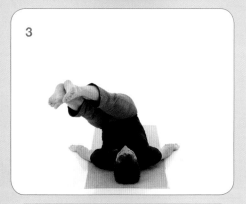

3

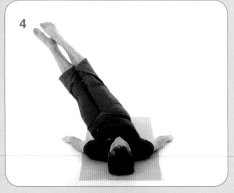

4

sacacorchos

Fomenta la ejercitación secuencial de las caderas y de la columna; requiere de un gran equilibrio y fuerza en todo el cuerpo durante el ejercicio.

PUNTOS DE CONTROL

★ Inicie el movimiento desde un centro fuerte. Utilice la respiración y evite el impulso.

★ Evite rodar demasiado lejos.

★ Mantenga la pelvis levantada desde su caja torácica para mantener el estiramiento.

★ Evite la torsión mientras la columna rueda.

★ Mantenga el cuello estirado, el tórax abierto y los brazos estirados en la colchoneta.

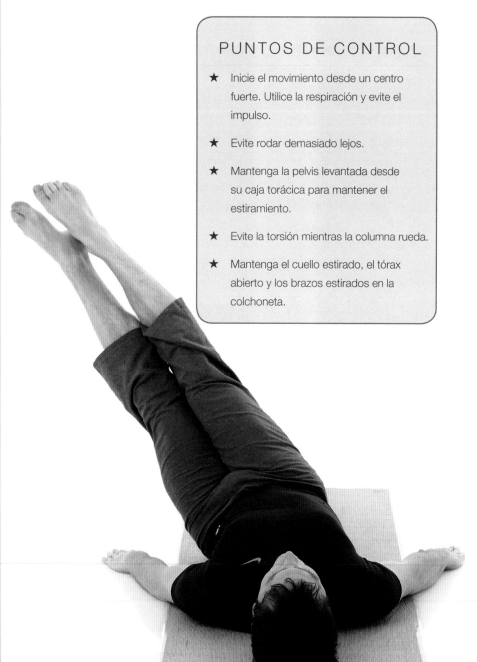

posición de inicio

Consejo: antes de probar estos ejercicios, asegúrese de que tiene dominados los siguientes: rotación de cadera y rodar hacia atrás.

Colóquese correctamente alineado en la posición de relajación. Junte la parte interior de los muslos y flexione ambas piernas hacia el tórax. Estire las piernas directamente sobre la pelvis, gírelas hacia fuera en la posición de pilates y bájelas hasta donde sea capaz de mantener la pelvis y la columna en posición neutra; no permita que la parte inferior de la espalda se arquee.

Mantenga un nivel adecuado de conexión con su centro durante todo el ejercicio. El movimiento debe ser continuo, fluido y dinámico, sin impulso. El patrón de respiración es esencial para lograr este ejercicio.

rutina

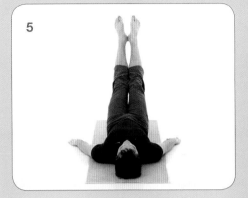

- Inspire mientras estira las piernas y empieza a dirigirlas hacia su cuerpo; mantenga la pelvis abajo durante el mayor tiempo posible.
- Espire mientras permite que la pelvis y la columna rueden de modo secuencial fuera de la colchoneta; dirija las piernas hacia arriba y por encima del torso hasta que se coloquen paralelas a la colchoneta. Asegúrese de no ir demasiado lejos: no debe producirse presión en el cuello ni en la cabeza, ni tensión en los hombros.
- Inspire y lleve las piernas hacia la izquierda permitiendo que la pelvis y la columna rueden levemente. Mientras las piernas apuntan hacia la izquierda, el lado izquierdo de la columna deberá empezar a rodar hacia abajo.
- Espire mientras completa el rodamiento; apoye la parte inferior de la columna y la parte posterior de la pelvis en la colchoneta. Baje sus piernas y dibuje con ellas un círculo para que lleguen al eje central de su cuerpo, ligeramente debajo de la vertical. La pelvis y la columna vuelven a estar en posición neutra.
- Continúe espirando y dibuje con sus piernas un círculo hacia la derecha. Mueva las piernas hacia su cuerpo y empiece a rodar hacia arriba y al lado derecho de la columna.
- Una vez que haya rodado la columna hasta la base de los omóplatos, dirija las piernas hacia el eje central de su cuerpo.

Repita tres veces, invirtiendo cada vez la dirección de los círculos.

Para finalizar, mantenga las piernas centradas y devuelva la columna vértebra a vértebra a la colchoneta. Flexione ambas rodillas y mantenga los muslos juntos y la pelvis estable. Baje las piernas a la colchoneta.

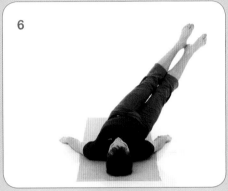

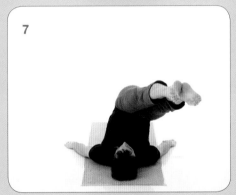

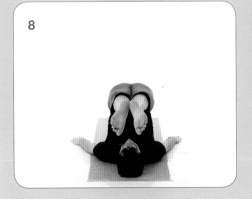

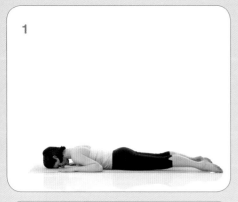

1

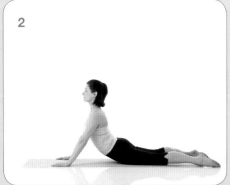

2

el salto del cisne

Fortalece la parte posterior de la columna y de las piernas y fomenta la abertura en la parte frontal de la columna y de las piernas.

posición de inicio

Colóquese boca abajo, alinee correctamente la pelvis y la columna en posición neutra y descanse la frente en la colchoneta. Estire las piernas y sepárelas un poco más que el ancho de las caderas, giradas hacia fuera desde las caderas. Flexione los codos y coloque las manos a los lados, ligeramente más separadas que los hombros y a la altura de los mismos. Las palmas de las manos hacia abajo. Asegúrese de que sus hombros están sueltos y sus clavículas, amplias.

Inspire mientras empieza a estirar la parte frontal del cuello para rodar y levantar la cabeza; a continuación, eleve ligeramente la parte superior del cuerpo en este orden: esternón, caja torácica, zona abdominal y parte frontal de la pelvis. Mientras lo hace, los brazos empezarán a estirarse. Continúe estirando las piernas detrás del cuerpo. Realice tres repeticiones de la rutina de la cobra (página 114) antes de empezar con el salto del cisne.

Mantenga un nivel adecuado de conexión con su centro durante todo el ejercicio. El objetivo de este ejercicio es conseguir una forma estirada y arqueada de los brazos, columna y piernas, así como mantener esta posición mientras se balancea adelante y atrás.

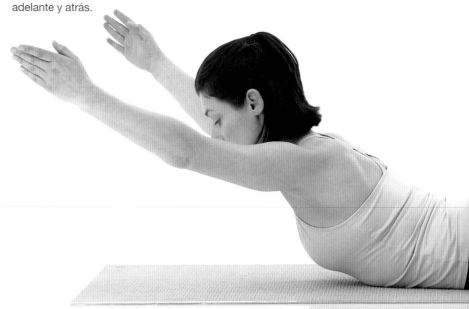

rutina

● Mantenga la forma estirada y arqueada de la columna mientras dirige sus brazos hacia delante, estirados y a la altura de las orejas, y balancéese hacia delante sobre la caja torácica. Al mismo tiempo, levante ambas piernas de la colchoneta, estirando y levantando las piernas rectas detrás.

● Inspire y balancéese de vuelta, levantando el tórax hacia arriba y manteniendo los brazos estirados. Presione las piernas hacia abajo, estirándolas detrás.

Repita hasta cinco veces.

Para finalizar, presione con sus manos y rodillas; luego vuelva a la posición de reposo (página 28) para dejar suelta la columna.

PUNTOS DE CONTROL

★ Asegúrese de que la parte inferior de la columna no queda comprimida ni forzada. Mantenga los abdominales conectados, pero permita que se estiren totalmente, sin exceso.

★ Ponga énfasis en la elevación de las piernas durante el balanceo hacia delante y en la presión de las piernas hacia abajo durante el balanceo hacia arriba.

★ Mantenga siempre las piernas estiradas y aléjelas de la columna.

★ El cuello debe permanecer estirado; evite tirar de la cabeza hacia atrás o hacia delante conforme ejecuta el balanceo (hacia atrás o hacia delante). La cabeza se mueve con la columna.

★ Mantenga los brazos estirados a los lados de su cabeza, pero evite elevar los hombros en exceso.

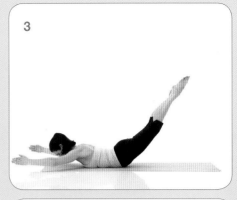

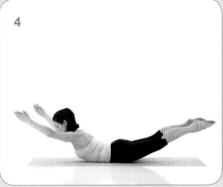

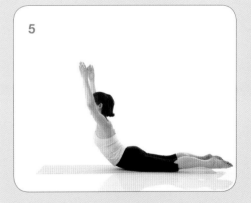

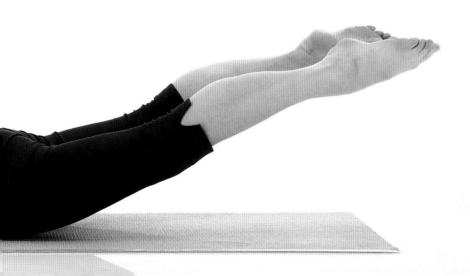

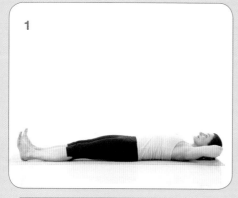

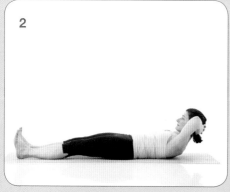

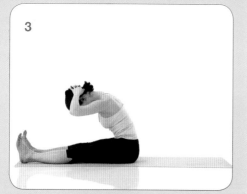

tirar del cuello

Fomenta la ejercitación secuencial de la columna y las caderas y mejora el equilibrio de fuerza y movilidad en todo el cuerpo.

posición de inicio

Consejo: asegúrese de dominar el ejercicio de rodar hacia arriba antes de probar éste.

Túmbarse boca abajo con ambas piernas estiradas, separadas el ancho de la cadera, en paralelo, con los pies en flexión, y la pelvis y la columna posición neutra. Junte las manos detrás de la cabeza y coloque los codos separados.

Mantenga un nivel adecuado de conexión con su centro durante todo el ejercicio. **Este ejercicio requiere que se concentre en su respiración y mantenga el ritmo y fluidez en todo el movimiento.**

rutina

● Inspire mientras estira la nuca y levanta la cabeza hacia delante; de modo secuencial, eleve (rotando vértebra a vértebra) la parte superior del cuerpo.

● Espire mientras continúa levantando de la colchoneta la columna vértebra a vértebra. Realícelo despacio y sin perder el control. Con los codos separados, coloque la columna encorvada sobre las piernas.

● Inspire mientras recoloca la columna hacia arriba, desde su centro hasta la coronilla. Mientras levanta el cuerpo hacia arriba, presione los talones hacia delante y estire las piernas lejos de la columna. Procure estirar también, ligeramente, la nuca.

● Espire mientras pone énfasis en la profunda conexión de los abdominales y curve la pelvis por debajo del cuerpo. Mantenga los codos separados, estire la cabeza y el tórax lejos mientras devuelve la columna, vértebra a vértebra, a la colchoneta. Finalmente, devuelva también los hombros y la cabeza.

Repita hasta cinco veces.

PUNTOS DE CONTROL

★ Asegúrese de realizar una curvatura suave en cada segmento espinal: articule cada vértebra cuando suba y cuando baje.

★ Asegúrese de no curvarse en exceso desde la cabeza o el cuello; recuerde que busca una curva C equilibrada en la columna.

★ Ruede directamente a través del eje central de su cuerpo y evite cualquier desviación lateral.

★ Mantenga los codos separados durante todo el ejercicio. No tire de ellos para que le ayuden a subir.

★ Mantenga la relación entre los hombros y la parte posterior de la caja torácica. No los fuerce para bajar ni les permita que se eleven en exceso, sobre todo cuando ruede hacia delante.

★ Su columna se moverá con más facilidad con las piernas conectadas al suelo y estirándolas lo más lejos que pueda.

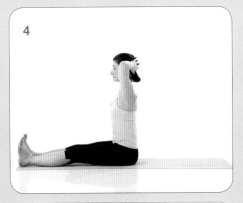

4

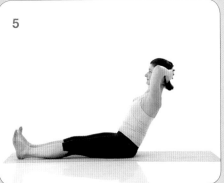

5

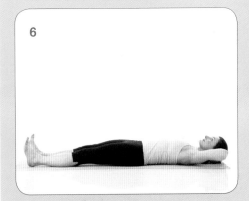

6

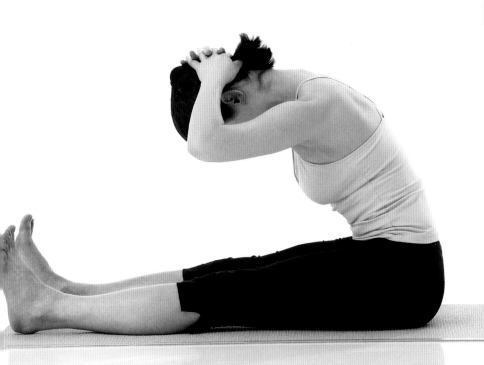

tijeras

Fomenta la estabilidad pélvica mientras ejercita las caderas a través de una amplia gama de movimientos, lo que requiere un alto grado de conciencia, control y equilibrio.

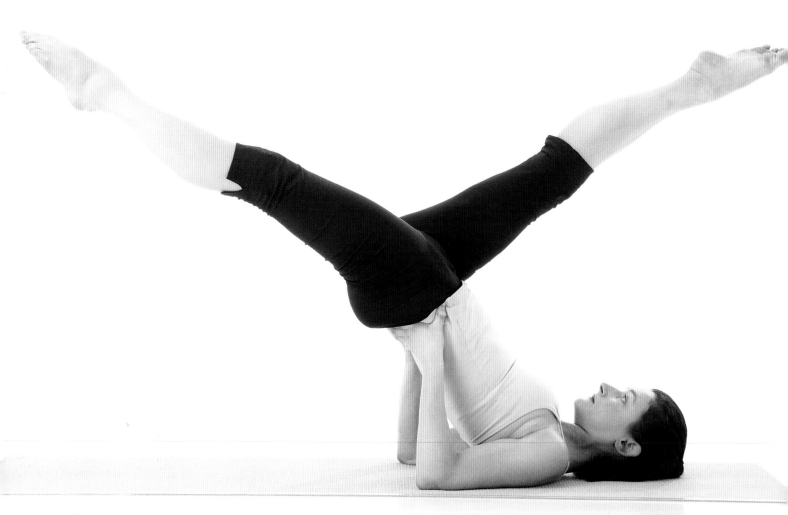

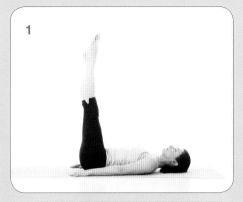

posición de inicio

Colóquese correctamente alineado en la posición de relajación. Junte la parte interior de los muslos y flexione ambas piernas hacia su cuerpo. Estire las piernas directamente sobre la pelvis y estire ligeramente las puntas de los pies.

Inspire, prepare su cuerpo para el movimiento y, mientras espira, empiece a dirigir las piernas hacia su cuerpo; curve la pelvis y levante la columna de la colchoneta vértebra a vértebra.

Inspire, coloque sus manos en la parte posterior de la pelvis para darle apoyo y empuje la pelvis y las piernas directamente hacia el techo. Presione hacia abajo con la parte superior de los brazos y mantenga el tórax amplio y abierto.

Mantenga un nivel adecuado de conexión con su centro durante todo el ejercicio. **Concéntrese en mantener la pelvis inmóvil y un centro fuerte durante el ejercicio. Mantenga las piernas hacia arriba y lejos de la columna al realizar las tijeras.**

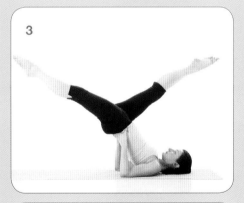

rutina

● Espire mientras separa las piernas: una en sentido descendente, hacia la colchoneta; la otra, en sentido ascendente, hacia la cabeza.

● Mientras continúa con la espiración, realice las tijeras con las piernas dirigiendo la de delante hacia el cuerpo y la otra en sentido contrario. Sus piernas deben de pasar una tras otra por encima de la pelvis.

● Inspire y continúe haciendo las tijeras con las piernas hacia delante y hacia atrás. Repita tres veces.

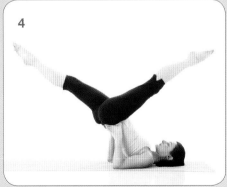

Para finalizar, puede juntar las piernas y seguir con bicicleta (página 142) o bajar las piernas pasando por encima de la cabeza, lentamente, y devolver su columna a la colchoneta, vértebra a vértebra. Flexione ambas rodillas, junte los muslos y baje las piernas hacia la colchoneta.

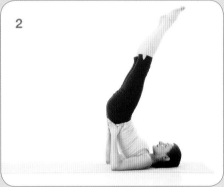

PUNTOS DE CONTROL

★ Concéntrese en la oposición de piernas y columna. Evite que el peso de su cuerpo descanse sólo en las manos o el cuello. Las manos deben proporcionar apoyo a la pelvis, pero la conexión de abdominales, interior de los muslos y glúteos le ayudará a mantener la estabilidad en la posición.

★ A medida que separa las piernas una lejos de la otra, concéntrese en el estiramiento de la parte posterior de la pierna que está por encima de la cabeza y en la cadera y la parte frontal de la pierna que se dirigen hacia delante.

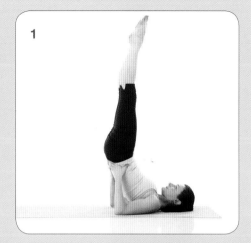

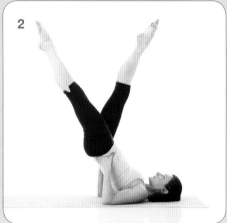

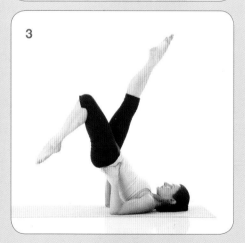

bicicleta

Fomenta la estabilidad pélvica y espinal mientras ejercita las caderas y las rodillas con un enorme grado de conciencia, control y equilibrio.

posición de inicio

Permanezca en la posición de tijeras (página 140) y junte las piernas, dirigiéndolas por encima de la pelvis.

O BIEN:

Colóquese correctamente alineado en la posición de relajación. Junte los muslos y flexione las rodillas hacia el cuerpo. Estire las piernas por encima de la pelvis y ligeramente las puntas de sus pies.

Inspire, prepare su cuerpo para el movimiento y, mientras espira, empiece a dirigir las piernas hacia sí, con la pelvis curvada; coloque la columna sobre la colchoneta, vértebra a vértebra. Inspire, coloque las manos en la parte posterior de la pelvis para conferirle apoyo, y lleve la pelvis y las piernas hacia el techo. La parte superior de los brazos debe presionar hacia la colchoneta y el tórax debe permanecer extendido. Mantenga un nivel adecuado de conexión con el centro durante todo el ejercicio.

Este ejercicio fomenta la coordinación; el buen cálculo del tiempo de ejecución es fundamental. Intente estirar una pierna al mismo tiempo que flexiona la otra.

PUNTOS DE CONTROL

★ Concéntrese en la oposición entre piernas y columna. Evite que el peso de su cuerpo repose en las manos o el cuello. Sus manos deben conferir soporte a la pelvis, pero la conexión de abdominales, interior de los muslos y glúteos le ayudará a mantener la estabilidad de la posición.

★ Dirija la pierna estirada hacia el techo: esto requiere un elevado grado de equilibrio y control. Intente que la pierna no caiga hacia su cara.

★ Asegure una correcta alineación de piernas, especialmente cuando las flexiona. Tanto los tobillos como las rodillas deben permanecer alineados con la cadera.

rutina

● Espire, use los músculos internos y dirija la pierna derecha hacia el techo mientras que lleva la pierna izquierda delante, hacia la colchoneta.

● Flexione la rodilla izquierda, llevando el talón hacia el glúteo.

● En esa posición, lleve la pierna izquierda hacia atrás hasta que la rodilla se sitúe por encima de su cadera. Al mismo tiempo, mantenga la pierna derecha estirada y diríjala hacia delante.

● Inspire mientras flexiona la pierna y, al mismo tiempo, estira la pierna derecha hacia arriba.

● Lleve la pierna derecha flexionada hacia el cuerpo y la izquierda estirada hacia delante.

● Espire conforme estira la pierna por encima su pelvis y flexione la rodilla izquierda, con el talón hacia el glúteo.

Repita tres veces y luego invierta la dirección de la bicicleta.

Para finalizar, junte las piernas, bájelas por encima de la cabeza y luego, suavemente y de modo secuencial, devuelva la columna hacia la colchoneta; lleve las piernas por encima de la pelvis. Flexione ambas rodillas, junte los muslos y devuelva las piernas a la colchoneta.

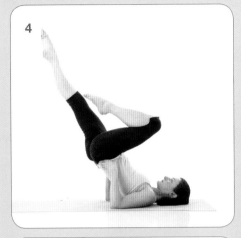

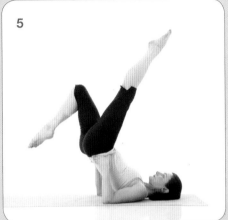

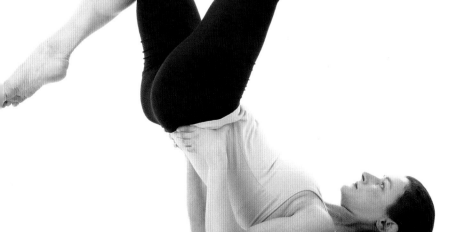

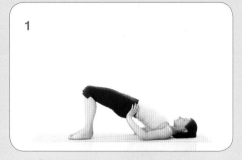

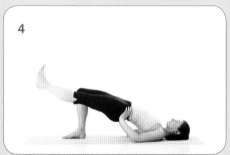

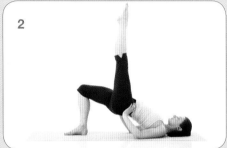

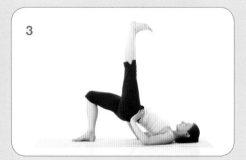

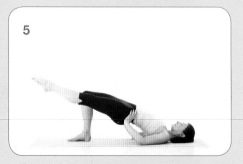

puente con hombros

Desarrolla la movilidad de la columna, la estabilidad y la fuerza de la pelvis.

posición de inicio

Colóquese correctamente alineado en la posición de relajación. Con un movimiento controlado y dinámico, levante la pelvis y la columna de la colchoneta de manera que pueda colocar las manos debajo de la pelvis como apoyo.
Tenga cuidado de no colocar peso en la cabeza o el cuello.
Mantenga un nivel adecuado de conexión con su centro durante todo el ejercicio.

rutina

● Inspire, flexione una pierna hacia el cuerpo y luego estírela, dirigiéndola directamente por encima de su cadera. Estire suavemente la punta del pie.
● Espire mientras flexiona el pie y estire a través de la parte posterior de la pierna, para bajar la pierna a la colchoneta. Asegúrese de que la pelvis y la columna permanecen inmóviles y estables; baje la pierna todo lo que sea capaz.
● Inspire, estire el pie en punta y levante la pierna por encima de su cadera.
● Repita tres veces; luego flexione de nuevo la rodilla y devuélvala a la colchoneta. Repita tres veces con la pierna contraria.
Para finalizar, una vez que los pies hayan vuelto abajo, devuelva la columna hacia la colchoneta, vértebra a vértebra.

PUNTOS DE CONTROL

★ Mantenga la pelvis estable y fija durante todo el ejercicio. Mueva las piernas con independencia de su pelvis y su columna.

★ Manténgase firme sobre la pierna de apoyo para ayudarle a mantenerse fijo al suelo y estable.

★ Tanto la pierna de apoyo como la que trabaja deben permanecer correctamente alineadas, es decir, en cadera, rodilla y tobillo.

navaja

Ejercita la columna a la vez que fortalece
los abdominales, las caderas y las piernas.

posición de inicio

Colóquese correctamente alineado en la posición de relajación. Junte el interior de
los muslos y flexione las rodillas hacia el cuerpo. Estire las piernas directamente por
encima de la pelvis, rótelas hacia fuera en la posición de pilates y luego bájelas hasta
donde sea capaz de mantener la pelvis y la columna en posición neutra.
Mantenga un nivel adecuado de conexión con el centro durante todo el ejercicio.

rutina

- Inspire y, sin perder el control, empiece a llevar las piernas hacia el cuerpo.
- Espire, levante de la colchoneta la pelvis y luego la columna vértebra a vértebra.
Una vez que sus piernas están por encima de la cabeza, diríjalas hacia arriba y hacia
delante por encima de la pelvis.
- Inspire y empiece a colocar la columna en la colchoneta, vértebra a vértebra.
Intente mantener las piernas hacia arriba el mayor tiempo posible e intente evitar
que las piernas caigan hacia su cara.
- Espire, ruede la parte inferior de su espalda hacia la colchoneta y, una vez que
su pelvis esté abajo, dirija las piernas hacia delante y bájelas a la posición de inicio,
colocando la pelvis y la columna en posición neutra.
Repita hasta cinco veces.
Para finalizar, flexione ambas rodillas y, con los muslos juntos, devuelva las piernas
a la colchoneta.

PUNTOS DE CONTROL

★ Concéntrese en abrir la parte frontal de las articulaciones de la cadera
mediante la parte interior de los muslos y los glúteos.

★ Concéntrese en la elevación y el estiramiento de las piernas y la pelvis con
el fin de evitar cualquier compresión.

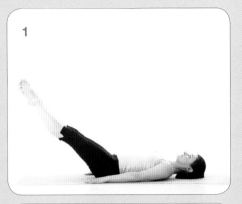

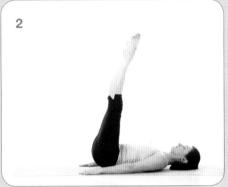

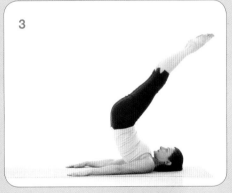

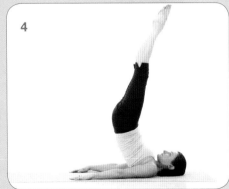

patadas laterales, en *passé*

Ayuda a ejercitar y fortalecer las caderas mientras se fomenta la estabilidad espinal.

posición de inicio

Túmbese sobre el lado izquierdo, en línea recta, colocando correctamente sus hombros, caderas y tobillos. Lleve ambas piernas hacia delante, con un movimiento que debe originarse en la articulación de la cadera, de manera que estén en un ángulo ligeramente por delante del cuerpo. La pelvis y la columna deben permanecer en posición neutra.

Sostenga la cabeza hacia arriba sobre el brazo izquierdo; el codo deberá estar alineado con el hombro. Coloque la mano derecha detrás de la cabeza con el codo en dirección al techo. Mantenga su pelvis fija, rote la pierna izquierda hacia fuera desde la cadera y estire ligeramente la punta del pie. Estire las piernas y junte activamente la parte interior de los muslos.

Mantenga un nivel de conexión adecuado con su centro durante todo el ejercicio.

rutina

● Inspire y mantenga la pelvis inmóvil, estire y levante la pierna izquierda directamente hacia arriba. A continuación, manteniendo la rotación hacia fuera de la pierna, flexione la rodilla y lleve el pie por la parte interior hasta la rodilla de abajo.

● Espire a medida que desliza el pie a lo largo de la pierna de abajo, estire la pierna derecha y vuelva a juntar los muslos como en la posición de inicio.

● Repita hasta tres veces y luego invierta el movimiento. Inspire y flexione la rodilla izquierda; lleve el pie hacia arriba por el interior de su pierna de apoyo. Luego, con la cadera izquierda inmóvil y manteniendo la rotación hacia fuera, estire la pierna y dirija su pie hacia el techo.

● Espire y lentamente baje la pierna de nuevo para juntar el interior de los muslos.

Repita hasta cinco veces y luego continúe con las series de patadas laterales en el mismo lado o con el otro.

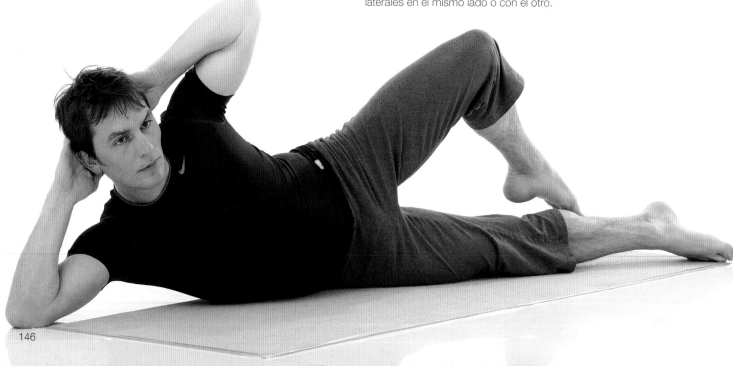

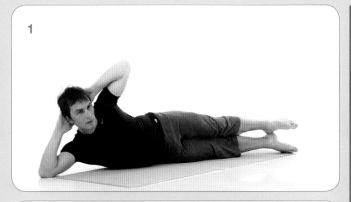

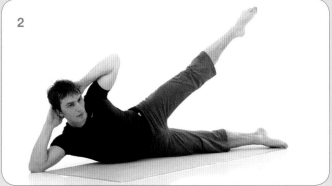

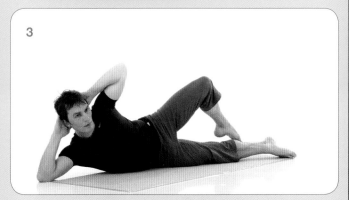

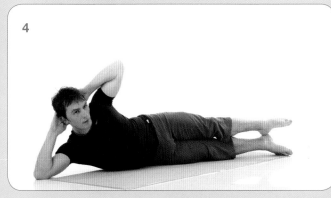

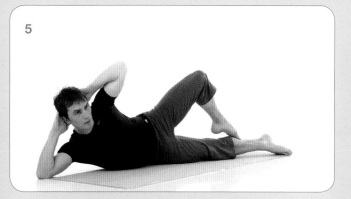

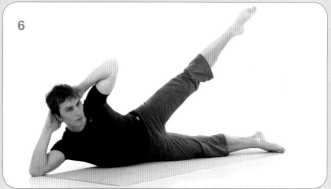

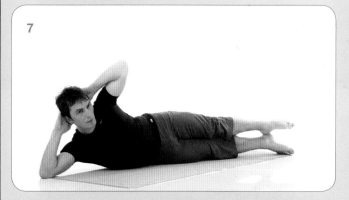

PUNTOS DE CONTROL

★ Asegúrese de que la pelvis permanece estable durante todo el ejercicio; mueva sus piernas de forma independiente del resto del cuerpo.

★ Mantenga la rotación de la pierna hacia fuera desde la cadera y no desde la rodilla.

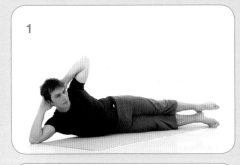

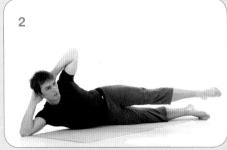

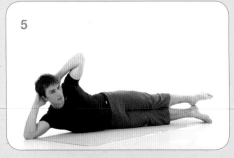

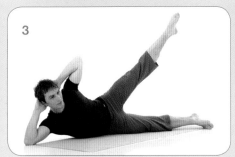

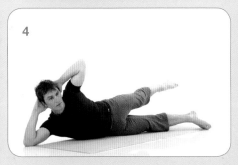

patadas laterales, en grandes círculos

Ayuda a ejercitar y fortalecer las caderas mientras fomenta la estabilidad espinal.

posición de inicio

Túmbese sobre el lado derecho y colóquese en la misma posición de *passé* (página 146). Mantenga un nivel de conexión adecuado con su centro durante todo el ejercicio.

rutina

● Inspire y, con la pelvis inmóvil, lance la pierna izquierda hacia delante; el movimiento ha de originarse en la articulación de la cadera. A medida que llega al final del lanzamiento, empiece a levantar la pierna hacia arriba y en círculo, por encima de la articulación de la cadera.

● Espire, continúe girando la pierna por detrás del cuerpo y a continuación lleve la pierna hacia abajo; vuelva a la posición de inicio.
Repita hasta cinco veces e invierta la dirección.

● Inspire y, con la pelvis inmóvil, dirija la pierna izquierda detrás del cuerpo.
Luego levántela y diríjala por encima de la articulación de la cadera.

● Espire mientras gira la pierna hacia delante y abajo para regresar a la posición de inicio.
Repita hasta cinco veces. Continúe con las series de patadas laterales hacia el mismo lado o hacia el otro.

PUNTOS DE CONTROL

★ Aunque se producirá un leve movimiento de reacción en la pelvis, cualquier movimiento espinal debe de ser mínimo.

★ Mantenga la rotación de la pierna hacia fuera durante todo el ejercicio y asegúrese de que se origina en la cadera, y no en la rodilla.

patadas laterales, elevar el interior del muslo

Ejercita y fortalece las caderas, con un enfoque concreto en los músculos de la parte interior de los muslos; al tiempo, fomenta la estabilidad espinal.

posición de inicio

Túmbese sobre el lado derecho y colóquese del mismo modo que para los grandes círculos (página 148).

Flexione la pierna izquierda por encima de su pierna derecha y coloque, plano, su pie sobre la colchoneta. El talón izquierdo estará en contacto con el centro del muslo derecho. Mantenga el peso en el pie, y la rodilla abierta hacia el techo.

La mano izquierda debe envolver por debajo la parte interior de la pierna hacia el tobillo.

Rote ligeramente la pierna derecha hacia fuera, desde la cadera.

Mantenga un nivel adecuado de conexión con su centro durante todo el ejercicio.

rutina

- Inspire mientras estira y levanta la pierna de abajo directamente hacia arriba.
- Espire y baje la pierna de nuevo hacia abajo, sin perder el control.

Repita hasta diez veces y luego en el lado contrario o empiece las series de patadas laterales en el otro lado.

Si realiza el programa avanzado habrá completado las series de patadas laterales en un lado. Ejecute ahora los toques en prono (página 122) antes de girar al otro lado para repetir las series enteras de patadas laterales de nuevo. Termine con el ejercicio de toques en prono para asegurarse de que está equilibrado y preparado para continuar.

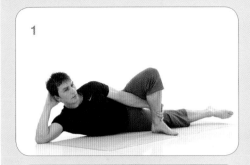

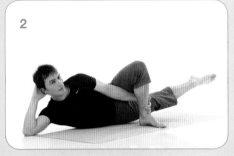

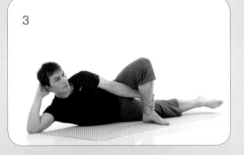

PUNTOS DE CONTROL

★ Evite descansar en la posición de inicio; perciba el estiramiento y la energía en el cuerpo, durante todo el ejercicio.

★ Mantenga abierto el tórax; concéntrese directamente al frente.

★ Mantenga la rotación de la pierna de abajo hacia fuera a lo largo de todo el ejercicio y asegúrese de que se origina en la cadera, no en la rodilla.

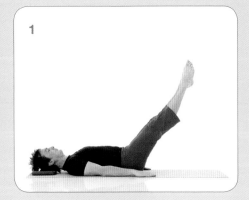

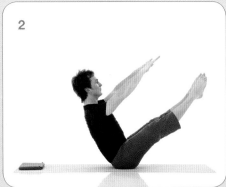

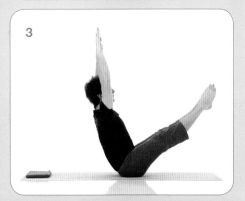

rompecabezas

Promueve la ejercitación secuencial de la columna y resulta ideal para el fortalecimiento del abdomen, ya que requiere de un gran equilibrio y control.

rompecabezas I

posición de inicio

Colóquese correctamente alineado en la posición de relajación. Junte el interior de los muslos y flexione ambas piernas hacia su cuerpo; con los talones juntos y los pies en punta, separe suavemente las rodillas.

Inspire, prepare el cuerpo para el movimiento y, mientras espira, estire sus piernas hacia delante en diagonal hasta el punto en el que pueda mantener la pelvis y la columna en posición neutra. No permita que la parte inferior de la espalda se arquee. Junte el interior de los muslos en la posición de pilates.

Mantenga un nivel de conexión adecuado con su centro durante todo el ejercicio.

rutina

● Inspire mientras estira la nuca, levanta la cabeza hacia delante y, de modo secuencial, levanta la columna de la colchoneta. Mantenga la posición de las piernas hasta que la columna esté en una posición de V con las piernas. La parte inferior de la espalda permanece ligeramente redondeada, pero la parte superior está estirada y elevada. Levante los brazos hacia arriba a los lados de la cabeza; concéntrese al frente y expanda el tórax.

● Espire a medida que rueda la pelvis hacia la colchoneta. Baje los brazos y devuélvalos a los lados del cuerpo; su cabeza volverá a la colchoneta. Mantenga la posición de las piernas y continúe dirigiéndolas lejos, en diagonal.

Repita hasta cinco veces.

Para finalizar, flexione ambas rodillas y mantenga el interior de los muslos juntos; baje las piernas de nuevo hacia la colchoneta.

PUNTOS DE CONTROL

★ Asegúrese de bajar la columna vértebra a vértebra.

★ Mantenga el estiramiento y la colocación de sus piernas a lo largo de todo el ejercicio.

rompecabezas II

posición de inicio

Colóquese en la posición de rompecabezas I (página 150).
Mantenga un nivel adecuado de conexión con su centro durante todo el ejercicio.

rutina

● Inspire mientras estira la nuca, levanta la cabeza hacia delante y, de modo secuencial, levanta la columna de la colchoneta. Mantenga la posición de las piernas hasta que la columna esté en una posición de V con las piernas. La parte inferior de la espalda permanece ligeramente redondeada pero la parte superior está estirada y elevada. Levante los brazos hacia arriba a los lados de la cabeza; concéntrese al frente y expanda el tórax.

● Espire y baje las piernas de nuevo a la colchoneta. El movimiento debe de ser pequeño y controlado; la pelvis y la columna permanecen estables.

● Inspire y dirija las piernas hacia su cuerpo, volviendo a la posición de V.

● Repita tres veces la subida y la bajada. Concéntrese en estirar los brazos y la columna hacia arriba y lejos de las piernas.

● Espire a medida que rueda la pelvis hacia la colchoneta. Baje los brazos y devuélvalos a los lados del cuerpo; su cabeza volverá a la colchoneta. Mantenga la posición de las piernas y continúe dirigiéndolas lejos, en diagonal.
Repita hasta cinco veces.

Para finalizar, flexione las rodillas y mantenga el interior de los muslos juntos; baje las piernas de nuevo hacia la colchoneta.

PUNTOS DE CONTROL

★ Baje las piernas hacia la colchoneta lo más lejos que le sea posible mientras mantiene fuerte la conexión con su centro, y la pelvis y la columna, estables y quietas.

★ Conforme baja las piernas, lleve los brazos y la parte superior de la columna continuamente hacia arriba; perciba la sensación de elevación y oposición.

★ Baje los brazos lentamente y con control mientras espira, y levántelos con fuerza de nuevo mientras inspira.

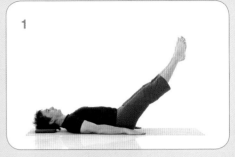

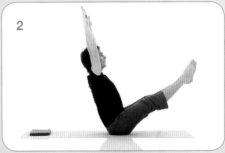

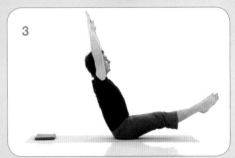

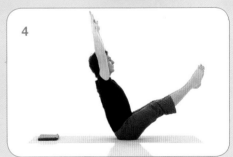

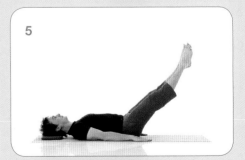

rompecabezas III

posición de inicio

Túmbese sobre la espalda con ambas piernas estiradas y la parte interior de los muslos conectados en la posición de pilates. Estire ligeramente la punta de los pies. La pelvis y la columna están en posición neutra. Levante los brazos por encima de la cabeza con las palmas de las manos mirando hacia arriba y el tórax amplio.

Mantenga un nivel adecuado de conexión con su centro durante todo el ejercicio. Éste es el último ejercicio de la serie de rompecabezas; precisa de un rodamiento espinal y de un levantamiento de piernas simultáneo, sin impulso.

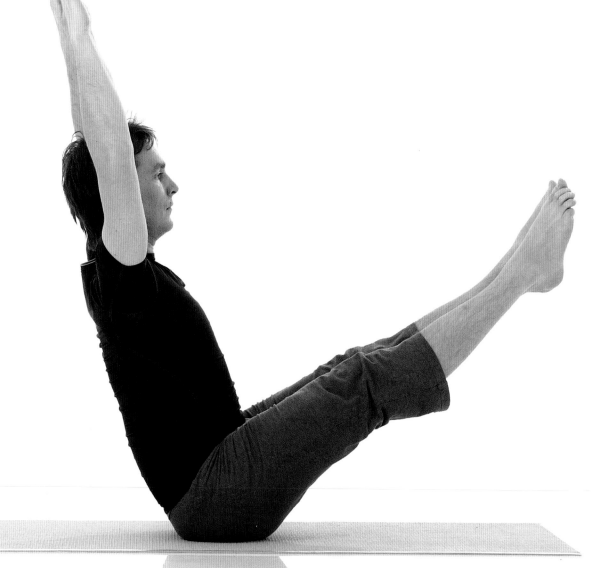

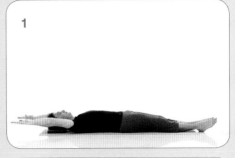

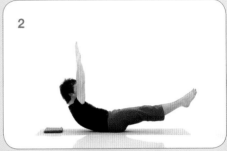

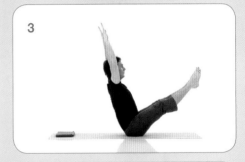

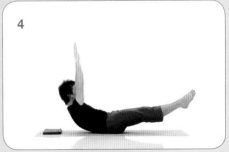

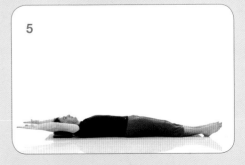

rutina

- Inspire mientras levanta los brazos, la cabeza y la columna, de modo secuencial, de la colchoneta. Al mismo tiempo, estire y levante ambas piernas de la colchoneta para situarse en la posición de V. Los brazos deben permanecer estirados por encima de la cabeza. Concéntrese al frente y mantenga el tórax abierto.

- Espire, curve la pelvis hacia abajo y devuelva la columna hacia la colchoneta en un movimiento de rodamiento secuencial, vértebra a vértebra. Al mismo tiempo, baje sus brazos hacia la colchoneta, controlando y coordinando el movimiento con su columna. Una vez más, los brazos deben permanecer estirados por encima de la cabeza. Repita hasta cinco veces.

Para finalizar, flexione las rodillas y, con los muslos juntos, baje de nuevo las piernas hacia la colchoneta.

PUNTOS DE CONTROL

★ Asegúrese de que realiza un rodamiento suave y secuencial con la columna. Al levantar las piernas es muy fácil olvidar este rodamiento y forzar la columna.

★ Coordine el tiempo en el que las piernas y la columna suben y bajan.

★ Asegúrese de rodar suavemente a través de cada segmento de la columna, tanto si lo hace hacia arriba como si lo efectúa hacia abajo.

★ Ruede directamente a través de su eje central y evite cualquier desviación lateral.

★ Estire totalmente sus piernas, pero evite bloquear las rodillas.

★ Mantenga la relación entre los hombros y la parte posterior de su caja torácica. No los fuerce para bajar, pero tampoco les permita subir en exceso.

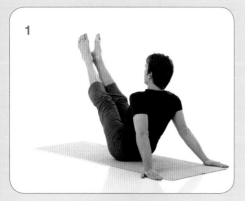

1

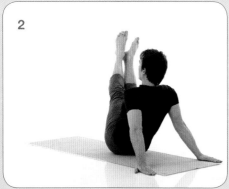

2

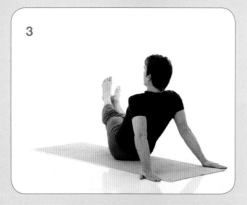

3

círculos con la cadera

Desarrolla fuerza y resistencia en la zona abdominal y de la cadera mientras ejercita la parte inferior de la espalda.

posición de inicio

Siéntese erguido con las piernas flexionadas al frente y los pies en la colchoneta. Estire los brazos y, con un movimiento circular, colóquelos detrás del cuerpo, con las palmas de las manos sobre la colchoneta y los dedos en dirección opuesta a su espalda. La pelvis debe estar curvada para que usted pueda equilibrarse en la parte posterior de la pelvis (no en los isquiones). La parte superior de la columna debe estar estirada y elevada; céntrese al frente y mantenga el tórax extendido.

Inspire, prepare el cuerpo para el movimiento y, mientras espira, con un centro estable y fuerte, estire las piernas y levante los pies de la colchoneta para colocarse en una posición de V que formarán las piernas y la columna. Junte los muslos en la posición de pilates y estire ligeramente las puntas de los pies.

Mantenga un nivel adecuado de conexión con su centro durante todo el ejercicio.

rutina

● Inspire y dirija las piernas a la derecha, permitiendo que la pelvis ruede. El lado izquierdo de la pelvis rodará ligeramente hacia fuera de la colchoneta pero su caja torácica, pecho y cabeza deben mantenerse bien colocados al frente.

● Espire, baje las piernas y muévalas en dirección circular para llegar el eje central del cuerpo. Su pelvis debe estar curvada hacia dentro; utilice los abdominales interiores para evitar que el peso de las piernas tire de la cadera y arquee la parte inferior de la espalda.

● Continúe con la espiración y mueva las piernas y la pelvis en círculo hacia la izquierda; devuélvalas de nuevo hacia arriba a la posición de inicio en el eje central.

● Invierta el sentido.

Repita hasta cinco veces, invirtiendo cada vez el sentido del círculo.

Para finalizar, flexione las rodillas y, con los muslos juntos, baje de nuevo las piernas a la colchoneta.

PUNTOS DE CONTROL

★ Mantenga una buena conexión con los músculos de su centro; es fundamental que sus abdominales eviten que su columna se arquee.

★ Mantenga el tórax abierto y la parte superior de la columna levantada a lo largo de todo el ejercicio. No olvide la conexión de la caja torácica con la pelvis y evite forzar la caja torácica.

★ Aunque la pelvis rodará de un lado a otro, mantenga la cintura estirada a los lados y evite que la pelvis se junte con la caja torácica.

★ Mantenga los muslos juntos y estire las piernas durante todo el ejercicio, pero sin bloquear las rodillas.

★ Ejecute el ejercicio con control y dinamismo. Utilice un patrón de respiración para ayudar a que el movimiento sea fluido.

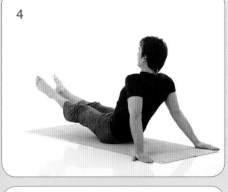

4

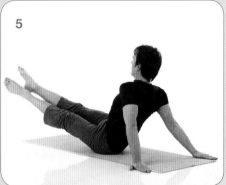

5

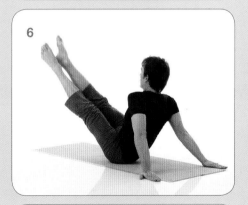

6

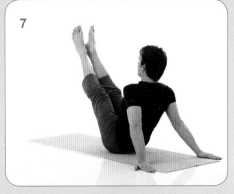

7

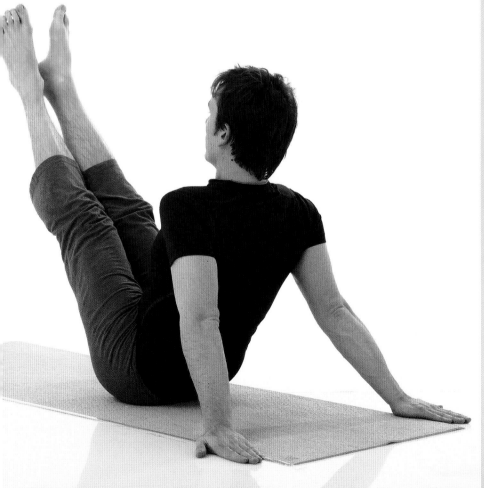

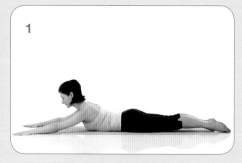

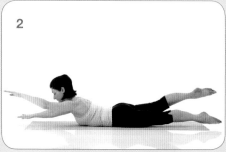

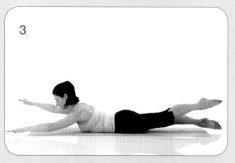

nadar

Fomenta la estabilidad espinal al mover los brazos y las piernas de forma independiente al torso; desarrolla fuerza y resistencia en la parte superior de la espalda y los músculos de los hombros.

posición de inicio

Colóquese boca abajo, alinee correctamente la pelvis y la columna en posición neutra y descanse la frente sobre la colchoneta. Las piernas deben estar estiradas y los muslos juntos, en paralelo. Estire los brazos sobre la cabeza, sepárelos un poco más que el ancho de los hombros y repóselos sobre la colchoneta. Sus palmas deben mirar hacia abajo. Levante ligeramente la cabeza y el tórax de la colchoneta para extender la parte superior de la columna, y mire hacia delante sin forzar la nuca.

Inspire, prepare su cuerpo para el movimiento y, mientras espira, mantenga el torso estable y estire y levante un brazo de la colchoneta; al mismo tiempo, levante ligeramente la pierna contraria.

Mantenga un nivel adecuado de conexión con su centro durante todo el ejercicio.

Su objetivo consiste en mantener la columna estirada y el centro estable mientras mueve los brazos y las piernas en libertad y de manera dinámica. Aunque el ritmo del ejercicio es bastante rápido, no debe ser frenético.

rutina

● Inspire mientras cuenta hasta cinco a medida que baja y sube los brazos y piernas contrarios, en un movimiento parecido al del nadador. Vincule su movimiento a un patrón de respiración, y alterne brazos y piernas cinco veces.

● Espire mientras cuenta hasta cinco y, de nuevo, alterne brazos y piernas en un movimiento de natación.

Repita cinco veces.

Para finalizar, suelte la cabeza y la columna y baje los brazos y las piernas de nuevo a la colchoneta. Presione sobre manos y rodillas y luego vuelva a la posición de reposo (página 28) para permitir que su columna se suelte.

PUNTOS DE CONTROL

★ Asegúrese de no forzar ni presionar la parte inferior de la columna. Mantenga conectados los abdominales, pero permita que se estiren en libertad.

★ Mantenga las piernas estiradas cuando ejecute el movimiento natatorio y concéntrese en la abertura de las caderas. Sentirá que la parte posterior de las piernas y los glúteos trabajan para elevar las piernas. La pelvis debe permanecer inmóvil.

patadas laterales, de rodillas

Ejercita y fortalece las caderas mientras fomenta la estabilidad espinal y el equilibrio.

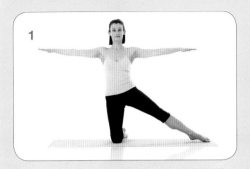

posición de inicio

Arrodíllese erguido. Estire lateralmente los brazos a la altura de los hombros, con las palmas de las manos hacia abajo. Estire la pierna izquierda hacia un lado, alineada con la pelvis, y el pie en punta. Inspire, prepare su cuerpo para el movimiento y, mientras espira, estire la cintura e inclínese hacia la derecha; levante la pierna izquierda y coloque la mano derecha sobre la colchoneta. Estire el brazo derecho y alinéelo con el hombro, que servirá de apoyo; la pierna izquierda estará estirada, alineada con la pelvis y paralela a la colchoneta. Flexione el brazo izquierdo y coloque la mano detrás de la cabeza. Mantenga un nivel adecuado de conexión con su centro durante todo el ejercicio.

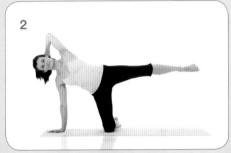

rutina

- Inspire y, con un centro estable y fuerte, balancee la pierna izquierda hacia delante, asegurándose de que mantiene el torso estirado e inmóvil.
- Espire, balancee de nuevo la pierna izquierda hacia atrás, ligeramente detrás de la pelvis, pero no demasiado lejos, ya que arquearía la espalda o llevaría el torso hacia delante.

Repita cinco veces con la pierna izquierda y luego, con la otra.

Para finalizar, devuelva la pierna a la colchoneta y levante el torso de nuevo a la posición vertical de inicio; los brazos vuelven estirados a la altura de los hombros.

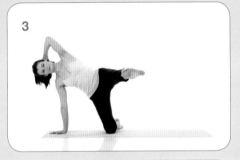

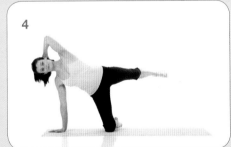

PUNTOS DE CONTROL

★ Mantenga inmóvil la pierna de apoyo, y la parte frontal de la cadera, abierta.

★ La calidad del movimiento debe ser enérgica pero controlada.

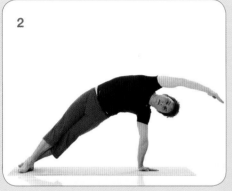

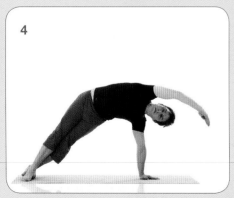

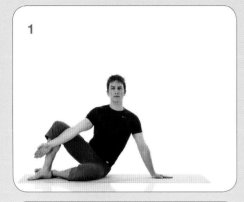

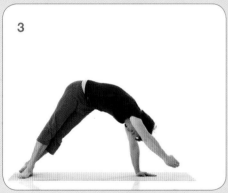

giro lateral

Ejercita la columna y desarrolla fuerza y estabilidad en los hombros mientras crea abertura en el tórax y la parte frontal de los hombros.

posición de inicio

Siéntese sobre la cadera izquierda con la pierna izquierda flexionada debajo de usted. El pie alineado con la pelvis.

Con el brazo izquierdo a modo de apoyo, coloque la palma izquierda en la colchoneta, directamente a un lado. Cruce el pie derecho por encima del tobillo izquierdo, de manera que la planta del pie se sitúe plana sobre la colchoneta, lista para aguantar el peso. Gire la pierna derecha hacia fuera desde la cadera, de modo que la rodilla derecha se levante hacia el techo. La pelvis está recta y lo más erguida posible. Mantenga un nivel adecuado de conexión con su centro durante todo el ejercicio.

rutina

● Inspire a medida que empieza a levantar la pelvis y desplaza en círculo el brazo derecho por encima de la cabeza, al mismo tiempo que estira las piernas y junta la parte interior de los muslos. Diríjase hacia la izquierda con un ligero arco, estirando columna y piernas.

● Espire mientras devuelve la cabeza, el tórax y las costillas a la colchoneta; manténgase arriba. Deje el brazo derecho por encima de la cabeza mientras siente la curvatura interior de su columna. Permita que la pelvis rote ligeramente y se levante. Aumente la conexión con sus abdominales.

● Inspire mientras continúa estirando la columna; gírela de nuevo para volver correctamente al centro. Levante el brazo derecho por encima del hombro, estirándolo hacia el techo.

● Aún con la inspiración, gire la cabeza y el tórax hacia el techo y permita que su brazo derecho se abra ligeramente a la derecha. Mantenga las piernas bien juntas y no deje que la pelvis o la parte inferior de la espalda se muevan.

● Espire mientras devuelve la cabeza, el tórax y el brazo al centro antes de flexionar las rodillas; mueva el brazo derecho en círculo hacia abajo y vuelva a la posición de inicio en la colchoneta.

Repita hasta cinco veces por cada lado.

PUNTOS DE CONTROL

★ Durante el estiramiento lateral inicial, intente mantener el tórax y las piernas al frente.

★ La columna debe girar hacia la colchoneta en espiral; es decir, empezar con los brazos, seguidos de la cabeza, el tórax y la caja torácica y, finalmente, la zona abdominal; todos deben estar conectados y levantados.

★ Mantenga la elevación lejos del brazo de apoyo todo el tiempo y no permita que los codos se bloqueen.

★ El brazo que está arriba debe moverse continuadamente en respuesta a la posición de la parte superior de la columna. Es ésta la que inicia el movimiento y no el brazo que se balancea.

★ Mantenga juntos el interior de los muslos mientras estira las piernas. Evite bloquear las rodillas.

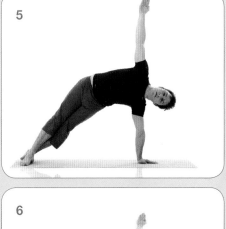

5

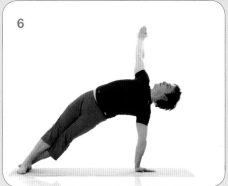

6

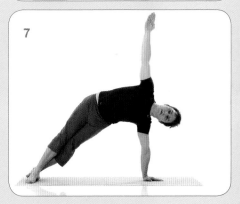

7

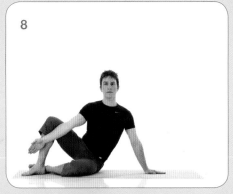

8

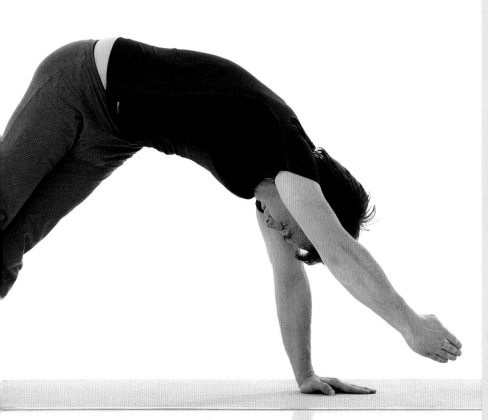

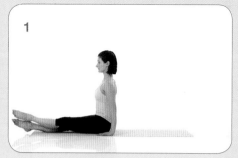

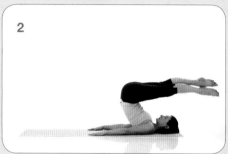

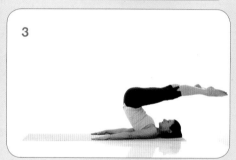

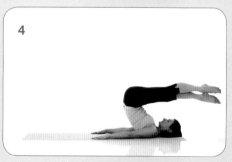

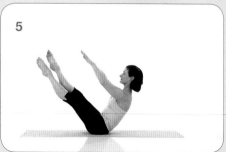

bumerán

Ejercita la fuerza y la movilidad de la columna, de las piernas y de los hombros, e incorpora el equilibrio, el control y la precisión.

posición de inicio

Siéntese erguido con las piernas estiradas al frente. La pelvis y la columna están en posición neutra. Gire ligeramente las piernas hacia fuera y cruce una encima de la otra. Los brazos están estirados a los lados del cuerpo y las palmas deben colocarse en la colchoneta, cerca de la pelvis.

Mantenga un nivel adecuado de conexión con su centro durante todo el ejercicio. Disfrute de la fluidez continua de la secuencia. Controle el ejercicio con precisión dinámica, y utilice un patrón de respiración para ayudar a que el movimiento sea fluido.

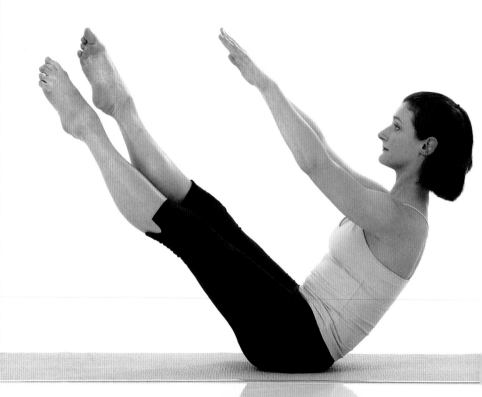

rutina

- Inspire, prepare el cuerpo para el movimiento y estire la columna.
- Espire mientras presiona con las manos sobre la colchoneta y deja rodar su columna hacia atrás, levantando las piernas casi de inmediato. Levante la columna de la colchoneta hasta las puntas de los omóplatos. Las piernas deberán extenderse por encima del torso y colocarse en paralelo a la colchoneta.
- Inspire, separe las piernas a la anchura de los hombros y vuelva a juntarlas, esta vez cruzando una pierna sobre otra.
- Espire. Mantenga la relación entre las piernas y la columna, ruede hacia delante para equilibrarse sobre la parte posterior de la pelvis con las piernas estiradas hacia delante en diagonal y los brazos también estirados a la altura de los hombros. Mantenga la pelvis curvada hacia dentro a la vez que busca el equilibrio en la parte posterior de la pelvis y no en los isquiones.
- Inspire a medida que gira los brazos en círculo hacia atrás. Junte las manos detrás del cuerpo y mantenga los brazos estirados, ejerciendo una presión hacia atrás. Abra la parte frontal de los hombros y levante el tórax.
- Espire y, sin perder el control, baje las piernas a la colchoneta; flexione la columna hacia delante, sobre las piernas. Mantenga las manos juntas y presione hacia arriba y lejos de su columna.
- Inspire, libere las manos y gire los brazos en círculo hacia arriba y, a continuación, hacia los pies.
- Espire. Levante la columna hasta la vertical desde su centro, colóquela vértebra a vértebra. Devuelva los brazos a los lados de la pelvis, con las palmas sobre la colchoneta.

Repita hasta seis veces.

PUNTOS DE CONTROL

★ Mantenga la columna estirada durante todo el ejercicio y sienta el apoyo constante de los abdominales.

★ Utilice los brazos para ejercer presión hacia abajo como ayuda al iniciar el rodamiento de la espalda cuando levante las piernas, pero no se impulse.

★ Concéntrese en la elevación y el estiramiento de piernas y pelvis lejos de la columna a fin de evitar cualquier compresión.

★ Separe y junte las piernas con fuerza para juntar el interior de los muslos.

★ En la posición de V, mantenga el tórax abierto y la parte superior de la columna levantada, pero evite que sobresalga la caja torácica.

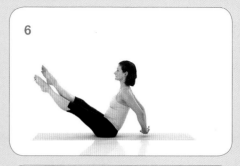

6

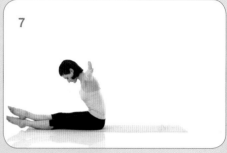

7

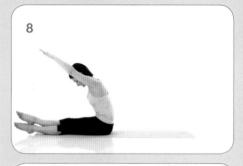

8

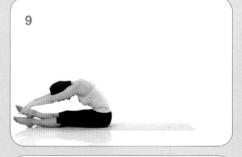

9

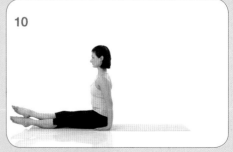

10

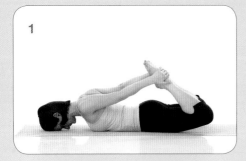

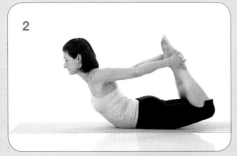

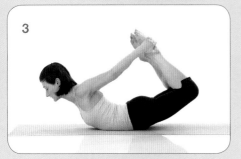

balancín

Desarrolla fuerza y resistencia en los músculos de la parte inferior de la columna, las caderas y las piernas, mientras estira y abre la parte frontal del cuerpo.

posición de inicio

Túmbese boca abajo y descanse la frente en la colchoneta. Flexione las rodillas y dirija los talones hacia los glúteos. Lleve los brazos por detrás y sujete sus tobillos. Las rodillas deben separarse el ancho de la cadera o un poco más.

Inspire a la vez que presiona los tobillos con las manos. Utilice activamente los glúteos y la parte posterior de las piernas. Empiece a levantar la cabeza, el tórax y, si es posible, la caja torácica de la colchoneta, para que la columna quede extendida y arqueada. Mantenga un nivel adecuado de conexión con su centro durante todo el ejercicio. El objetivo es conseguir una forma estirada y arqueada de las piernas y la columna, y mantener la posición a la vez que se balancea hacia delante y hacia atrás.

Este ejercicio requiere una columna fuerte y un gran control durante la respiración.

rutina

● Espire, mantenga la forma arqueada de la columna y de las piernas mientras se balancea hacia delante. Balancéese sobre la zona del tórax, dirigiendo sus pies al mismo tiempo hacia arriba y hacia atrás.

● Inspire mientras mantiene la posición arqueada establecida; con las manos, presione los tobillos para volver hacia arriba. Levante la cabeza y el tórax a la vez que se balancea sobre la parte frontal de los muslos.

Repita hasta cinco veces.

Para finalizar, suelte las piernas y devuelva la cabeza, la columna, las piernas y los brazos a la colchoneta. A continuación, presione hacia arriba con las manos y las rodillas y vuelva a la posición de reposo (página 28) para permitir que su columna se suelte.

Consejo: no fuerce el balanceo. Para empezar, simplemente colóquese en la posición de inicio y levante el cuerpo de la colchoneta mientras inspira y vuelve de nuevo a la posición de inicio.

PUNTOS DE CONTROL

★ Asegúrese de que la parte inferior de la columna no queda comprimida ni forzada. Mantenga los abdominales conectados, pero permita que se estiren completamente, sin exceso.

★ Concéntrese en la presión hacia arriba de sus piernas durante el balanceo hacia delante y en la presión de las piernas a lo lejos durante el balanceo hacia arriba.

control y equilibrio

Además de desarrollar control y equilibrio, este ejercicio estira la parte posterior de la columna y de las piernas, mientras fomenta la estabilidad y desarrolla la fuerza del centro.

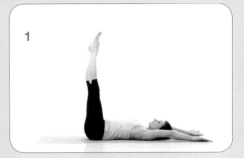

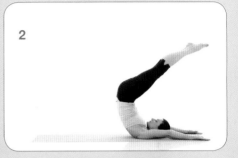

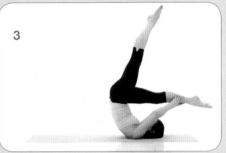

posición de inicio

Colóquese correctamente alineado en la posición de relajación. Junte la parte interior de los muslos y flexione las rodillas hacia el tórax. Estire ambas piernas directamente por encima de la pelvis, con las puntas de los pies ligeramente estiradas.

Levante los brazos por encima de la cabeza y estírelos sobre la colchoneta con las palmas hacia el techo.

Inspire, prepare su cuerpo para el movimiento y, mientras espira, sin perder el control, dirija las piernas hacia el cuerpo y curve la pelvis hacia dentro; a continuación, levante la columna de la colchoneta vértebra a vértebra. Con equilibrio y control, dirija las piernas hacia arriba, hasta la posición de navaja.

Mantenga un nivel adecuado de conexión con el centro durante todo el ejercicio.

rutina

● Inspire mientras baja la pierna derecha por encima de la cabeza, manténgala recta; antes de que llegue a la colchoneta, tome su tobillo y estire. Al mismo tiempo, lleve directamente hacia arriba la pierna izquierda, en un estiramiento vertical.

● Espire y, sin perder el control ni el equilibrio en esa posición, intercambie las piernas, lleve la derecha hacia el techo y baje la izquierda estirándola detrás de la cabeza. Repita seis veces estos cambios.

Para finalizar, junte las piernas, diríjalas hacia arriba y, de modo secuencial, baje la columna. Luego baje las piernas y vuelva a la posición de relajación.

PUNTOS DE CONTROL

★ Desde su centro, concéntrese en la elevación y el estiramiento de las piernas y la pelvis lejos de la columna a fin de evitar cualquier compresión.

★ Evite el balanceo excesivo. El peso debe estar repartido en la parte superior de la espalda.

★ Conforme alterne las piernas, realice el intercambio a medio camino del recorrido total de las piernas.

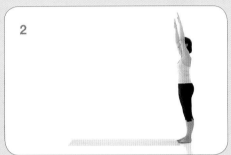

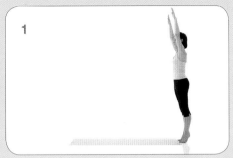

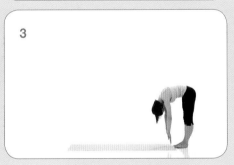

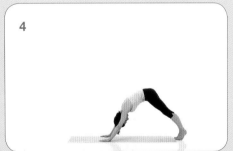

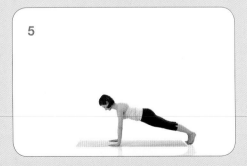

flexiones

Desarrolla fuerza y estabilidad en los hombros y los brazos y requiere de una gran fuerza en el centro.

posición de inicio

Colóquese de pie en el suelo (no sobre la colchoneta) y estire la columna en posición neutra.

Junte el interior de los muslos en la posición de pilates y levante los brazos directamente por encima de la cabeza, con las palmas de las manos hacia delante.

Mantenga juntos los muslos y los talones; eleve los talones del suelo.

Mantenga un nivel adecuado de conexión con su centro durante todo el ejercicio.

Utilice este ejercicio para consolidar todo lo que ha aprendido y conseguido durante el programa avanzado. Finalice en la posición de pie sintiéndose completamente conectado con el suelo, estirado y fortalecido.

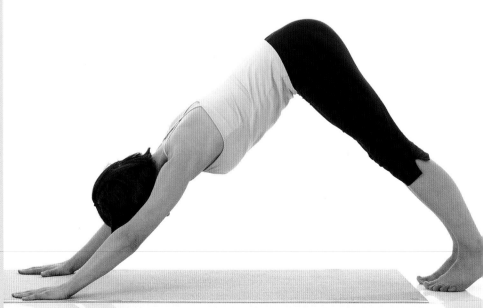

rutina

- Inspire, prepare el cuerpo para el movimiento y estire la columna.
- Espire mientras baja los talones a la colchoneta, mantenga el alargamiento y la oposición en los brazos y la columna.
- Inspire mientras baja los brazos y la cabeza para efectuar un rodamiento secuencial con la columna hacia delante y hacia abajo, hasta que las manos lleguen a la colchoneta.
- Espire y empiece a caminar con las manos hacia delante, al frente. Mantenga los talones sobre la colchoneta. Cuando los talones deban levantarse, estire la columna a la posición de mesa. Las muñecas deben colocarse justo bajo los hombros, y la columna y la pelvis permanecen estiradas y apoyadas, en posición neutra.
- Inspire; flexione los codos y manténgalos cercanos al cuerpo. Todo el cuerpo baja a la colchoneta; debe permanecer fuerte y estable en su centro.
- Espire y estire los codos, presionando el cuerpo hacia arriba.
- Repita esta flexión tres veces.
- Inspire; desde las caderas, flexione el torso hacia las piernas creando una posición de V invertida. Presione los talones hacia la colchoneta una vez más.
- Espire, curve la pelvis hacia dentro y, a continuación, ruédela hacia arriba a la posición vertical; vuelva a colocar su columna vértebra a vértebra. Una vez que haya regresado a la posición de pie, levántese hacia arriba sobre las plantas distales de los pies y eleve sus brazos por encima de la cabeza.

Repita tres veces.

PUNTOS DE CONTROL

- ★ Cuando se desplace hacia abajo, asegúrese de que rueda suavemente y de modo secuencial a través de cada segmento de su columna.

- ★ Desplácese directamente a través de su eje central y evite cualquier desviación hacia los lados.

- ★ Durante la presión hacia arriba es esencial mantener una buena conexión abdominal para evitar que la pelvis y la columna caigan hacia la colchoneta.

- ★ No bloquee los codos cuando estire los brazos.

- ★ Mantenga una conexión firme entre los omóplatos y la parte posterior de la caja torácica. Incluso cuando flexione los codos, concéntrese en la oposición del cuerpo frente a los brazos; mantenga el tórax abierto.

6
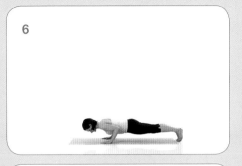

7
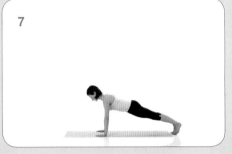

8
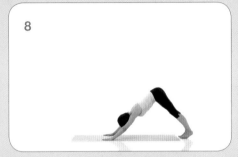

9
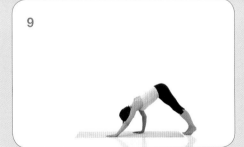

10
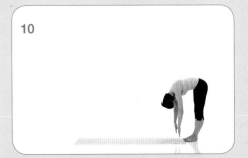

entrenamientos

Secuencia avanzada

Joseph Pilates creó The Matwork, una serie de más de cuarenta ejercicios que se llevaban a cabo sin utilizar aparatos.

Lo que sigue es nuestra interpretación de su obra clásica, a la que denominamos programa avanzado. Al tratarse del más difícil de todos los programas de ejercicios de pilates, le aconsejamos que no se inicie en él hasta que domine los principios fundamentales del programa para principiantes y el nivel intermedio.

Antes de emprender el programa avanzado, es una buena idea hacer un «calentamiento» consciente de todo el cuerpo con los ejercicios del programa para principiantes. Utilice esos ejercicios para crear patrones de movimiento y para permitir a su mente concentrarse en el cuerpo y en la respiración.

Aunque es muy posible que requiera tiempo dominar cada ejercicio de forma individual, recuerde que el objetivo final consiste en vincular todos los ejercicios para crear una secuencia fluida. Con respecto al orden en el que se presentan los ejercicios: es comprensible que sienta la necesidad de omitir ciertos ejercicios, pero intente practicarlos en el orden establecido. Cuando éstos se colocan en la estructura cuidadosamente seleccionada, cada ejercicio añade un sentido más a la rutina.

El orden ha sido estructurado para permitir que el cuerpo experimente un equilibrio del movimiento a todos los niveles, con el empleo de todas las articulaciones y músculos y equiparando fuerza con flexibilidad. La secuencia se desarrolla de modo progresivo y permite ejercitar el cuerpo gradual y eficazmente.

De forma deliberada no hemos especificado cómo pasar de un ejercicio a otro (transición). Lo dejamos en sus manos. Sólo recuerde que durante cada transición debe permanecer «en el momento», mantenerse concentrado en la respiración, la alineación y su centro. Esto le ayudará a moverse con firmeza y precisión. A través de la integración de los movimientos, la experiencia le resultará estimulante y desafiante.

Capítulo cinco:
El equipamiento
en pilates

El equipamiento añade una nueva dimensión al método de pilates, ya que proporciona numerosos beneficios que servirán para mejorar la eficacia del trabajo en la colchoneta. En esta sección le introducimos en las cuatro piezas de equipamiento más utilizadas junto con imágenes que le demostrarán algunas de las posibilidades que ofrecen. Por motivos de seguridad y eficacia, recomendamos que utilice este equipamiento bajo asesoramiento de un profesor cualificado (página 284).

La magia de trabajar con el equipamiento del estudio radica en el beneficio adicional que ofrece con respecto a los ejercicios en la colchoneta. Máquinas como el Reformer, el Cadillac y la Silla ofrecen resistencias ajustables para que las use en la medida de sus posibilidades para mejorar la fuerza y el control, o para ayudarle a conseguir ejecutar movimientos y posiciones que de otra manera no podría. Las partes móviles de estas máquinas también facilitan la realización de movimientos fluidos con control, ya que fomentan la estabilidad en un sentido y proporcionan la estabilidad y el control en el otro. Materiales como el Barril proporcionan superficies elevadas y curvas que se pueden utilizar para fomentar la ejecución de una amplia gama de movimientos así como para ofrecer apoyo y retroalimentación durante todos los ejercicios realizados con ellos.

Reformer

El Reformer es la pieza más popular del equipamiento para pilates. Creado en 1920 por Joseph Pilates, el Universal Reformer permanece fundamentalmente inalterado en términos de diseño y función.

Se trata de una máquina extremadamente versátil, basada en la resistencia, que consiste en un conjunto complejo de muelles, cuerdas y correas conectadas a un carro deslizante. Los ejercicios pueden realizarse en posición yacente, sedente, de rodillas o de pie sobre el carro; las correas se utilizan para colocar dentro los pies o las manos para empujarse o estirarse sobre el carro y en contra de la resistencia de los muelles y el peso corporal. La tensión variable en los muelles le permitirá alterar la resistencia según su propio nivel de habilidad.

Hay cientos de ejercicios que se pueden realizar en el Reformer, los cuales van desde los fundamentales para principiantes, que pueden ayudar a consolidar el trabajo en la colchoneta, hasta los más avanzados, que le ejercitarán y prepararán para el programa más avanzado.

trabajo con los pies

A pesar del nombre, estas series de ejercicios se llevan a cabo con todo el cuerpo; debido a que se realizan en una posición cómoda, sin peso, son una buena introducción al pilates. Piense en deslizar piernas, flexionar rodillas y en la elevación con pelota del programa para principiantes.

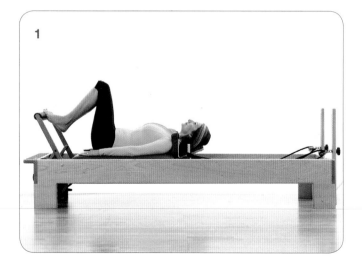

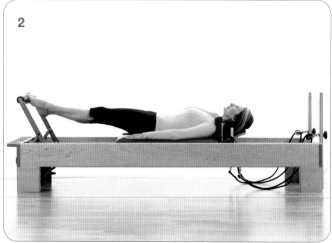

el cien

Este ejercicio es un buen ejemplo de cómo se puede mejorar la práctica de nivel intermedio añadiendo la inestabilidad y la resistencia adicional que aporta el Reformer. Las correas también proporcionan un *feedback* sensorial a las manos y a los brazos, lo que incrementa la conciencia del movimiento y la posición en el espacio.

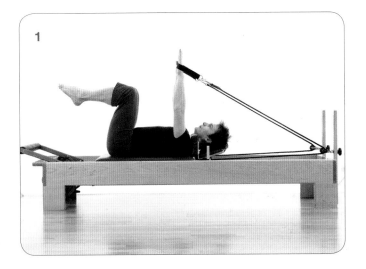

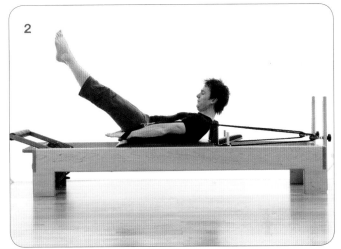

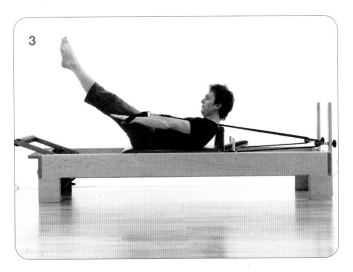

masaje espinal breve

Un gran ejemplo de cómo modificar algunos de los ejercicios avanzados sobre la colchoneta tales como rodar, sacacorchos y navaja, al ofrecer apoyo al cuerpo para hallar la posición final. Aunque este masaje no imita exactamente los mencionados ejercicios, el movimiento inicial para curvar la columna es muy similar y, por lo tanto, puede convertirse en un patrón para ayudar a desarrollar fuerza y comprensión de los requisitos necesarios, antes de intentarlo en la colchoneta.

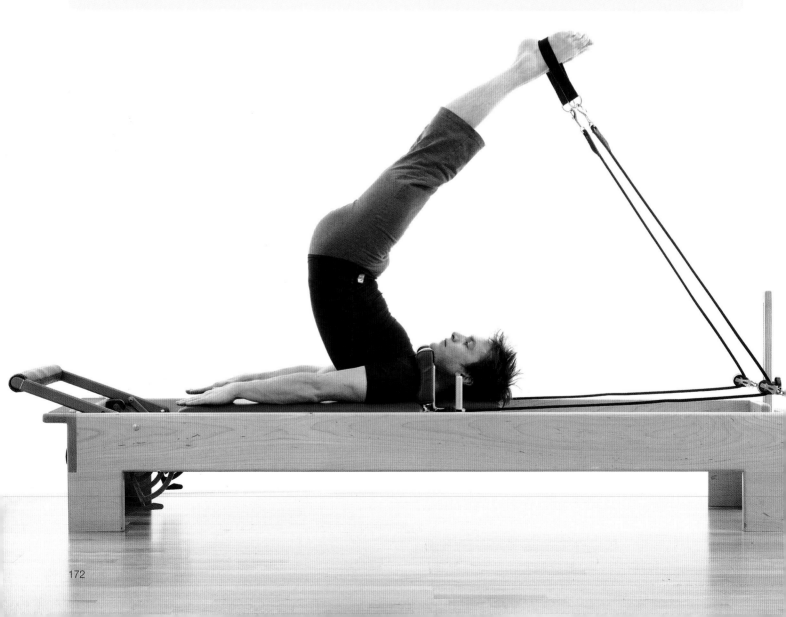

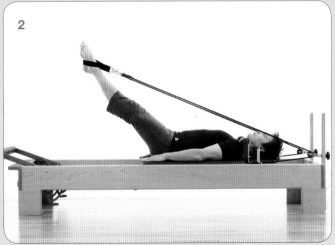

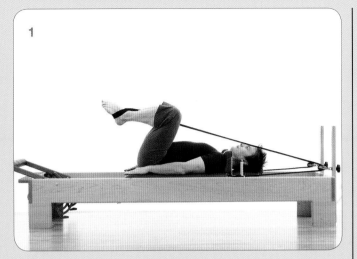

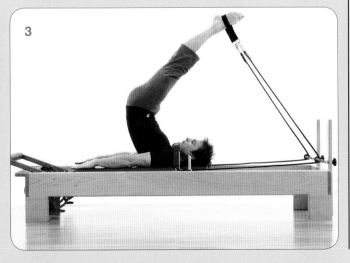

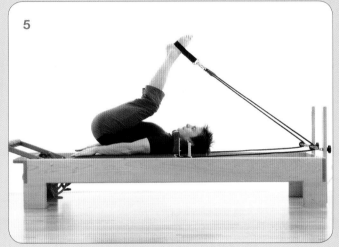

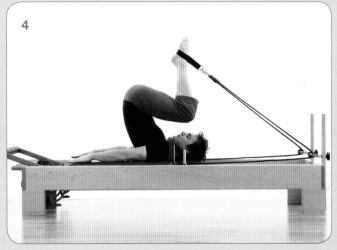

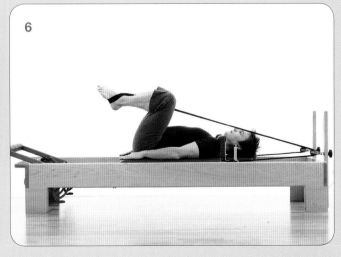

tirar de las cuerdas

Tirar de las cuerdas tiene un patrón de movimiento similar al dardo, pero, al aumentar la flexión espinal debido a la colocación sobre la caja en la posición de inicio, puede conseguir una gama más amplia de movimiento en la parte superior de la espalda que si estuviera colocado sobre la colchoneta.

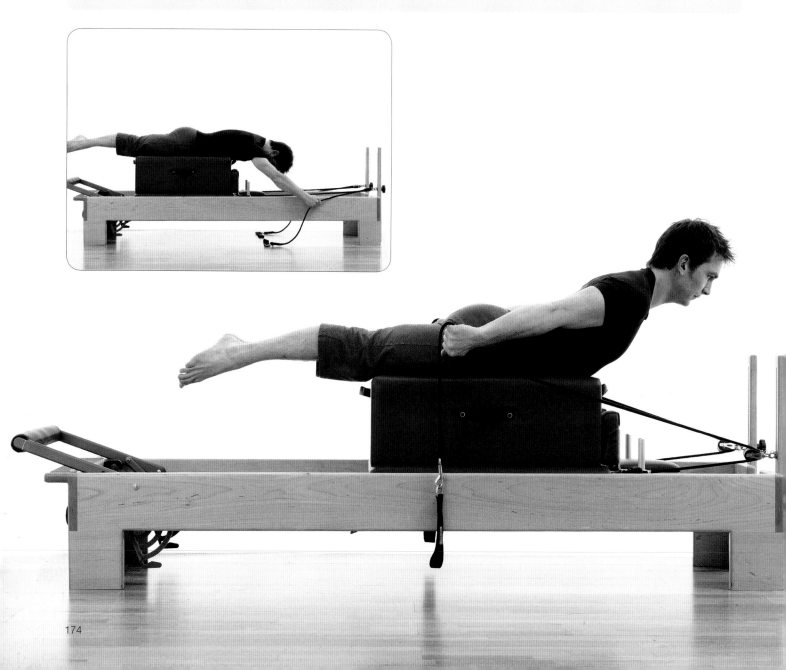

estiramiento largo

Similar a las flexiones del programa avanzado, este ejercicio fomenta la estabilidad de la columna y de los hombros; el movimiento adicional del carro ofrece una sensación de estiramiento y direccionalidad.

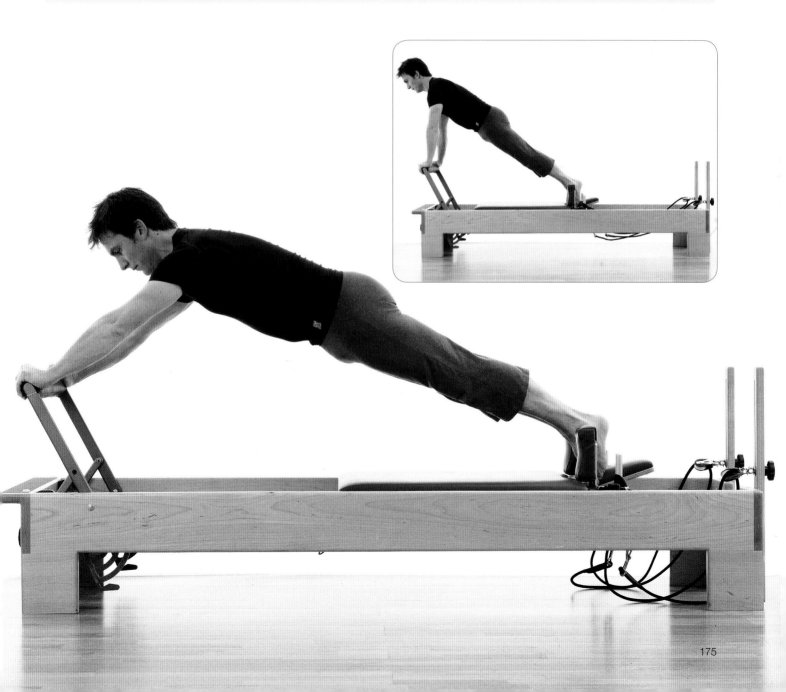

serpiente

Un auténtico ejercicio de integración de todo el cuerpo, un clásico de pilates que requiere que cada centímetro del cuerpo y de la mente esté atento y trabajando. Se trata de un ejercicio similar en forma y patrón al de giro lateral del programa avanzado, pero a la vez mucho más desafiante.

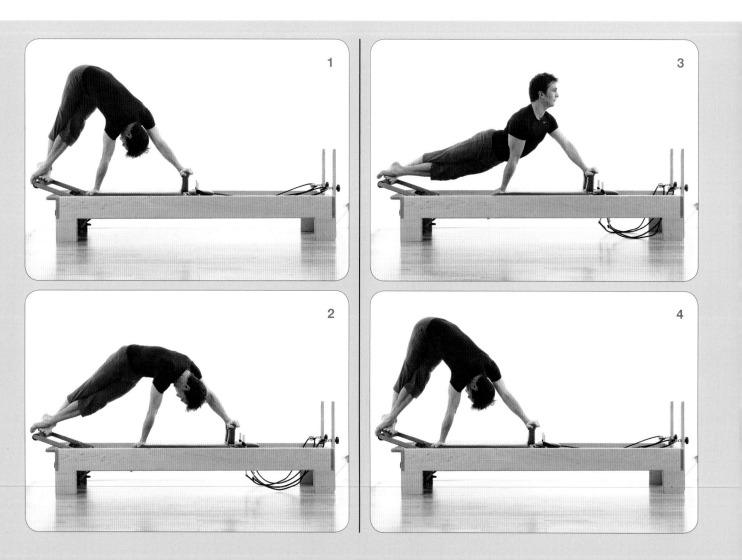

aperturas laterales, sierra

Ya que este ejercicio se realiza de pie sobre el Reformer, es un excelente reto funcional para el cuerpo en términos de estabilidad, equilibrio y alineación; asimismo, es relevante con respecto a la conciencia postural cotidiana. Sierra es una variación avanzada de las aperturas laterales: añade fortaleza de piernas y movilidad de caderas con flexión y rotación espinal.

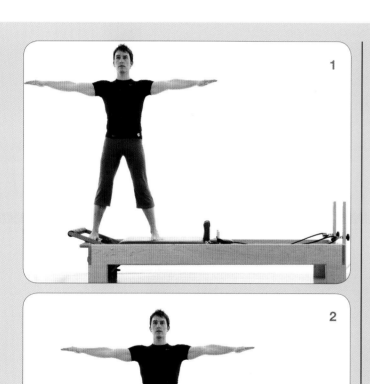

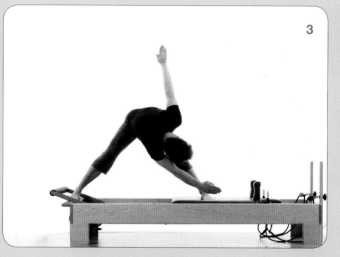

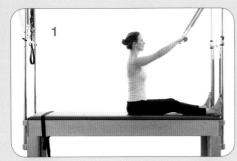

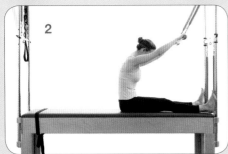

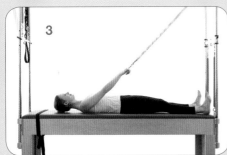

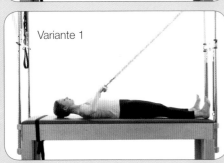

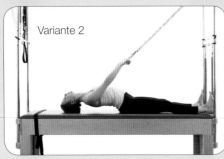

Cadillac

El Cadillac (también conocido como Tabla Trapecio) es otra pieza eficaz y versátil del equipamiento desarrollado por Joseph Pilates. Durante la primera guerra mundial, él trabajó de camillero en un hospital de un campo de internamiento en la isla de Man. Ayudó en su recuperación a pacientes afectados por la pandemia de gripe o lesiones de guerra. En su deseo de mantener con movilidad a sus pacientes postrados, ideó las primeras líneas de lo que hoy se conoce como Cadillac: ató muelles a los postes de la cama, lo que permitía a los pacientes ejercitarse con la ayuda de esa resistencia mientras permanecían en cama.

Por supuesto, el Cadillac ha evolucionado considerablemente desde entonces, pero la esencia de las intenciones de Joseph permanece. Se compone de varias partes movibles, ajustables, y proporciona resistencia a través de muelles muy parecidos en su forma al Reformer. Todos están atados a un marco y a un banco que asemejan una cama con dosel.

En el Cadillac pueden practicarse una enorme variedad de ejercicios, desde los principios básicos fundamentales hasta secuencias coreografiadas de estilo acrobático. El Cadillac es, por tanto, una pieza de equipamiento idónea que se adapta a todos los niveles de habilidad.

rodar hacia atrás

Muchas personas luchan para obtener la fuerza y la movilidad necesarias para rodar sobre la colchoneta, pero con la ayuda de los muelles del Cadillac este ejercicio se convierte en una manera suave y agradable de articular la columna. Incluso si ha conseguido realizar el ejercicio sin dificultad, rodar hacia atrás en el Cadillac será otro ejercicio efectivo y valioso.

rodar los hombros

Refleja la articulación espinal de ejercicios sobre la colchoneta como rodar, navaja y masaje espinal breve realizados sobre el Reformer. En este caso, el cuerpo trabaja en contra de la resistencia, de modo que debe concentrarse en la longitud y la abertura espinales para evitar compresiones.

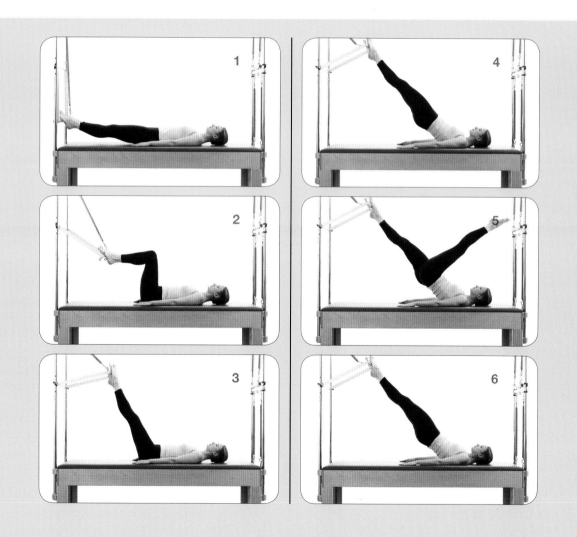

el gato

Otro gran ejemplo de cómo se puede fomentar el trabajo del principiante con el equipamiento. La resistencia añadida de los muelles mejorará su fuerza y le ayudará a conectarse con su centro.

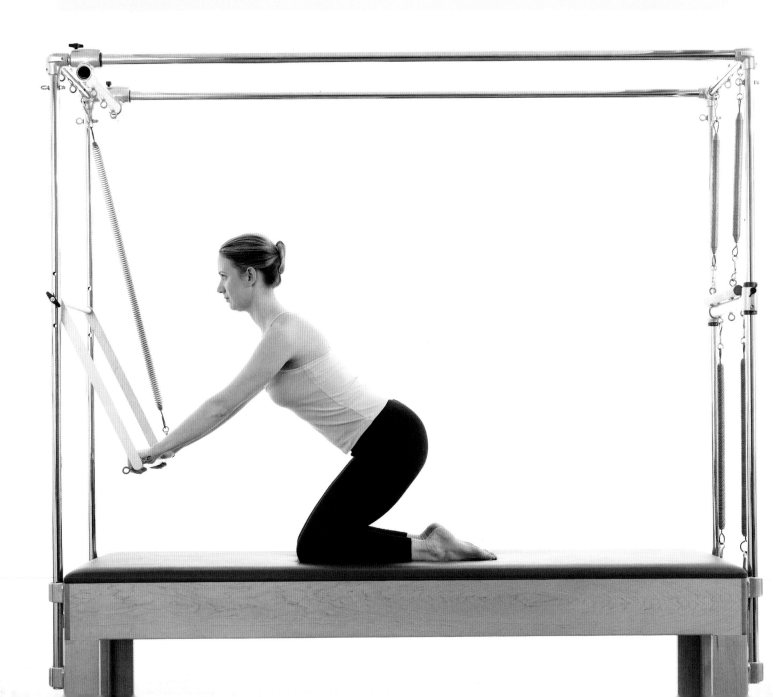

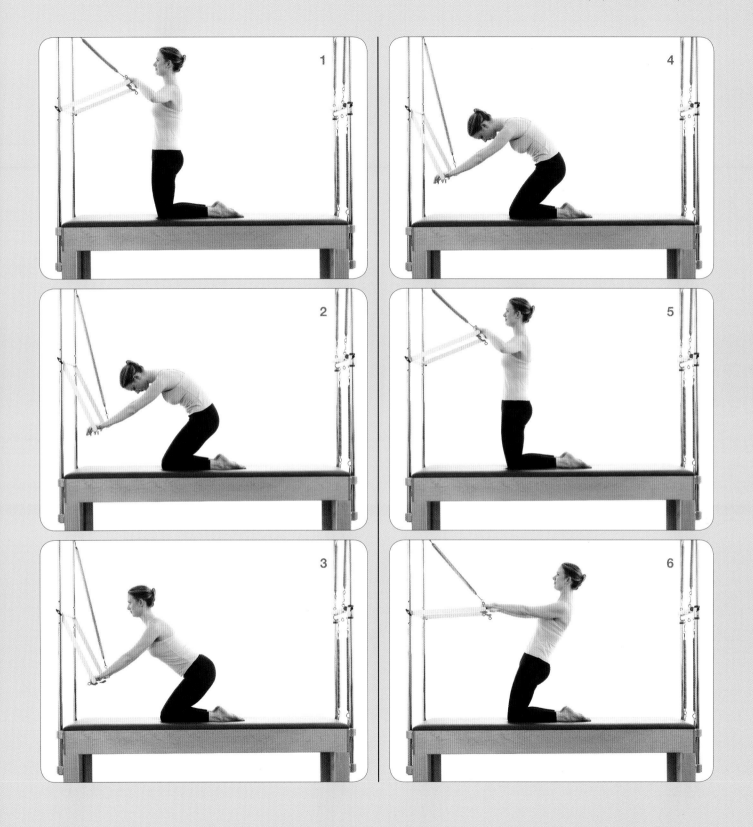

series de piernas, tumbado lateralmente, arriba y abajo

El movimiento de este ejercicio es el mismo que el de las patadas laterales, hacia arriba y hacia abajo, que encontrará en el entrenamiento intermedio. Ahora se enfrenta con la dificultad añadida de trabajar contra la resistencia de los muelles, pero con el beneficio de trabajar con ellos y de descubrir una gama de movimiento más amplia.

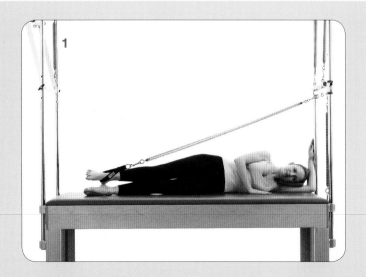

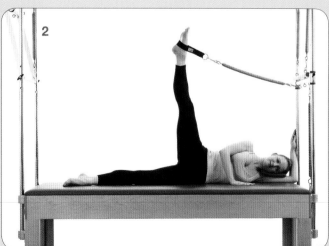

tirar hacia arriba

Se trata de uno de los ejercicios acrobáticos de pilates más impresionantes. Es difícil, pero si cuenta con una considerable fuerza en la parte superior de su cuerpo, experimentará una gran sensación. La habilidad de articular la columna, desarrollada a través de la práctica del pilates, le ayuda a disfrutar de la libertad de sentirse colgado de una estructura, ¡como un niño en un parque!

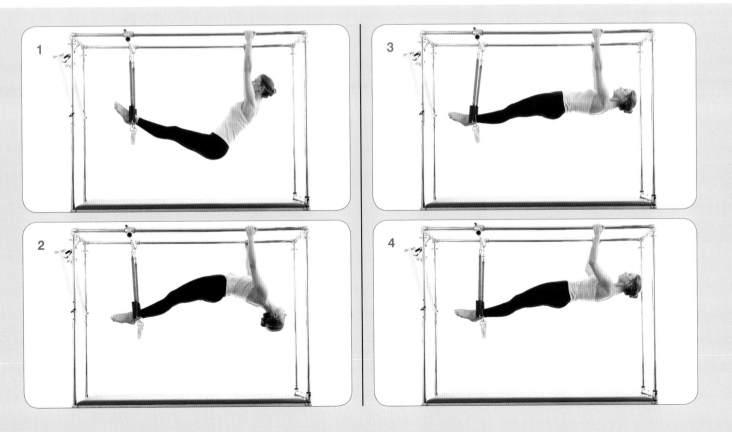

Silla

Al igual que con el Reformer y el Cadillac, la Silla le ayuda a aumentar su fuerza y su flexibilidad con muelles de resistencia ajustable. Lo que la distingue es su tamaño, el cual añade una nueva dimensión al entrenamiento. Debido a que es mucho más compacta y presenta una base de apoyo muy estrecha, incrementa considerablemente la dificultad física y técnica de los ejercicios. Es una excelente pieza del equipamiento para trabajar con comodidad en su casa y exactamente en la línea de la versión original de Joseph Pilates.

Pero no se deje engañar: aunque se llame Silla, no significa que se sentará para hacer sus ejercicios. La Silla fomenta el desarrollo de la estabilidad, el equilibrio y el control en muchas posiciones, tanto de pie, de rodillas, yacente, y requiere de una considerable concentración del cuerpo y de la mente, así como paciencia. Los principiantes también pueden practicar ejercicios funcionales básicos que se centren en la postura, la movilidad y la alineación.

Hay muchas variantes de la Silla original, entre ellas la Silla Wunda, la Silla Alta y la Silla Combo. Todas ellas siguen fundamentalmente el mismo diseño y objetivo, pero con ligeras variantes que se basan en los ejercicios que se realizan sobre ellas.

trabajo con los pies

Esta serie de ejercicios es similar al trabajo con los pies que se realiza sobre el Reformer. Sin embargo, en este caso puede realizar toda la serie en posición sedente erguida, lo cual pone a prueba su postura y resulta muy eficaz en la mejora y fortalecimiento de la estabilidad de su centro.

Espalda recta

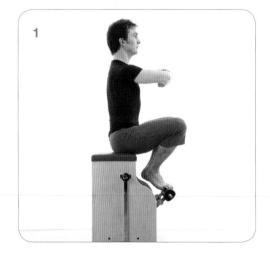

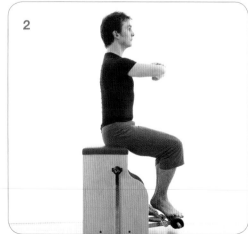

Espalda redondeada

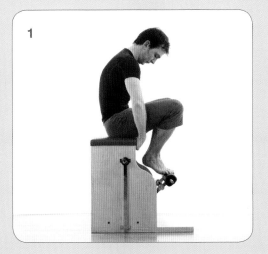

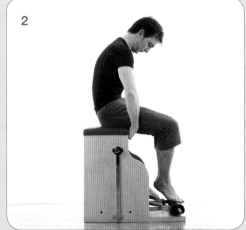

Torsión

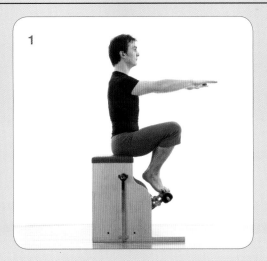

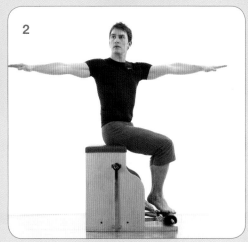

Rana

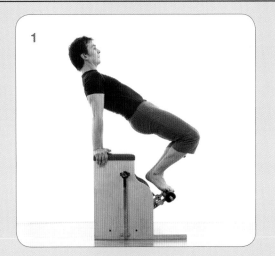

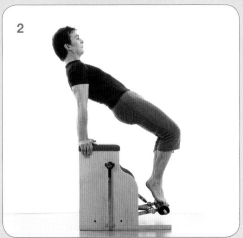

elevaciones laterales

Este ejercicio imita la alineación en el torpedo, pero, en lugar de estimular el centro al levantar las piernas, la Silla permite que la parte superior del cuerpo suba y baje manteniendo la pelvis y las piernas sin movimiento.

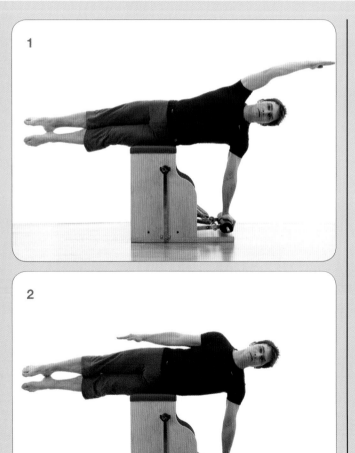

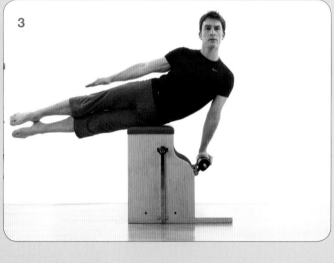

cobra

La cobra en la silla es muy similar a la que ya ha aprendido sobre la colchoneta. La resistencia de los muelles le aportará el apoyo que necesita para levantar la columna, extendida y con longitud; debido a la alteración en la relación entre brazos y columna, probablemente le resultará más fácil abrir la parte frontal de sus caderas.

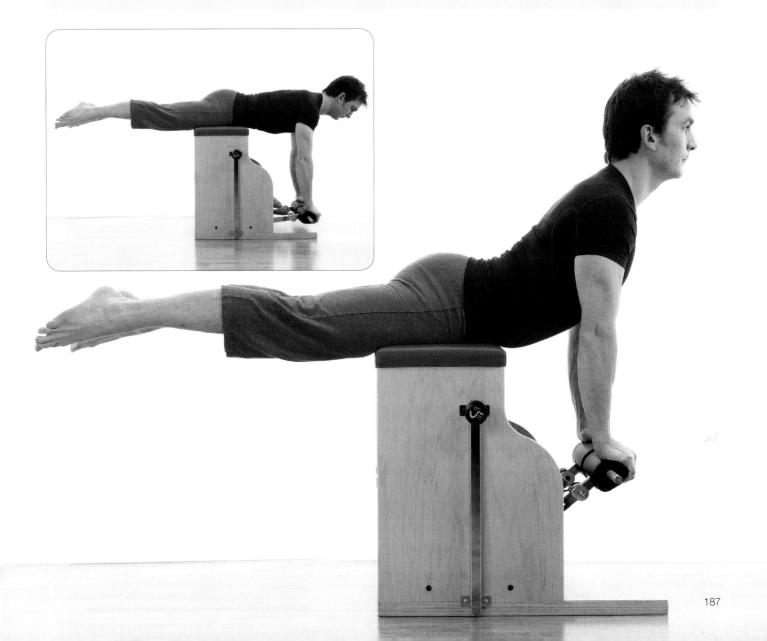

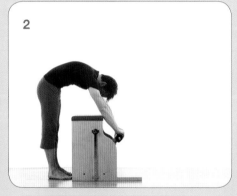

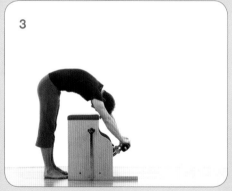

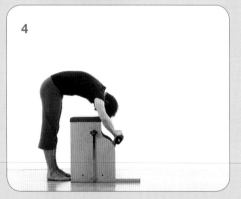

rodar hacia abajo con presión de brazos

Al realizar los rodamientos hacia abajo en la Silla, será capaz de sentir dónde se sitúa en el espacio, y de ese modo podrá corregir su alineación y posición. Además, la resistencia añadida de los muelles le ayudará a profundizar la conexión con sus abdominales internos y a abrir y estirar de forma activa los músculos espinales, sobre todo en la parte baja de la espalda. La presión añadida de los brazos fomenta la estabilidad, tanto en los hombros como en su centro.

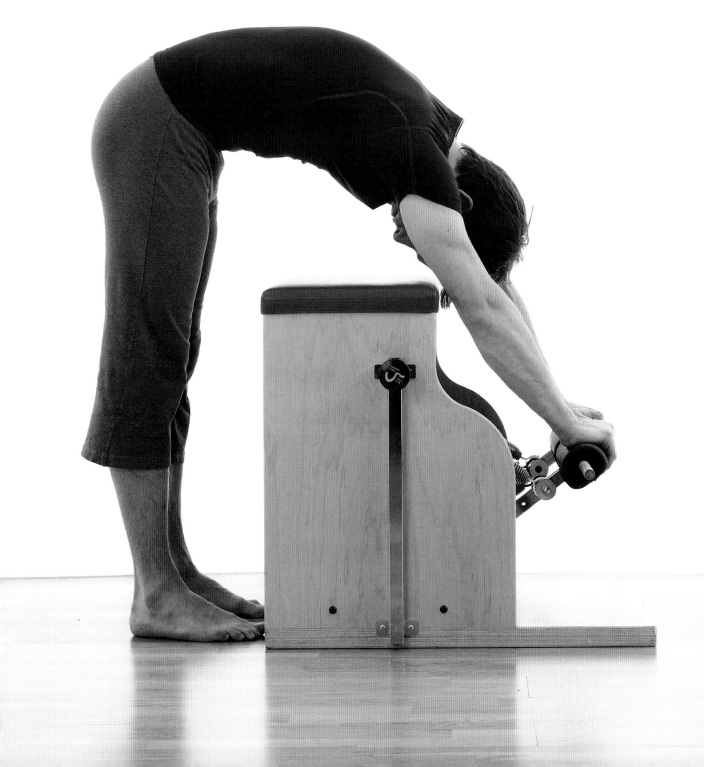

Barril

El Barril difiere de las piezas de equipamiento a las que se ha hecho referencia con anterioridad en que no estimula ni ofrece apoyo al cuerpo con la resistencia de los muelles: de hecho, no incluye ninguna pieza móvil.

Existen varios modelos de Barril, desde el Baby Arc y el Spine Corrector hasta el gran Ladder Barrel, que eleva del suelo al usuario y le ofrece la oportunidad de llevar a cabo ejercicios desafiantes e impresionantes. Todos siguen los mismos principios de proporcionar un apoyo redondeado a algunas partes de la columna y de mejorar el equilibrio y el control del centro para ayudarle a articular e imprimir movimiento a la columna.

Hemos escogido unos cuantos ejercicios de demostración con el Ladder Barrel.

series de caja corta

Los siguientes ejercicios le permitirán articular la columna y las caderas a diferentes niveles: un desafío para el control del centro y la fuerza abdominal.

Espalda redondeada

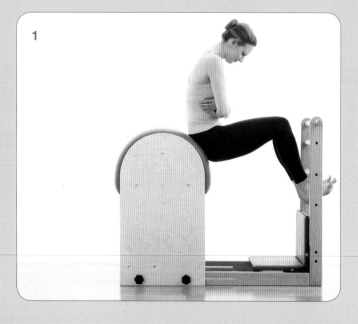
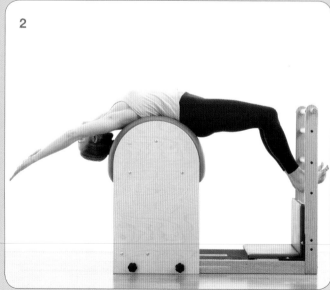

Espalda recta

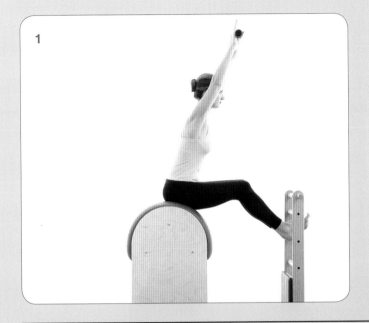

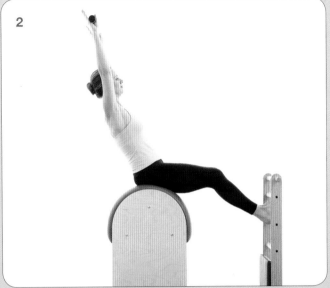

Torsión e inclinación

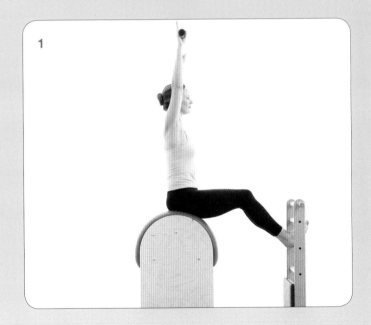

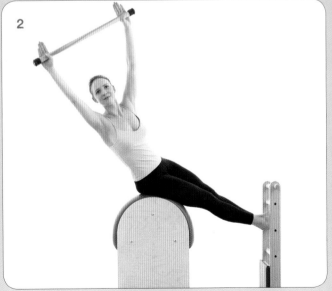

elevación lateral

Lejos de ser un estiramiento lateral indulgente, este ejercicio desafiará el apoyo en su centro y la fuerza de toda la columna.

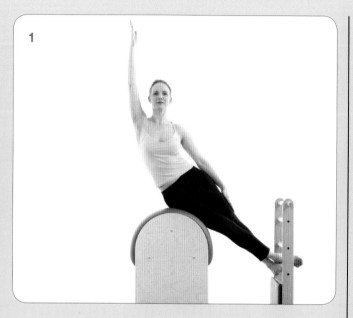

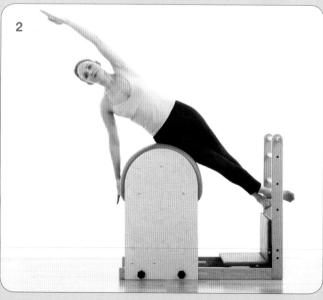

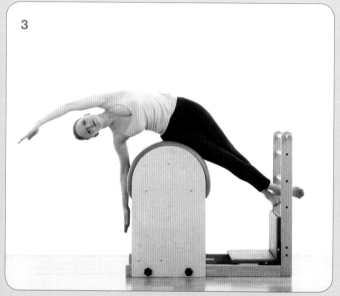

el salto del cisne

El Barril con escalera es un lugar excelente en el que practicar este ejercicio de extensión hacia atrás. Debido a la naturaleza y a la forma del Barril, se dará cuenta de que es capaz de mover su cuerpo, caderas y columna de una posición totalmente flexionada a otra completamente extendida.

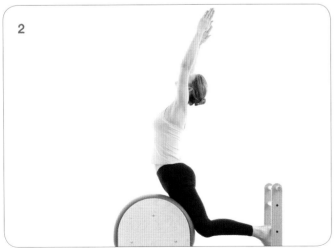

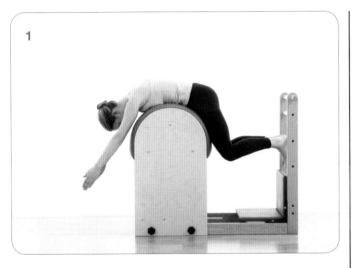

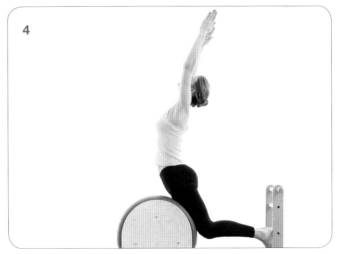

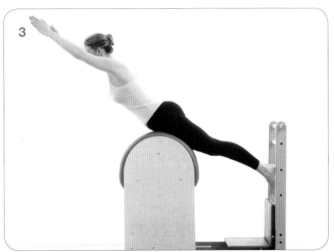

equipamiento pequeño

Pueden utilizarse muchas piezas portátiles del equipamiento para mejorar y desarrollar los ejercicios en la colchoneta, añadiendo variedad y dificultad. Estas ayudas combinan simplicidad y asequibilidad.

El equipamiento pequeño más común incluye la banda, la pelota pequeña, el balón grande, el aro de tonificación, el rollo de espuma y las pesas (para manos). A continuación se presenta una selección de ejercicios con cada elmento para mostrar su versatilidad individual.

La banda

Las bandas de resistencia o elásticas son un accesorio muy popular que se utiliza en una variedad de actividades físicas y entornos de rehabilitación. Pueden usarse para mejorar muchos de los ejercicios sobre la colchoneta así como para realizar otros completamente nuevos. Muchos de los ejercicios que usan bandas ofrecen beneficios similares de resistencia al equipamiento de mayor tamaño. Hay tres maneras distintas a través de las que puede emplearse la resistencia en los ejercicios:

1. Para hacer que los ejercicios difíciles sean más fáciles, al proporcionar soporte y retroalimentación a las partes del cuerpo relacionadas con la banda.

2. Para cambiar los músculos que trabajan en un ejercicio al variar la dirección de las fuerzas que se aplican al cuerpo a lo largo de todo el ejercicio.

3. Para aumentar aún más la dificultad física a un ejercicio al añadirse a la resistencia ya existente por la gravedad.

Los siguientes ejercicios aprovechan la variedad de usos que se pueden dar a la banda. Muchos de ellos son parecidos a otros presentes en los programas para principiantes e intermedios, pero esté preparado porque las sensaciones que producen serán muy diferentes.

Existen bandas de gran variedad de resistencias y longitudes. Le recomendamos una banda de resistencia ligera a media, de entre 1,3 y 2 m para su uso en pilates.

presión de la pierna

principiantes

Mejora los patrones de movimiento de los músculos próximos a las articulaciones de la cadera y las rodillas mientras fomenta la estabilidad y el control pélvico.

posición de inicio

Póngase de pie de cara a la pared, justo a un brazo de distancia. Flexione la pierna derecha, coloque el pie en la mitad de la banda y presione hacia abajo. Los pies se situarán paralelos y a la anchura de la cadera. Sujete los extremos de la banda, dirija los brazos hacia delante y coloque las manos en la pared, a la altura de la cabeza. Todo el cuerpo debe ahora inclinarse hacia delante en diagonal; cabeza, columna y pelvis permanecen en una alineación neutra.

Mantenga el nivel de conexión con su centro durante todo el ejercicio.

rutina

● Inspire mientras levanta la pierna derecha flexionada a la altura de la cadera; presione para que la rodilla suba hacia la pared y el tobillo vaya hacia los glúteos.

● Espire mientras presiona el pie de nuevo hacia abajo; de nuevo, trabaje uniformemente la cadera y la rodilla.

Repita hasta diez veces con cada pierna.

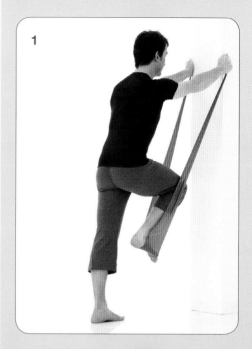

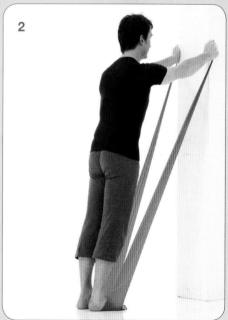

PUNTOS DE CONTROL

★ Mantenga el peso uniformemente equilibrado sobre la superficie del pie de apoyo.

★ Estire totalmente la pierna de apoyo, pero evite bloquear la rodilla.

★ Mantenga la alineación en paralelo de ambas piernas; asegúrese de que las rodillas permanecen mirando al frente.

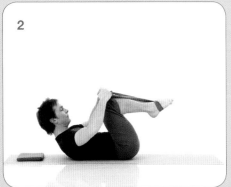

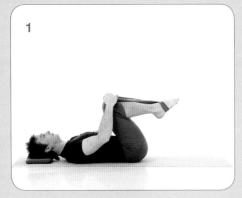

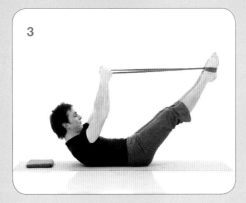

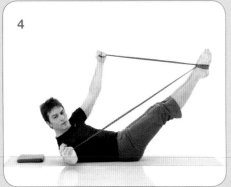

torsión oblicua

▪ intermedio

Ejercita los abdominales y la parte superior de los brazos mientras se incrementa la movilidad espinal.

posición de inicio

Colóquese correctamente alineado en la posición de relajación. Flexione las rodillas, una cada vez, con estabilidad; manteniendo sus talones juntos y los pies en punta, separe ligeramente las rodillas. Envuelva la banda alrededor de los pies y crúcela por encima, sosteniendo ambos extremos.

Inspire, prepare su cuerpo para el movimiento y, mientras espira, eleve la cabeza del suelo hacia delante y, de modo secuencial, ruede su cuello y la parte superior del cuerpo para levantarlo de la colchoneta, en una posición encorvada. Estire los brazos hacia delante y coloque las manos (que sujetan la banda) en la parte exterior de las rodillas. Permanezca encorvado y estire las piernas, presionando los pies sobre la banda en una diagonal baja. Conecte el interior de los muslos en la posición de pilates.

Al mismo tiempo, lleve los brazos estirados hacia arriba y hacia fuera, a la altura de los hombros. La banda se estirará en ambas direcciones.

Mantenga un nivel de conexión adecuado con su centro durante todo el ejercicio.

PUNTOS DE CONTROL

★ Asegúrese de que su pelvis permanece bien colocada en posición neutra durante todo el ejercicio; mantenga la curvatura de la espalda sólo en la medida en que pueda sostenerla.

★ Mantenga ambos lados de la cintura al mismo nivel. Evite que la pelvis se levante hacia la caja torácica.

★ El movimiento rotatorio debe proceder de la cabeza, el cuello, la caja torácica y la parte superior de la espalda, no de la pelvis y las caderas.

★ Fomente la amplitud del tórax a través del estiramiento de los brazos, lejos de su eje central, conforme ejecuta la rotación.

rutina

● Inspire, mantenga la posición encorvada, gire la cabeza y el torso a la derecha y, simultáneamente, lleve el brazo derecho a la derecha, estirando la banda hacia fuera, en dirección al suelo.

● Espire y, manteniendo la posición encorvada, devuelva la cabeza y la columna de nuevo al centro y estire, devolviendo el brazo derecho a la posición de inicio. Repita hasta cinco veces a cada lado.

Para finalizar, flexione de nuevo las piernas hacia el torso, manteniendo los talones juntos cuando las rodillas se separen. Simultáneamente, gire los brazos en círculo hacia fuera y a los lados, y devuelva las rodillas a la posición de inicio. Antes de bajar la parte superior de la columna y la cabeza de nuevo a la colchoneta, retire la banda de los pies y luego, con la pelvis estable, devuelva los pies a la colchoneta para terminar en la posición de relajación.

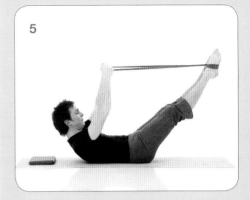

5

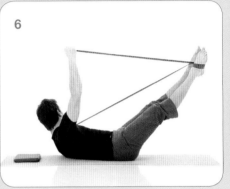

6

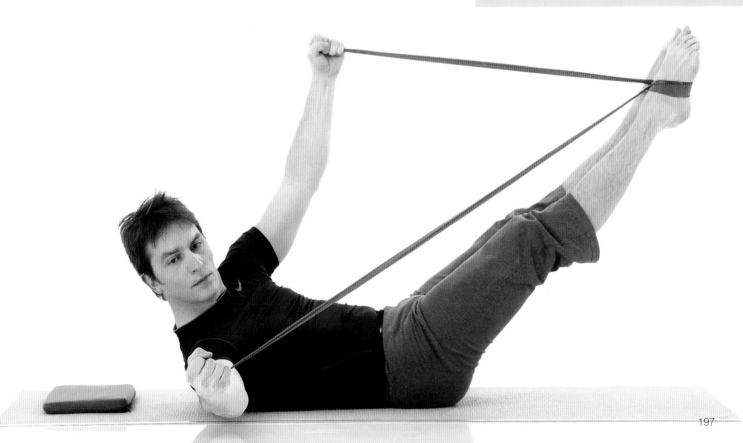

torsión de la cintura

■ intermedio

Fomenta la buena alineación de la columna; la banda ayuda a relacionar el movimiento espinal con el del brazo, lo que hace que los hombros se muevan con soltura.

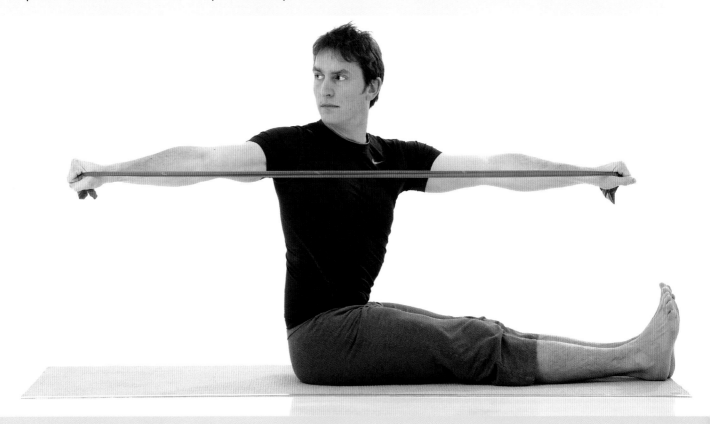

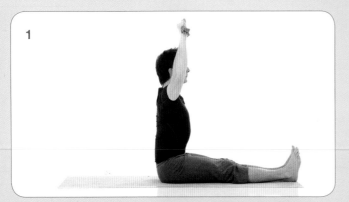

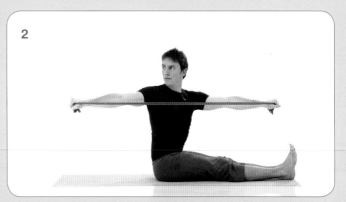

posición de inicio

Siéntese erguido con las piernas estiradas al frente, la pelvis y la columna en posición neutra; coloque las piernas paralelas y el interior de los muslos, juntos; los pies, en flexión.

Sujete la banda con las manos, levante los brazos por encima de la cabeza, ligeramente separados un poco más que el ancho de los hombros. Si le resulta difícil sentarse con la pelvis y la columna en posición neutra, hágalo sobre un cojín o una toalla enrollada para lograr una alineación correcta.

Mantenga un nivel de conexión adecuado con su centro durante todo el ejercicio.

rutina

- Inspire, prepare el cuerpo para el movimiento y estire la columna.
- Espire mientras inicia el movimiento con un giro de cabeza y una rotación completa de su torso a la derecha. Simultáneamente, dirija sus brazos hacia abajo, a la altura de los hombros.
- Continúe espirando mientras marca dos veces su posición, intentando enfatizar cada vez esa posición. Expulse el aire que le queda en el último impulso.
- Inspire mientras devuelve la columna de nuevo al centro y levanta los brazos una vez más sobre la cabeza. Mantenga su centro fuerte y la columna estirada.

Repita hacia el otro lado y luego repita toda la secuencia hasta cinco veces.

PUNTOS DE CONTROL

★ La pelvis debe permanecer inmóvil. Mantenga el peso equilibrado sobre ambos isquiones y no pierda el contacto con la colchoneta durante todo el ejercicio.

★ Concéntrese en la conexión con sus abdominales interiores, que le ayudarán a darle apoyo a la columna mientras rota y vuelve.

★ El movimiento es rotación pura. Continúe con la columna estirada verticalmente y evite arquear la espalda o encoger la cintura.

★ Los brazos deben acompañar a la columna; no les permita dirigir el movimiento.

★ Fomente la apertura en el tórax mediante el movimiento de alejamiento de los brazos de su centro mientras presiona sus brazos hacia abajo.

★ Permita una rotación máxima de la cabeza y el cuello, pero asegúrese de que se produzca un estiramiento en todo el ejercicio.

★ Mantenga los pies flexionados y ambas piernas totalmente estiradas pero sin bloquear los codos.

★ Respire totalmente. Al tercer impulso debe sentir que realmente vacía los pulmones. Mientras inspira, llene los pulmones y estire la columna al volver al centro.

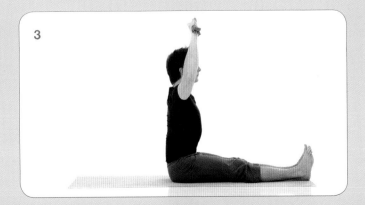

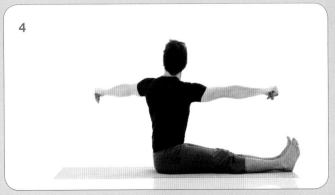

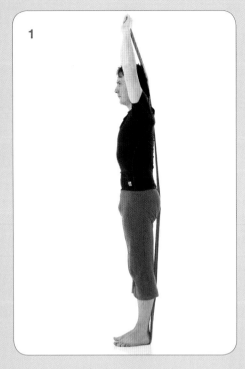

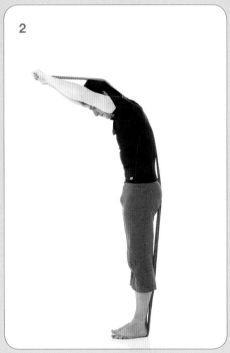

rodar hacia abajo

■ principiantes

Este ejercicio ejercita la columna y las caderas. El apoyo y la retroalimentación que proporciona la banda hacen que el ejercicio resulte sencillo de controlar.

posición de inicio

Colóquese de pie (no sobre la colchoneta) y estire la columna en la posición neutra. Junte el interior de los muslos en la posición de pilates.

Coloque un extremo de la banda debajo de los talones y sujete el otro extremo con ambas manos. Dirija los brazos por encima de la cabeza hacia el techo.

Mantenga la banda plana y en contacto con la parte posterior de su pelvis, la parte superior de la espalda y la parte posterior de la cabeza.

Mantenga un nivel de conexión adecuado con su centro durante todo el ejercicio.

rutina

● Inspire mientras estira la nuca y baja la cabeza hacia delante.

● Espire mientras rueda la columna hacia delante y hacia abajo. Asegúrese de rodar su columna de modo secuencial, vértebra a vértebra, y de mantener el centro fuerte. Siga con este movimiento hasta el límite que sus caderas le permitan. Mantenga la misma relación entre la cabeza y los brazos durante todo el ejercicio, con la parte posterior de la cabeza, la columna curvada y la pelvis en la superficie de la banda.

● Inspire mientras inicia el movimiento con la pelvis; abra la parte frontal de las caderas y empiece a rodar de nuevo toda la columna de modo secuencial a la posición erguida; los brazos y la cabeza deben volver hacia el techo al mismo tiempo.

Repita hasta diez veces.

PUNTOS DE CONTROL

★ Asegúrese de que curva con suavidad y de modo secuencial cada segmento de la columna.

★ Mantenga el estiramiento a lo largo de toda la columna y evite cualquier compresión o acortamiento, sobre todo al rodar hacia abajo. Recuerde conectar sus abdominales interiores para dar apoyo a la columna, y utilice la banda para que dé apoyo al cuerpo durante todo el ejercicio.

★ Mientras rueda hacia abajo, empiece el movimiento con la cabeza; mientras rueda hacia arriba, empiece el movimiento desde la pelvis.

★ Ruede directamente a través del eje central del cuerpo y evite cualquier desviación.

★ Mantenga el interior de los muslos activamente juntos a lo largo de todo el ejercicio.

★ Es importante que mantenga el peso equilibrado sobre los pies; tenga cuidado de no levantar los talones hacia arriba, porque ¡perdería la banda!

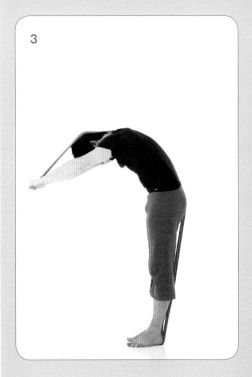

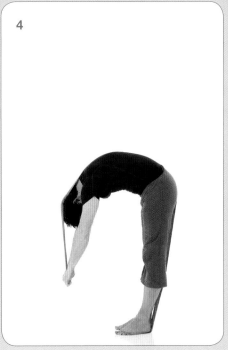

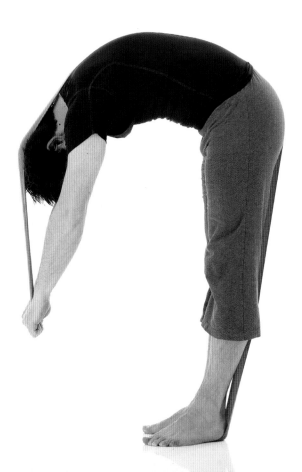

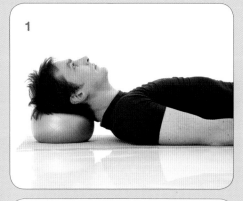

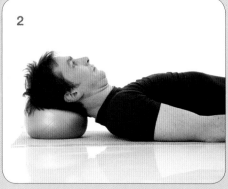

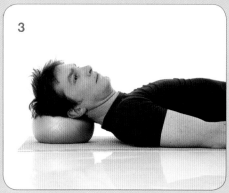

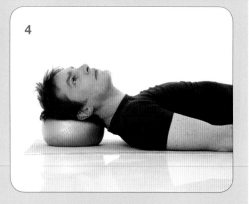

La pelota pequeña

Durante los últimos años, la pelota pequeña se ha convertido en uno de los accesorios más populares en pilates. Hay muchos tipos de pelotas disponibles en varios tamaños. Recomendamos que utilice una de entre 17,5 y 25 cm de diámetro, inflada al 75-80 % de su volumen total. Por lo general, las pelotas pequeñas reciben el nombre de Overballs, y una de las favoritas entre las más grandes es la Triadball™.

Los beneficios de la pelota pequeña incluyen:

● facilitar una conexión fuerte con su centro que le ayude a concentrarse en un ejercicio más efectivo de las áreas clave que participan en el proceso de estabilidad. Esto ayuda a que el ejercicio se practique con más profundidad y resulte físicamente más desafiante; de hecho, de este modo lo realizará con mayor facilidad y control;

● ayudar a mantener una alineación correcta al ofrecer un punto físico de referencia a partir del que moverse;

● potenciar la movilidad y el control articular así como proporcionar apoyo al cuerpo, lo que facilita la ejecución de ejercicios difíciles;

● desarrollar (a través de su naturaleza inestable y a una base de apoyo limitada), los músculos estabilizadores internos al fomentar el equilibrio del cuerpo y su control.

Esta selección de ejercicios hace un uso completo de las posibilidades que ofrece la pelota pequeña. Muchos de ellos ofrecen progresiones útiles o alternativas a los ejercicios del programa para principiantes o del nivel intermedio.

círculos con la nariz

■ principiantes

Ayuda a liberar tensión alrededor de la zona de la cabeza y del cuello, mejorando la postura.

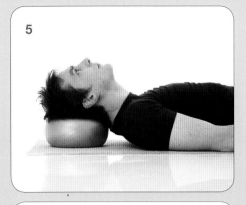

posición de inicio

Tener en cuenta: la pelota debe estar menos inflada para el ejercicio (50-60 %).
Colóquese correctamente alineado en la posición de relajación. Levante la cabeza de la colchoneta lo suficiente para colocar la pelota debajo. Deje su cabeza suelta sobre la superficie de la pelota. La altura adicional de la cabeza significa que habrá un incremento en la curvatura del cuello. Asegúrese de que está cómodo y de que el cuello y los hombros están sueltos antes de moverse.
Mantenga un nivel de conexión adecuado con su centro durante todo el ejercicio.

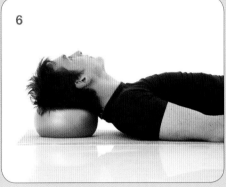

rutina

Respire con naturalidad a lo largo de todo el ejercicio.

● Con el cuello estirado y suelto, empiece a rodar su cabeza sobre la pelota pequeña ejecutando movimientos circulares, primero en el sentido de las agujas del reloj y luego hacia el lado contrario. Disminuya cada vez el tamaño de los círculos e intente sentir que su cabeza se mueve con independencia del cuello.
Repita hasta diez veces en cada dirección.

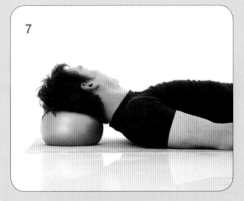

PUNTOS DE CONTROL

★ Realice los círculos lentamente y con control, pero siéntase suelto y relajado cuando lo haga.

★ Intente cerrar los ojos como ayuda para relajarse y concentrarse en el movimiento de la cabeza en lo alto de la columna.

bucles hacia arriba con círculos de brazos

intermedio

Ejercita la parte superior de la espalda, el cuello y los hombros mientras fortalece los abdominales a través de una gama de movimiento más amplia que la versión normal.

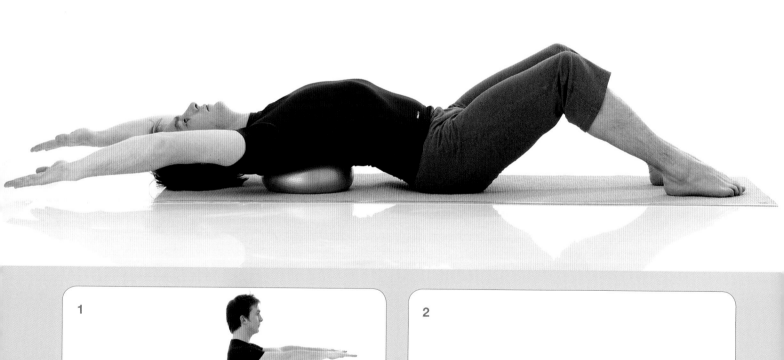

posición de inicio

Siéntese erguido con las rodillas flexionadas y las plantas de los pies sobre la colchoneta. Las piernas deben estar separadas al ancho de las caderas, y la pelvis y la columna, en posición neutra. Lleve sus brazos hacia delante, al frente, un poco más abajo que los hombros y separados al ancho de sus hombros. Los brazos deben estar estirados y las palmas de las manos, hacia abajo.

Coloque la pelota aproximadamente a dos manos de distancia detrás de la pelvis. Inspire, prepare su cuerpo para el movimiento y, a la vez que espira, ruede la pelvis y la columna de forma secuencial hacia abajo sobre la pelota de manera que ésta sirva de apoyo a la parte superior de la espalda, entre sus omóplatos. Permita que la parte superior de la espalda, el cuello y la cabeza se estiren con una ligera extensión por encima de la pelota mientras mantiene una alineación neutra entre la parte inferior de la espalda y la pelvis. Tenga cuidado de no dejar caer la cabeza desde el cuello; si es necesario, use un pequeño cojín para aguantar la cabeza. Levante los brazos por encima de la cabeza hacia la colchoneta, con las palmas de las manos hacia arriba.

Mantenga una adecuada conexión con su centro durante todo el ejercicio.

rutina

● Espire mientras gira sus brazos en círculo hacia fuera por los lados y hacia abajo, hacia el cuerpo, con las palmas de las manos hacia la colchoneta. A la vez, estire la nuca, flexione la cabeza hacia delante y, de modo secuencial, levante la parte superior del cuerpo; mantenga el contacto entre la parte superior de la espalda y la pelota.

● Inspire mientras recoloca la columna y la cabeza sobre la pelota y levante los brazos por encima de la cabeza.

Repita hasta diez veces.

PUNTOS DE CONTROL

★ Asegúrese de que mantiene la pelvis en posición neutra durante todo el ejercicio; la espalda debe curvarse y arquearse sólo en la medida en que le sea posible.

★ Concéntrese en el rodamiento de su columna desde la pelota, vértebra a vértebra.

★ Controle la vuelta secuencial de su espalda a la pelota.

★ Permita que las clavículas y los omóplatos se separen, pero mantenga la conexión de los omóplatos con la parte posterior de la caja torácica.

★ Mantenga el cuello estirado y libre de tensión. Evite un arqueamiento excesivo del cuello y no permita de ninguna manera que su cabeza cuelgue o sufra.

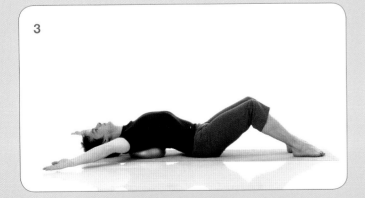

3

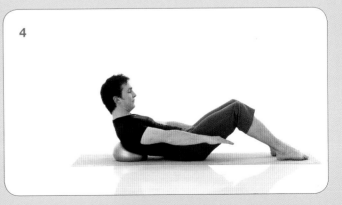

4

el cien: preparación

principiantes

Ejercita los músculos de la parte interior de los muslos que, con la pelota pequeña, se sienten más, mientras se mantiene la concentración en la conexión abdominal.

posición de inicio

Colóquese correctamente alineado en la posición de relajación. Flexione las rodillas de forma alterna, con estabilidad y, mientras mantiene los talones conectados y los pies en punta, separe un poco las rodillas.

Coloque la pelota cómodamente entre las rodillas y apriete con suavidad el interior de los muslos.

Inspire, prepare el cuerpo para el movimiento y, mientras espira, flexione la cabeza y, de modo secuencial, levante el cuello y la parte superior del cuerpo de la colchoneta, para llegar a una posición encorvada. Mantenga los brazos estirados y levántelos ligeramente de la colchoneta.

Mantenga un nivel de conexión adecuado con su centro durante todo el ejercicio.

rutina

● Inspire, cuente hasta cinco y, en la posición encorvada hacia arriba, mueva los brazos hacia arriba y hacia abajo cinco veces.

● Espire y cuente hasta cinco, concentrándose en la espiración total; de nuevo, mueva los brazos arriba y abajo cinco veces. Repita hasta diez veces.

Para finalizar, ruede de nuevo hacia abajo, a la colchoneta; retire la pelota y, con la pelvis estable, devuelva los pies a la colchoneta.

PUNTOS DE CONTROL

★ Mantenga la pelvis conectada al suelo en posición neutra durante todo el ejercicio.

★ Concéntrese en expandir las costillas durante la inspiración y en juntarlas en la espiración.

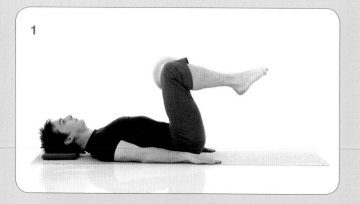

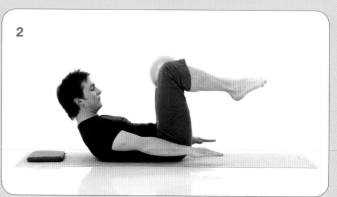

el cien

intermedio

Siga las instrucciones para el cien: preparación (página anterior).
Esta vez, sin embargo, coloque la pelota entre los tobillos y estire las
piernas. Apriete suavemente el interior de los muslos, manteniendo la
colocación durante todo el ejercicio.

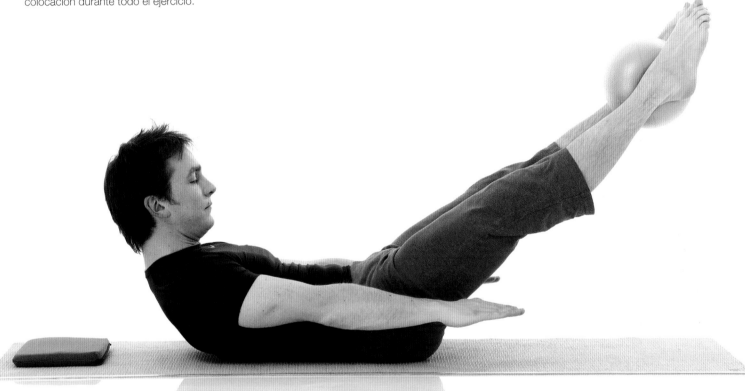

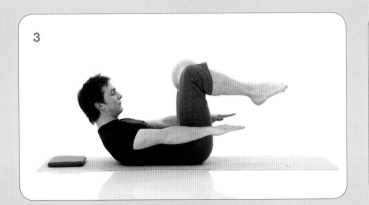

3

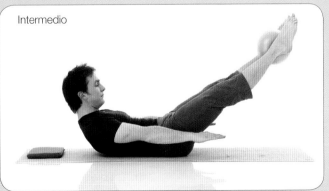

Intermedio

El aro tonificante

El aro tonificante es una pieza tradicional del equipamiento de pilates, a menudo denominado aro mágico. Originalmente se fabricaba en acero, pero las versiones más modernas son más ligeras, hechas de plástico. Del mismo modo que la pelota pequeña, el aro puede ayudar a facilitarle una conexión más fuerte en su centro.

A la vez que puede apretar ligeramente el aro con la parte interior de las piernas, también puede ponerlo alrededor de las piernas y aplicar una presión hacia el exterior para darle diferentes conexiones dentro del mismo ejercicio. El tamaño del aro permite que pueda utilizarse para presionar con los brazos o para tirar de él con el fin de cambiar la conexión dentro y alrededor de la parte superior del cuerpo a lo largo de un ejercicio.

Los siguientes ejercicios hacen pleno uso de esta versatilidad y ofrecen progresiones útiles o alternativas para los ejercicios presentes en los programas para principiantes y para el nivel intermedio.

apertura de brazos

principiantes

Fomenta la estabilidad de la pelvis mientras fortalece el interior de los muslos y ejercita la cabeza, el cuello y la columna.

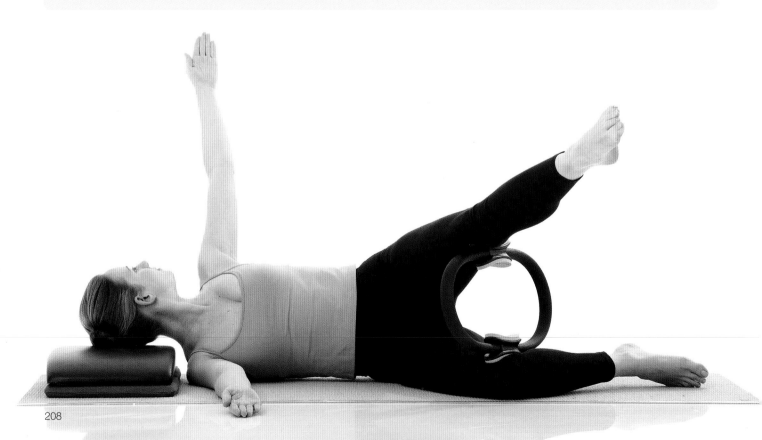

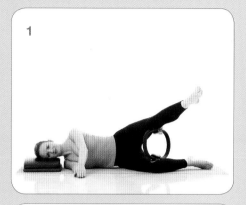

posición de inicio

Túmbese sobre el lado derecho y alinee correctamente la pelvis y la columna en posición neutra. Coloque un cojín grueso debajo de la cabeza para asegurarse de que ésta y el cuello permanecen alineados con la columna. Estire los brazos al frente, a la altura de los hombros. El brazo derecho descansa sobre la colchoneta y el izquierdo se coloca arriba, a la derecha.

Flexione ambas rodillas al frente de manera que las caderas y las rodillas formen un ángulo recto. Levante la pierna de arriba para colocar el aro entre sus rodillas y ejerza una suave presión con los muslos para mantener su posición; a continuación, estire la rodilla de arriba, lo más lejos que pueda.

Mantenga un nivel adecuado de conexión con su centro durante todo el ejercicio.

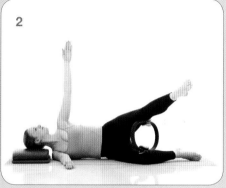

rutina

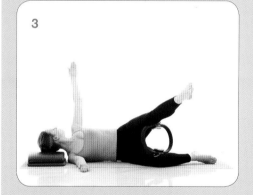

● Inspire mientras levanta el brazo de arriba, manteniéndolo estirado y levantado sobre la articulación del hombro, hacia el techo; al mismo tiempo, gire la cabeza y el cuello al techo.

● Espire mientras continúa con el giro de la cabeza, el cuello y la parte superior de la columna hacia la izquierda; lleve el brazo izquierdo hacia su columna y ábralo un poco más hacia la colchoneta. Las rodillas y la pelvis permanecen inmóviles.

● Inspire mientras gira la columna de nuevo a la derecha, iniciando el movimiento desde su centro. A la vez, dirija el brazo izquierdo una vez más por encima de la articulación del hombro y hacia el techo.

● Espire mientras gira y devuelve la columna y el brazo a la posición de inicio. Repita hasta cinco veces y luego hágalo hacia el otro lado.

PUNTOS DE CONTROL

★ Asegúrese de la correcta alineación en la posición del lado yacente: hombro sobre hombro, cadera sobre cadera, rodilla sobre rodilla y pie sobre pie.

★ Asegúrese de que la pelvis permanece estable a lo largo de todo el ejercicio.

★ Mantenga una presión suave de las rodillas sobre el aro; un exceso o un defecto en la presión provocará el desplazamiento del mismo.

★ Idealmente, el movimiento es pura rotación. Continúe estirando la columna; evite arquear la espalda o estrechar la cintura.

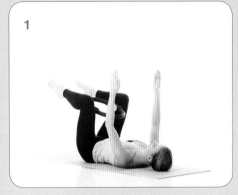

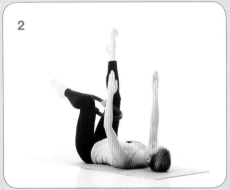

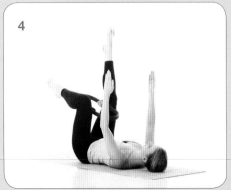

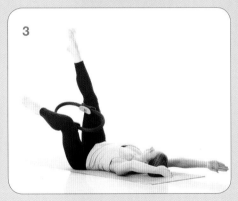

rotación de cadera, estirar piernas y elevar brazos

intermedio

Un ejercicio de coordinación difícil que ayuda a fomentar la rotación espinal mientras fortalece los abdominales, las caderas y los muslos.

posición de inicio

Colóquese correctamente alineado en la posición de relajación. Flexione las rodillas de forma alterna con estabilidad, mantenga las piernas en paralelo y las rodillas y pies separados a la anchura de la cadera. Levante los brazos en vertical por encima de su tórax, a la anchura de sus hombros, con las palmas de las manos enfrentadas. Coloque el aro entre las rodillas y, con los pies separados el ancho de las rodillas, apriete ligeramente el interior de los muslos para mantener esta colocación. Mantenga una conexión adecuada con su centro durante todo el ejercicio junto con una ligera conexión entre el aro y el interior de los muslos.

PUNTOS DE CONTROL

★ A lo largo de todo el ejercicio, concéntrese en la conexión del interior de los muslos con el aro así como en mantener el estiramiento a través de la pierna extendida en oposición al brazo levantado.

★ Ruede la pelvis y las piernas directamente hacia los lados y evite cualquier desviación; no debe de producirse ningún acortamiento en la cintura.

rutina

● Inspire; con los muslos inmóviles, estire la pierna derecha y ligeramente la punta del pie hacia el techo.

● Espire mientras empieza a rotar la pelvis y las piernas hacia la izquierda desde un centro fuerte. Mantenga el estiramiento en la pierna derecha extendida conforme la parte derecha de la pelvis se levanta ligeramente del suelo. Al mismo tiempo, estire y lleve los brazos por encima de la cabeza hacia el suelo, relaje su esternón y cierre las costillas.

● Inspire y devuelva la pelvis, las piernas y los brazos hacia el centro, iniciando el movimiento desde un centro fuerte.

Repita hacia el otro lado y luego toda la secuencia hasta cinco veces.

Para finalizar, retire el aro y, con la pelvis estable, devuelva los pies a la colchoneta para acabar en la posición de relajación.

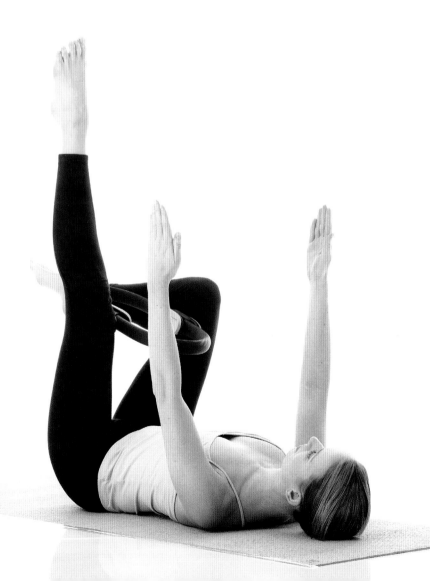

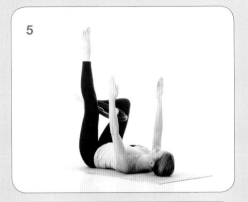

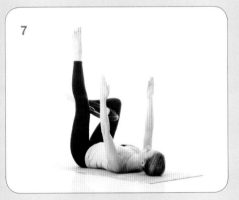

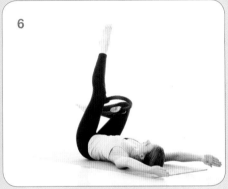

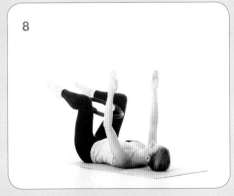

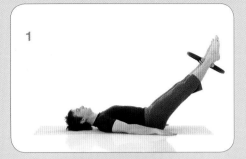

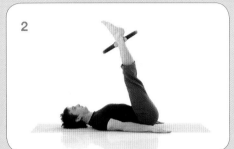

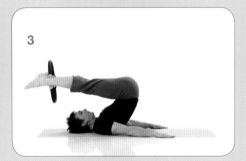

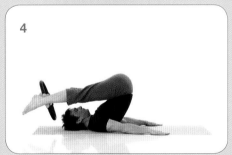

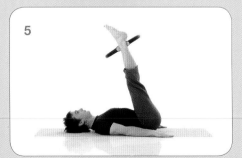

rodar hacia atrás con piernas apretadas y estiradas

intermedio

Fomenta la ejercitación de las caderas y la columna y ayuda a fortalecer la parte anterior del cuerpo, las piernas y la parte posterior de los brazos.

posición de inicio

Colóquese correctamente alineado en la posición de relajación. Flexione las piernas de forma alterna, con estabilidad; coloque el aro cómodamente entre los tobillos y estire suavemente la punta de los pies.

Estire las piernas en paralelo directamente sobre la pelvis y, a continuación, bájelas hasta el punto en el que sea capaz de mantener la pelvis y la columna en posición neutra; no permita que la parte inferior de la espalda se arquee.

Mantenga conectado el interior de sus muslos y una presión suave y consistente sobre el aro a lo largo de todo el ejercicio.

Mantenga un nivel de conexión adecuado con su centro durante todo el ejercicio.

PUNTOS DE CONTROL

★ Presione sus piernas de modo continuado, una contra otra, con una presión suave y consistente sobre el aro, durante todo el ejercicio. Asegúrese de que no aprieta la zona de la cadera ni que bloquea las rodillas. Es importante no apretar con demasiada fuerza.

★ Inicie el movimiento desde un centro fuerte y mantenga esta conexión a lo largo de todo el ejercicio.

★ Concéntrese en mantener la columna estirada y evite cualquier compresión, sobre todo mientras la pierna baja a la posición de rodar.

rutina

- Inspire mientras estira las piernas y empieza a dirigirlas hacia el cuerpo; mantenga la pelvis abajo el mayor tiempo posible.
- Espire mientras la pelvis y la columna rueden y se separan de la colchoneta; lleve las piernas hacia arriba sobre el torso hasta que estén paralelas a la colchoneta. Asegúrese de no rodar demasiado lejos: no debe haber presión en el cuello ni en la cabeza, ni tensión en los hombros.
- Inspire y, sin acentuar la curvatura de la columna, intente bajar ambas piernas acercándolas a la colchoneta.
- Espire y ruede secuencialmente la columna y la pelvis de nuevo hacia la colchoneta. Mantenga las piernas próximas a la parte frontal de su cuerpo hasta que la pelvis y la columna hayan vuelto a la posición neutra.
- Siga con la espiración, baje las piernas alejándolas del torso, hacia la colchoneta, lo más lejos posible sin perder la alineación neutra de la columna.

Repita hasta cinco veces.

Para finalizar, devuelva las piernas directamente sobre la pelvis y luego flexione las rodillas. Retire el aro y, con la pelvis estable, devuelva las piernas una después de la otra a la colchoneta para acabar en la posición de relajación.

Variante: rodar con piernas estiradas

Repita los ejercicios anteriores, esta vez colocando los tobillos en el interior del aro, y mantenga una presión constante hacia fuera mientras ejecuta el ejercicio.

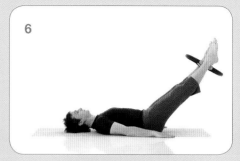

6

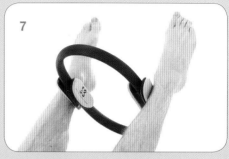

7

Variante

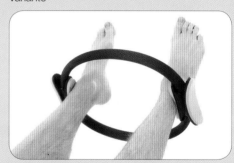

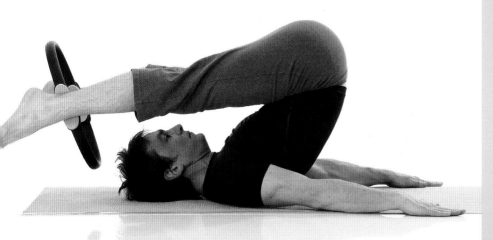

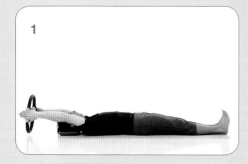

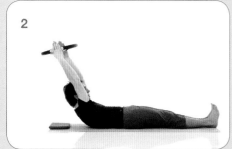

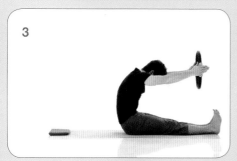

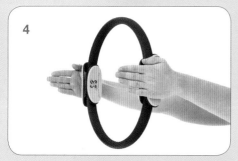

rodar hacia arriba con presión de brazos

■ intermedio

La presión de los brazos contra el aro ayuda a liberar tensión alrededor del cuello y de los hombros.

posición de inicio

Estírese boca arriba con ambas piernas estiradas y juntas, en paralelo, y los pies flexionados. La pelvis y la columna están en posición neutra. Sostenga el aro con las manos estiradas y ejerciendo una suave presión sobre él; levante los brazos por encima de la cabeza, con el tórax abierto. Mantenga la conexión de los brazos con el aro y una presión constante durante todo el ejercicio.

Mantenga un nivel de conexión adecuado con su centro a lo largo de todo el ejercicio.

rutina

● Inspire mientras levanta los brazos y, al mismo tiempo, la cabeza, el cuello y la parte superior de la espalda se separan de la colchoneta.

● Espire mientras se levanta el resto de la columna, vértebra a vértebra. Estire la columna en posición de curva C sobre las piernas.

● Dirija los brazos hacia delante, asegurándose de que mantiene la relación entre el cuello y la cabeza.

Inspire mientras vuelve a rodar la pelvis y la columna hacia la colchoneta, asegurándose de que el movimiento se inicia en la pelvis.

● Espire a la vez que continúa bajando secuencialmente toda la columna a la colchoneta; devuelva la cabeza y los brazos al final de la espiración.

Repita hasta diez veces.

PUNTOS DE CONTROL

★ Concéntrese en el control del movimiento con su respiración.

★ Mantenga todo el movimiento con ritmo y fluidez.

El balón grande

El balón grande es muy popular en numerosos ámbitos vinculados al entrenamiento físico. Más conocido como «pelota suiza» o «pelota de fisioterapia», es una excelente forma de añadir dificultad y diversión a sus sesiones de pilates.

Al comprar el balón grande hay dos factores principales a tener en cuenta:

1. Debe estar fabricado con un material que no permita los pinchazos. Muchos de los ejercicios que puede practicar con el balón grande implican el apoyo de una gran parte del peso sobre él desde posiciones elevadas (sedente, por ejemplo). Por tanto, debe estar diseñado para aguantar más que su propio peso (sugerimos al menos el doble). El material también debe ser resistente a la roturas, de manera que cualquier pinchazo que pudiera producirse cuando el balón se halla bajo presión no suponga un reventón que pudiera causar lesiones. Compre el balón más duradero disponible, revise regularmente su superficie y asegúrese de que lo usa lejos de obstáculos afilados.

2. El tamaño del balón es importante para un uso seguro y correcto. La mayoría de la gente utiliza el balón de entre 55 y 65 cm de diámetro inflado entre el 85 y el 100 % del volumen máximo recomendado. Inflar excesivamente el balón es peligroso y, si ignora las tolerancias del producto, podría producirse una rotura. Una buena referencia para calcular el diámetro correcto consiste en sentarse sobre el balón con las plantas de los pies apoyadas en el suelo; las caderas deben estar ligeramente por encima de las rodillas.

Los beneficios del balón grande

- Su naturaleza inestable le ayuda a desarrollar músculos estabilizadores profundos al fomentar el equilibrio y el control corporal.
- Puede ayudar a mantener una alineación correcta, ya que ofrece un punto físico de referencia a partir del que moverse.
- Al trabajar a partir de una superficie elevada, cambia la gama de movimientos de numerosos ejercicios comunes: aumenta la ejercitación de la movilidad articular y controla o proporciona un mayor apoyo al cuerpo, lo que facilita la ejecución y la comprensión de los ejercicios más difíciles.

Los siguientes ejercicios le proporcionaran progresiones útiles o alternativas de ejercicios similares que figuran en el programa para principiantes y el nivel intermedio.

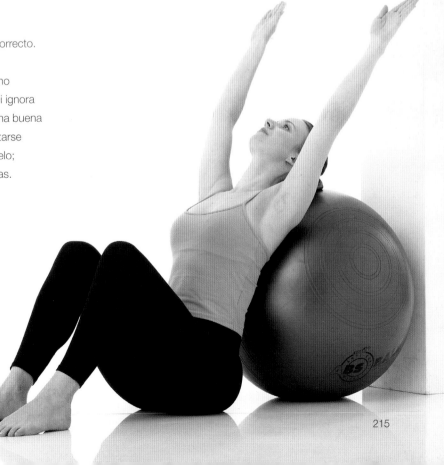

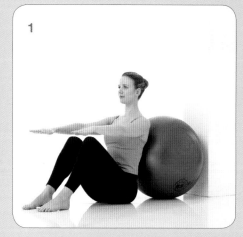

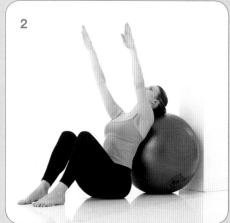

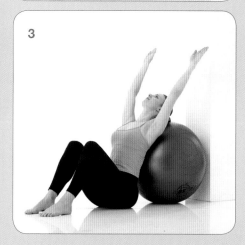

círculos de brazos hacia atrás

■ principiantes

Ayuda a liberar tensión en la parte superior de la espalda, cuello y hombros, lo que le permitirá ejercitarlos de modo secuencial sin ejercer tensión en el área abdominal.

posición de inicio

Siéntese erguido con las rodillas flexionadas y las plantas de los pies en la colchoneta. Sus piernas deben estar separadas, al ancho de las caderas; la pelvis y la columna, en posición neutra. Estire los brazos al frente, bájelos y júntelos un poco más que la altura y el ancho de sus hombros. Los brazos están estirados y las palmas de las manos hacia abajo. El balón grande se coloca entre la espalda y la pared. Inspire, prepare su cuerpo para el movimiento y, mientras espira, ruede secuencialmente la parte superior de la espalda, el cuello y la cabeza. Permita que la parte superior de la espalda, el cuello y la cabeza se extiendan ligeramente sobre el balón mientras la parte inferior de la espalda y la pelvis se mantienen alineadas. Procure que no le cuelgue la cabeza; utilice un cojín pequeño para dar apoyo a la cabeza si es necesario. Levante los brazos por encima de la cabeza hacia la pared, con las palmas de las manos hacia arriba.

rutina

● Espire mientras mueve los brazos en círculo hacia fuera, por los laterales y hacia abajo.

● Inspire mientras levanta los brazos por encima de la cabeza y vuelve a la posición de inicio.

Repita esta rutina cinco veces y luego invierta el movimiento de los brazos para realizar cinco repeticiones más.

Para finalizar, espire mientras baja los brazos en círculo y, al mismo tiempo, baja la cabeza y la columna, secuencialmente, hacia delante. Recoloque la columna al volver a la posición de inicio.

PUNTOS DE CONTROL

★ Asegúrese de que la pelvis permanece en posición neutra durante todo el ejercicio. Arquee su cuerpo hacia atrás sólo en la medida en que le sea posible.

★ Permita que las clavículas y los omóplatos se ensanchen, pero mantenga la conexión entre omóplatos y la parte posterior de la caja torácica.

★ Mantenga el cuello estirado y libre de tensión, evitando arquear el cuello en exceso, y no permita que la cabeza cuelgue o sufra de algún modo.

★ Concéntrese en rodar la columna lejos de la pelota, vértebra a vértebra.

★ Controle la vuelta secuencial de la columna sobre el balón.

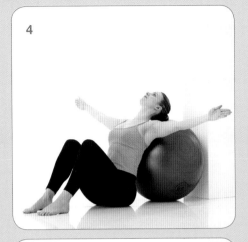

4

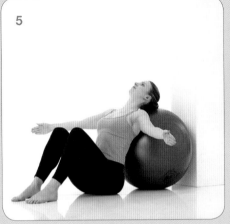

5

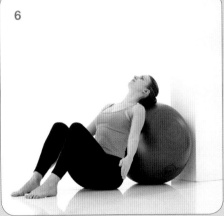

6

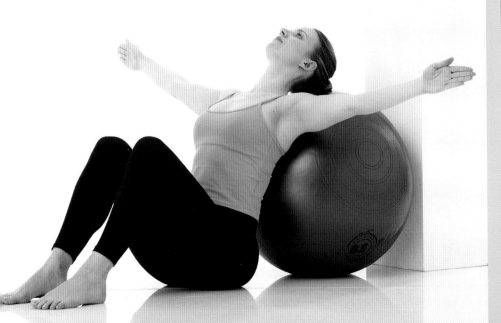

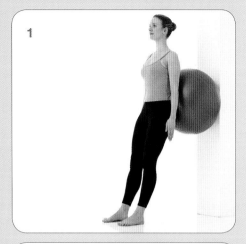

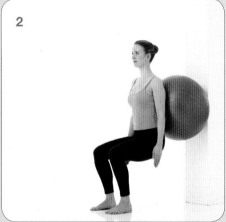

deslizamiento hacia abajo contra la pared

principiantes

Ayuda a fortalecer y equilibrar los músculos de las piernas. Ejercita y coordina las articulaciones de caderas, rodillas y tobillos mientras fomenta la estabilidad espinal.

posición de inicio

Colóquese de pie con la espalda contra la pared y el balón entre la parte inferior de la espalda y la pared. Los pies se sitúan en paralelo, separados al ancho de las caderas, y un poco por delante de la pelvis, de manera que cuando sus rodillas estén flexionadas en ángulo recto, éstas no puedan sobresalir más allá de los dedos de los pies. A pesar de que se apoya en el balón, la columna está estirada y en posición neutra. Permita que sus brazos se estiren hacia abajo, a los lados del cuerpo. Mantenga un nivel de conexión adecuado con su centro durante todo el ejercicio.

rutina

● Inspire, estire la columna y flexione las rodillas; mientras baja hacia el suelo, el balón rodará suavemente hacia arriba a lo largo de su columna. Mantenga la posición vertical conforme desciende y la pelvis, en posición neutra.

● Espire y, con los pies bien conectados al suelo, estire las piernas y vuelva hacia arriba, estirando la columna conforme lo realiza. Sienta cómo el balón rueda de nuevo a la posición en la que inició su recorrido en la parte inferior de la espalda.

Repita diez veces.

PUNTOS DE CONTROL

★ Mantenga la pelvis y la columna en posición neutra durante todo el ejercicio. La cintura permanece estirada; perciba la sensación de estiramiento espinal.

★ Evite bajar la pelvis más allá de las rodillas.

★ Mantenga la alineación correcta de las piernas, los tobillos y las rodillas deben alinearse con las caderas.

prensión del diamante

▮ principiantes

Desarrollar la movilidad espinal, especialmente alrededor de la parte superior de la espalda. El balón ayuda a ganar conciencia sobre esta zona.

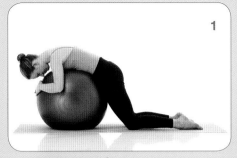

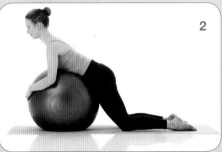

posición de inicio

Colóquese de rodillas, erguido, con el balón frente a su cuerpo. Apóyese sobre el balón, con los muslos contra él; estire y curve la columna hacia delante, sobre el balón. La pelvis, la zona abdominal, la caja torácica y el tórax deben estar apoyados en el balón. Cree una forma de diamante con los brazos: junte las puntas de los dedos, con las palmas sobre el balón y los codos abiertos. Descanse la frente en los dorsos de las manos.

Mantenga un nivel de conexión adecuado con su centro durante todo el ejercicio.

rutina

- Inspire, prepare el cuerpo para el movimiento.
- Espire mientras levanta y separa del balón de la cabeza, el cuello y el tórax. Sienta el contacto de las costillas inferiores con el balón, pero abra el tórax y concéntrese en dirección hacia el frente.
- Inspire mientras mantiene esta posición estirada y estable.
- Espire mientras devuelve el tórax y la cabeza hacia delante y hacia abajo, sobre el balón.

Repita diez veces.

PUNTOS DE CONTROL

★ Inicie la extensión hacia atrás a través del estiramiento y la elevación de la cabeza en primer lugar, seguida del cuello. Cuando la cabeza y el cuello están alineados con la columna, empiece a abrir y levantar el tórax.

★ Mantenga las costillas inferiores en contacto con el balón mientras se levanta; esto le asegurará que no va demasiado lejos ni comprime la parte inferior de la columna. El estiramiento a lo largo de la columna es mucho más importante que la altura de la extensión que consiga.

★ Evite presionar con los brazos en exceso; están ahí para conferirle un ligero apoyo, no para ejercer presión.

★ El balón debe permanecer inmóvil a lo largo de todo el ejercicio.

flexiones

▮ intermedio

Fortalece los brazos, el tórax y los hombros; además, ayuda a desarrollar fuerza y estabilidad en la columna y en la parte posterior de las piernas.

posición de inicio

Colóquese boca abajo sobre el balón, que debe servir de apoyo. ponga las manos en la colchoneta debajo de los hombros y estire los brazos. La pelvis y la columna están alineadas en la posición neutra. Estire las piernas hacia atrás, giradas hacia fuera, y el interior de los muslos conectados y con los pies en punta.
Mantenga un nivel de conexión adecuado con su centro.

rutina

● Inspire y flexione los codos; diríjalos hacia fuera, bien separados y alineados con el tórax. Mientras permanece fuerte y estable en su centro, el cuerpo deberá bajar hacia la colchoneta. Como reacción, las piernas subirán ligeramente, pero el balón permanecerá quieto.
● Espire mientras estira los codos; presione el cuerpo de nuevo hacia arriba, a la posición de inicio.
Repita cinco veces.

PUNTOS DE CONTROL

★ Mantenga la pelvis y la columna en posición neutra durante todo el ejercicio. La columna también debe mantener su relación con las piernas. La columna baja a la colchoneta y se separa de ella como resultado del movimiento de los codos y los hombros.

★ Es esencial mantener una buena conexión abdominal para evitar que la pelvis o la caja torácica caigan hacia la colchoneta.

★ Mantenga una firme conexión entre los omóplatos y la parte posterior de la caja torácica.

★ Cuando flexione los codos, concéntrese en el estiramiento del cuerpo y en el trabajo de los brazos lejos de un centro fuerte; mantenga el tórax expandido.

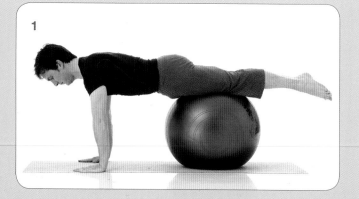

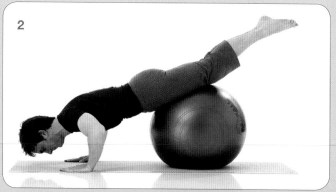

El rodillo de espuma

El rodillo de espuma es una pieza muy eficaz y versátil del equipamiento y cuenta con numerosas aplicaciones en el entorno de pilates. Existen diversos tipos de rodillos disponibles, de distintos fabricantes, todos muy similares en cuanto a constitución, aunque algunos tienen una densidad superior, lo que los hace más resistentes y menos propensos a perder la forma.

Los aspectos más importantes son el tamaño y la forma. En general tienen 10 o 15 cm de diámetro. Para los ejercicios de pilates le aconsejamos el más grande, el de 15 cm. En términos de longitud, necesitará básicamente un rodillo más largo que su torso, incluyendo cuello y cabeza, así que, si mide 1,75 cm, un rodillo estándar de 90 cm será suficiente. Si es más alto, puede necesitar un rodillo un poco más largo para poder apoyar la cabeza, el torso y el sacro cuando se recueste cómodamente sobre él.

Los beneficios del rodillo de espuma

● Trabajar desde la superficie elevada del rodillo cambia la gama de movimiento de los ejercicios habituales. Puede incrementar la ejercitación en la movilidad de las articulaciones y controlar o proporcionar un mayor apoyo al cuerpo, lo que ayuda a facilitar la ejecución de los ejercicios difíciles.

● Su naturaleza inestable, junto con una base de apoyo reducida entre el cuerpo y el suelo, se convierte en un gran reto de habilidad para que el cuerpo mantenga el equilibrio y el control, lo cual resulta altamente efectivo en el desarrollo del uso funcional de los músculos estabilizadores internos.

● Ayuda a mantener una alineación correcta al ofrecer un punto de referencia o una guía del movimiento a realizar.

Los siguientes ejercicios aprovechan al máximo el uso del rodillo de espuma en varias aplicaciones. Algunos se componen de progresiones útiles o alternativas muy similares a los ejercicios del programa para principiantes o del nivel intermedio.

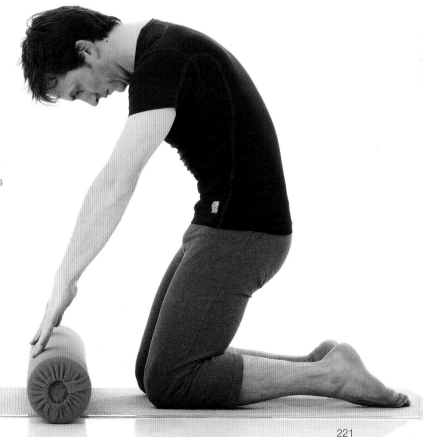

flexionar rodillas

principiantes

Incrementa la dificultad para mantener la estabilidad entre la pelvis y la columna y fomenta el movimiento independiente de la pierna a la altura de la articulación de la cadera.

posición de inicio

Colóquese correctamente alineado en la posición de relajación sobre el rodillo. Asegúrese de que la cabeza, la caja torácica y la pelvis están apoyadas en el rodillo y de que los pies están colocados en el suelo, en paralelo y a la anchura de la cadera. Estire los brazos a lo largo del rodillo sobre la colchoneta o bien flexione los codos y coloque las manos con suavidad en la parte frontal de la pelvis.

rutina

- Inspire y prepare su cuerpo para el movimiento.
- Espire mientras levanta el pie derecho de la colchoneta y flexiona la rodilla para acercarla al cuerpo.
- Inspire, mantenga la posición y permanezca centrado.
- Espire mientras devuelve lentamente la pierna hacia abajo y los pies a la colchoneta.

Repita cinco veces con cada pierna.

PUNTOS DE CONTROL

★ Mantenga la pelvis y la columna inmóviles y centradas durante todo el ejercicio; concéntrese en la pierna que se mueve de manera independiente del resto del cuerpo. Tenga especial cuidado cuando empiece a levantarla.

★ Aunque el rodillo puede rodar y su cuerpo intentar ajustarse a ese rodamiento a modo de reacción, intente mantener tanto el rodillo como el cuerpo inmóvil, aunque sin rigidez.

★ Flexione las rodillas lo máximo posible sin afectar a la pelvis ni perder la posición neutra.

★ Mantenga el tórax y la parte frontal de los hombros abierta y evite cualquier tensión en la zona del cuello.

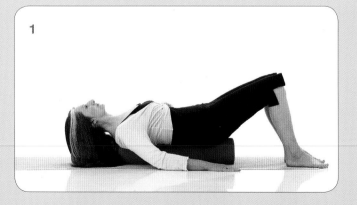

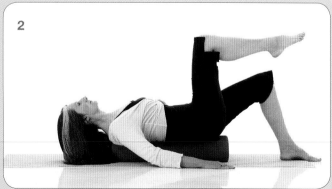

cierre de caja torácica

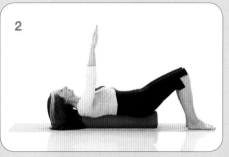

principiantes

Ayuda a crear conciencia de la estabilidad espinal mientras fomenta la movilidad y la soltura alrededor de los hombros.

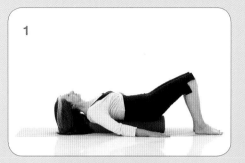

posición de inicio

Colóquese alineado en la posición de relajación sobre el rodillo. Asegúrese de que la cabeza, la caja torácica y la pelvis están apoyadas en el rodillo y los pies se sitúan en paralelo, separados al ancho de la cadera, en el suelo. Estire los brazos a los lados del rodillo; sólo sus manos estarán en contacto real con la colchoneta.
Mantenga un nivel de conexión adecuado con su centro durante todo el ejercicio.

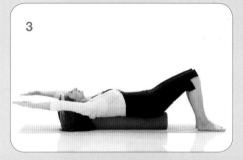

rutina

● Inspire y levante los brazos a una posición vertical por encima del tórax, con las palmas de las manos mirando hacia delante.

● Espire. Mantenga la columna estable e inmóvil y dirija los brazos por encima de la cabeza hacia el suelo. Mantenga el cuello estirado e intente relajar y cerrar la caja torácica durante la espiración. Los omóplatos deben deslizarse de modo natural hacia arriba, en la parte posterior de la caja torácica, mientras eleva los brazos. A pesar de que no debe excederse en el levantamiento, es importante que no bloquee el movimiento. Simplemente permita que se muevan naturalmente y sin tensión.

● Inspire mientras devuelve los brazos al tórax. Sienta pesada la caja torácica y el tórax, abierto.

● Espire y baje los brazos, devuélvalos a la colchoneta y estírelos a los lados del cuerpo.
Repita diez veces.

PUNTOS DE CONTROL

★ Mantenga la pelvis y la columna estables e inmóviles. Procure no arquear la parte superior de la columna mientras mueve los brazos por encima de la cabeza.

★ Durante la espiración, intente mantener el torso estable y concéntrese en el cierre y el relajamiento de la caja torácica.

★ Estire los brazos completamente, pero evite bloquear los codos.

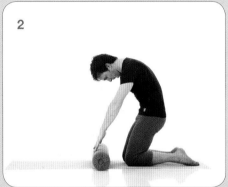

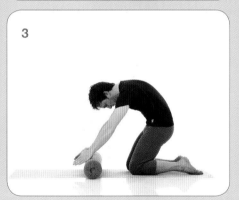

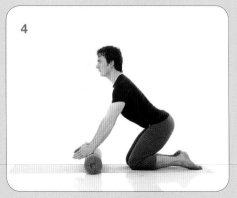

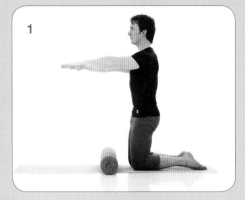

el gato

■ intermedio

Ejercita la columna, las caderas, los hombros, y ayuda a desarrollar la fluidez de movimiento en todo el cuerpo, utilizando el rodillo como guía para facilitar la ejecución de los ejercicios.

posición de inicio

Colóquese arrodillado y erguido; sitúe el rodillo frente a las rodillas. Estire la pelvis y la columna en posición neutra y levante los brazos directamente al frente, a la altura y anchura de los hombros.

Mantenga un nivel de conexión adecuado con su centro durante todo el ejercicio.

rutina

● Inspire, prepare el cuerpo para el movimiento y estire la columna.

● Espire, flexione la cabeza hacia delante y empiece a rodar la columna secuencialmente hacia abajo, con la pelvis hacia dentro; flexione un poco las rodillas para llevar los glúteos hacia los talones. Al mismo tiempo, dirija sus brazos hacia abajo y coloque las manos en el rodillo. Conforme enfatiza la curva C y dirige los glúteos hacia atrás, el rodillo rodará ligeramente hacia delante, como contrapartida al movimiento.

● Inspire y mantenga el rodillo inmóvil mientras rueda la pelvis hacia atrás y arquea con suavidad la columna desde la parte inferior de la espalda hasta el cuello. Mantenga el estiramiento y perciba la sensación de oposición entre la coronilla y los isquiones.

● Espire mientras hace rodar el rodillo aún más lejos al bajar la columna arqueada hacia el suelo desde sus caderas. Asegúrese de que los huesos de los muslos permanecen inmóviles y el arqueamiento en la columna permanece invariable. Mientras los brazos ruedan a lo largo del rodillo, permita que las palmas de las manos queden enfrentadas.

● Inspire. En primer lugar, mueva la pelvis hacia dentro y, a continuación, flexione la columna de nuevo en la posición de curva C. Luego recolóquela hacia arriba a la posición erguida; mientras devuelve la columna a la vertical, levante los brazos de nuevo a la posición de inicio.

Repita diez veces.

PUNTOS DE CONTROL

★ Concéntrese en la conexión de los abdominales internos para conferir apoyo a la columna mientras se flexiona y se extiende de modo secuencial.

★ El rodillo se desplazará hacia delante como una reacción al movimiento de la columna, la pelvis y las caderas que llegan a la curva C y no simplemente porque sus brazos lo empujan.

★ Ruede directamente a través del eje central del cuerpo.

★ Mantenga la relación entre los hombros y la parte posterior de la caja torácica. No los fuerce a bajar ni les permita que se eleven en exceso, especialmente cuando se dirija hacia delante.

★ Tenga cuidado de no curvarse en exceso hacia delante desde la cabeza y el cuello; recuerde que busca equilibrar la curva en la columna. Mantenga el cuello estirado y libre de tensión a lo largo de todo el ejercicio.

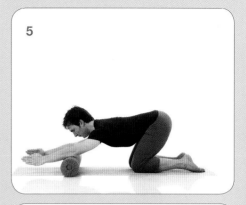

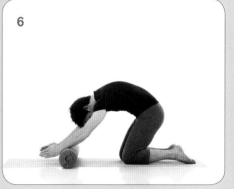

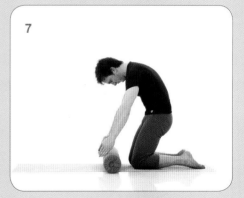

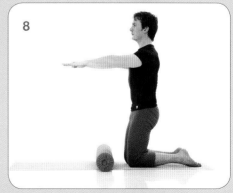

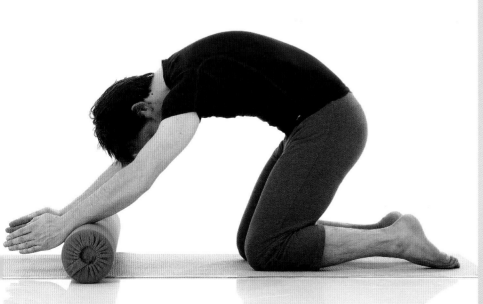

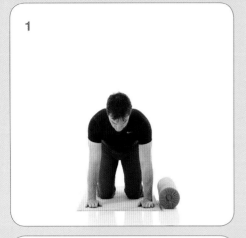

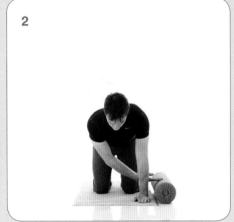

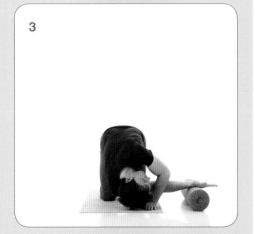

enhebrar la aguja

■ intermedio

Ejercita la columna con un movimiento rotatorio; ayuda a fomentar la movilidad y la estabilidad alrededor de la articulación de los hombros a través del movimiento fluido.

posición de inicio

Colóquese correctamente alineado a gatas.

Sitúe el rodillo en el suelo junto al brazo izquierdo, en paralelo a la columna estirada.

Mantenga un nivel de conexión adecuado con su centro a lo largo de todo el ejercicio.

rutina

● Inspire y levante de la colchoneta la mano derecha, girando la palma hacia arriba y dirigiéndola transversalmente hacia la izquierda, por detrás del antebrazo izquierdo; el dorso de la mano derecha se sitúa en la parte superior del rodillo. Al mismo tiempo, gire la cabeza y el torso a la izquierda.

● Espire y, con el codo izquierdo flexionado, que le confiere apoyo, permita que el torso aumente esa rotación, bajando el hombro derecho y la oreja hacia la colchoneta. Conforme lo realiza, el rodillo rodará lejos, hacia la izquierda, con el brazo derecho.

● Inspire; vuelva a la posición de inicio, mantenga la estabilidad y el estiramiento en toda la columna mientras el rodillo vuelve con el cuerpo. Retire la mano derecha del rodillo y continúe moviendo el brazo hacia fuera del lado derecho del cuerpo; ahora rote la cabeza y el torso hacia la derecha. Abra completamente la parte frontal del tórax y de los hombros.

Repita cinco veces y, a continuación, hacia el otro lado.

PUNTOS DE CONTROL

★ Mantenga el estiramiento y el apoyo en la columna conforme rota.

★ Evite curvar la columna hacia delante o arquearla hacia atrás mientras rota. El cuerpo baja hacia la colchoneta y se levanta de ella como resultado de la flexión del codo de apoyo y la articulación de la cadera.

★ El rodillo se desplazará como reacción a la rotación de la columna y no por la presión de los brazos.

★ El contacto del dorso de la mano sobre el rodillo debe ser ligero; esta mano no debe soportar ningún peso.

★ La rotación de la columna es secuencial; empiece con la cabeza y vuelva iniciando el movimiento en el centro.

★ Permita que la cabeza gire en consonancia con el resto de la columna.

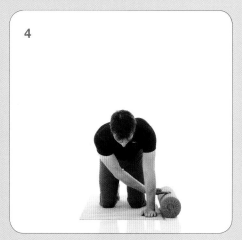

4

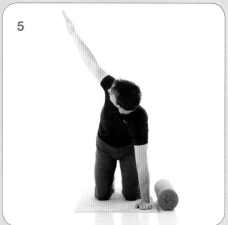

5

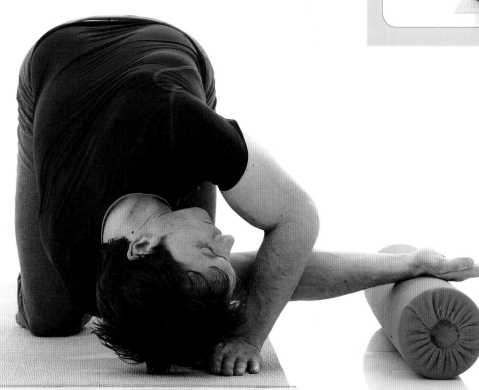

Pesas

Las pesas de mano se presentan en varias formas y tamaños. La utilización de pesas para entrenar la resistencia incrementa, por lo general, el rendimiento muscular durante el movimiento. Las técnicas de entrenamiento varían enormemente, pero lo habitual es que el entrenamiento de la fuerza incluya el trabajo con pesas más pesadas y un número inferior de repeticiones mientras que el entrenamiento de la resistencia muscular requiere de más repeticiones y menos peso.

La razón principal para trabajar con pesas en pilates es fomentar la integridad del movimiento. La resistencia añadida incrementará el trabajo de estabilidad de la articulación y dificultará concentrarse en la oposición necesaria para mantener un control adecuado del movimiento. Por esta razón, los pesos que se empleen deben ser lo bastante ligeros como para permitir que el movimiento se realice correctamente. Se cree que al añadir resistencia al ejercicio se mejora la salud ósea (página 248).

Practique en primer lugar los ejercicios sin pesas o con pelotas pequeñas para perfeccionar la técnica. Cuando se sienta preparado, podrá intentarlo con pesas ligeras y gradualmente aumentar el peso. Éste, en realidad, depende de su fuerza individual y del ejercicio que desea llevar a cabo. Básicamente, lo importante es fomentar la calidad del ejercicio sin comprometerlo.

Si no tiene pesas disponibles, puede sujetar en cada mano unas botellas de agua de plástico, pero tenga en cuenta la sujeción y la alineación de la muñeca.

Los siguientes ejercicios de pilates se ejecutan por lo general con pesas. Cuando considere la posibilidad de añadir peso a los movimientos del otro brazo, asegúrese de no perder de vista el objetivo del movimiento del ejercicio estándar.

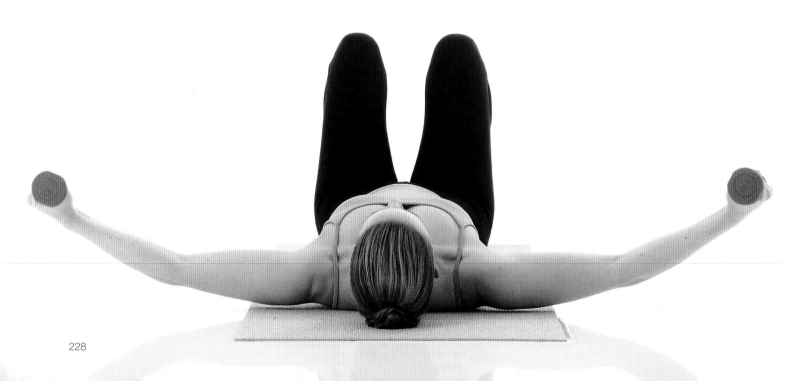

vuelos

▦ principiantes

Fomenta la abertura en el tórax y los hombros
y mejora la estabilidad de la parte superior de
la espalda, el cuello y la zona de los hombros.

Equipamiento Pesa de hasta 2 kg aproximadamente.

posición de inicio

Colóquese correctamente alineado en la posición de relajación. Con una pesa en
cada mano, levante los brazos verticalmente por encima del tórax, a la anchura de
los hombros y con las palmas de las manos enfrentadas.

Flexione ligeramente los codos, redondee los brazos, abra el tórax y junte las pesas
directamente sobre el centro del tórax.

Mantenga un nivel de conexión adecuado con su centro durante todo el ejercicio.

rutina

- Inspire y, manteniendo la forma de los brazos, ábralos directamente hacia fuera,
a los lados; baje las pesas hacia la colchoneta, pero no abajo del todo.
- Espire mientras devuelve los brazos con control a la posición de inicio.
Repita diez veces.

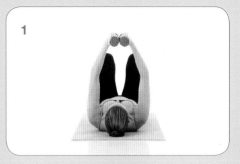

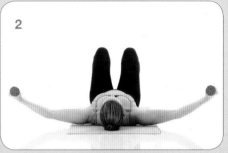

PUNTOS DE CONTROL

★ Mantenga la pelvis y la columna
estables e inmóviles. Procure no
arquear la parte superior de la
columna al abrir los brazos.

★ Cuando abra los brazos, asegúrese
de que permanecen al mismo nivel
que las articulaciones de los hombros.

★ Durante la espiración, mejore la
estabilidad de su torso; concéntrese
en el cierre y en el relajamiento de la
caja torácica.

★ Mantenga el cuello estirado y libre de
tensión; la cabeza permanece inmóvil
y pesada durante todo el ejercicio.

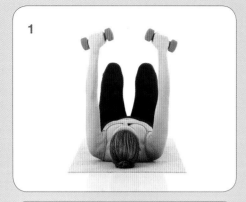

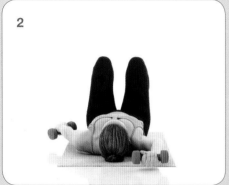

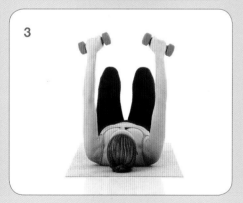

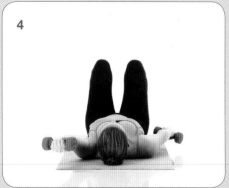

brazada hacia atrás

principiantes

Fomenta el control y la soltura en el tórax y los hombros mientras ejercita la estabilidad en la parte superior de la espalda, el cuello y las zonas de los hombros.

Equipamiento Pesa de hasta 1,5 kg aproximadamente.

posición de inicio

Colóquese correctamente alineado en la posición de relajación. Sujete una pesa en cada mano, estire los brazos y levántelos verticalmente sobre el tórax, a la anchura de los hombros y con las palmas de las manos mirando hacia delante.
Mantenga un nivel de conexión adecuado con su centro durante todo el ejercicio.

rutina

- Inspire y prepare su cuerpo para el movimiento.
- Espire. Con la columna estable e inmóvil, dirija el brazo derecho por encima de la cabeza hacia el suelo y baje el izquierdo al lado del cuerpo hacia la colchoneta. Mantenga el cuello estirado y fomente el relajamiento y el cierre de la caja torácica durante la espiración.
- Inspire mientras devuelve los brazos a la vertical, por encima del tórax. Perciba la caja torácica pesada y un tórax abierto.
Repita hacia el otro lado y luego toda la secuencia cinco veces.

PUNTOS DE CONTROL

★ Mantenga la pelvis y la columna estables e inmóviles a lo largo de todo el ejercicio. Tenga especial cuidado de no permitir que la parte superior de la columna se arquee conforme desplaza el brazo por encima de la cabeza.

★ Durante la espiración, fomente la estabilidad del torso y concéntrese en el cierre y el relajamiento de la caja torácica.

presión del bíceps

principiantes

Ayuda a fortalecer los brazos y los hombros mientras fomenta la estabilidad y el control espinal.

Equipamiento Pesa de hasta 3,5 kg aproximadamente.

posición de inicio

Colóquese de pie sobre el suelo (no sobre la colchoneta) y estire la columna en posición neutra. Sus piernas deben situarse en paralelo y separadas al ancho de la cadera, o bien en la posición de pilates. Sujete una pesa en cada mano y estire los brazos hacia abajo por los lados del cuerpo, con las palmas de las manos hacia usted. Mantenga un nivel de conexión adecuado con su centro durante todo el ejercicio.

rutina

● Inspire y, con la parte superior de los brazos inmóvil, flexione los codos y dirija las manos hacia los hombros, girando las palmas de las manos hacia el cuerpo.

● Espire mientras estira los codos y levanta los brazos por encima de la cabeza; gire las palmas hasta enfrentarlas una con otra.

● Inspire mientras flexiona los codos; baje los brazos y, una vez más, baje las manos hasta el frente de los hombros.

● Espire y, de nuevo, mantenga la parte superior de los brazos inmóvil; estire y baje los brazos; gire las palmas hasta llegar a la posición de inicio. Repita diez veces.

PUNTOS DE CONTROL

★ Mantenga la pelvis y la columna estables y en posición vertical.

★ Mantenga una correcta alineación de la muñeca: las manos y las muñecas deben estar alineadas con su antebrazo; evite rodar los puños a lo lejos o hacia usted.

★ Estire completamente los brazos, pero no bloquee los codos.

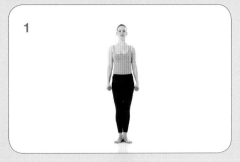

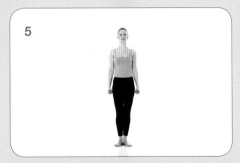

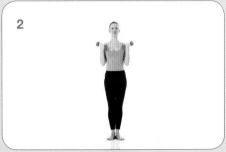

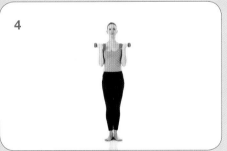

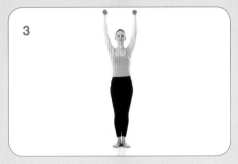

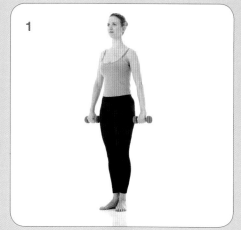

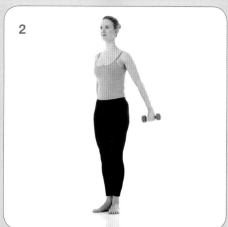

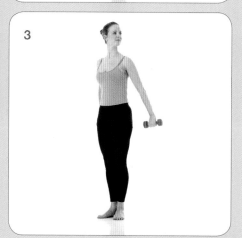

expansión del tórax

principiantes

Fomenta la abertura y la soltura en la parte frontal de los hombros mientras mantiene la estabilidad y la soltura en el cuello y la cabeza.

Equipamiento Pesa de hasta 1,5 kg aproximadamente.

posición de inicio

Póngase de pie en el suelo (no sobre la colchoneta) y estire la columna en la posición neutra. Las piernas deben colocarse en paralelo y separadas a la anchura de la cadera, o bien estar conectadas en la posición de pilates. Sujete una pesa en cada mano y estire los brazos hacia abajo por los lados de su cuerpo con las palmas hacia atrás. Mantenga un nivel de conexión adecuado con su centro durante todo el ejercicio.

rutina

● Inspire y, con los brazos estirados moviéndolos solamente desde las articulaciones de los hombros, desplácelos hacia atrás lo más lejos que pueda sin afectar a la posición de la columna.

● Mantenga la inspiración, gire su cabeza hacia la izquierda; a continuación, pásela a través del centro y gire a la derecha.

Espire mientras devuelve la cabeza al centro y luego estire los brazos hacia delante, devolviéndolos suavemente al frente de su cuerpo.

● Repita diez veces, alternando cada vez el lado del primer giro de cabeza.

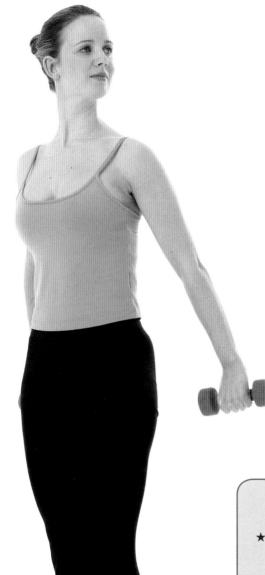

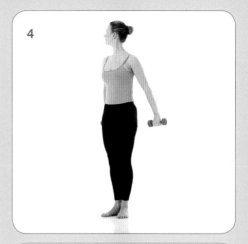

4

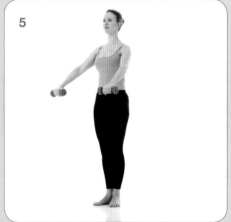

5

PUNTOS DE CONTROL

★ Mantenga la pelvis y la columna estables, estiradas y la posición vertical a lo largo del ejercicio. Asegúrese de que la parte superior de la espalda no está arqueada y de que las costillas no sufren mientras dirige los brazos atrás.

★ Mientras gira la cabeza, tenga cuidado de no moverse ni hacia delante ni hacia atrás. Debe girar a través del eje central mientras el resto de la columna permanece inmóvil.

★ Mantenga una correcta alineación de la muñeca: las manos y las muñecas deben estar alineadas con el antebrazo; evite rodar los puños a lo lejos o hacia usted.

★ Mantenga el tórax y la parte frontal de los hombros abiertos, especialmente mientras levanta los brazos.

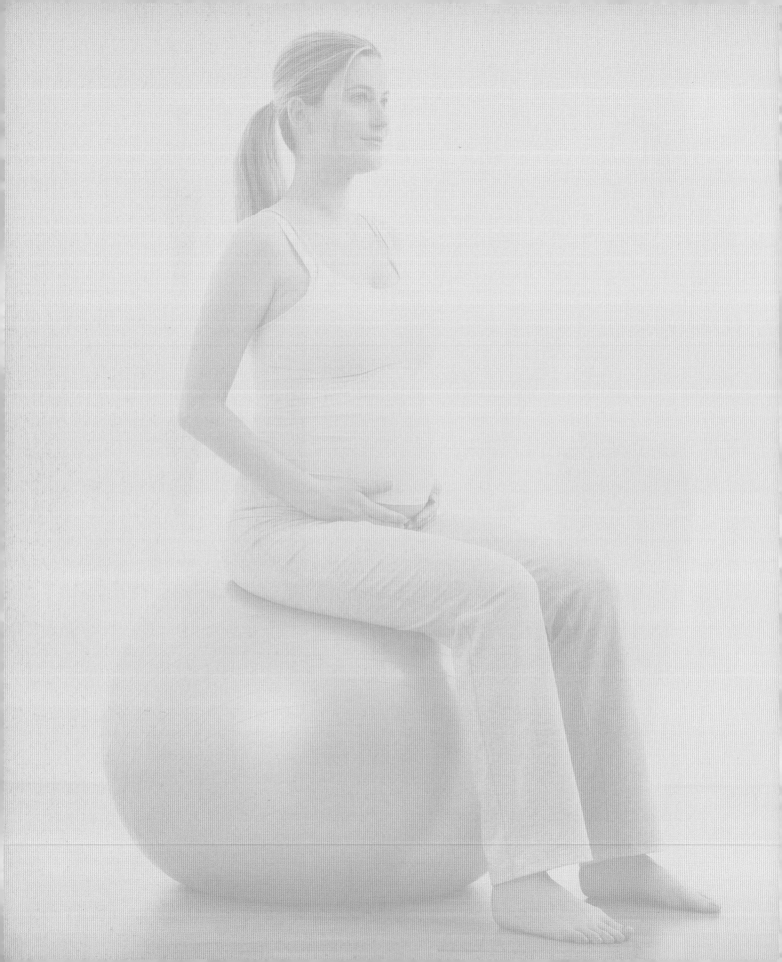

Capítulo seis: Pilates para la salud

El pilates resulta beneficioso para numerosos aspectos de la salud, desde los problemas en las articulaciones hasta la salud mental. Los consejos de este capítulo no pretenden sustituir a los del médico, sino que son una guía sobre la ayuda que ofrece el pilates para mantener un buen estado general de salud.

Articulaciones saludables

Muchos ejercicios de pilates favorecen el buen funcionamiento de las principales articulaciones del cuerpo. En este capítulo nos centraremos en las articulaciones de las extremidades inferiores, las superiores y la columna. Aunque en cada una de estas zonas pueden surgir problemas por separado, la causa de muchas dolencias va más allá de la zona donde se manifiestan los síntomas. Por tanto, nunca menosprecie los beneficios de un ejercicio sólo porque no se trabaje directamente en la zona afectada. Por ejemplo, la mejora en la calidad del movimiento de los pies y los tobillos puede ejercer un profundo efecto en el funcionamiento y la salud de las caderas, que a su vez tendrá una influencia positiva en las articulaciones de la columna vertebral (incluyendo el cuello y la cabeza), y a su vez los hombros, los codos y las muñecas saldrán beneficiados.

En resumen, las mejoras en una zona del cuerpo influyen en el resto, de manera sutil, y en otras ocasiones de forma espectacular.

Existen muchos tipos de trastornos fisiológicos que afectan a la salud y el funcionamiento de las articulaciones. Las enfermedades como la osteoartritis están asociadas con el desgaste de la estructura de la articulación. Una buena alineación de las articulaciones es uno de nuestros principios básicos; ayuda a reducir el desgaste de las articulaciones. Mantener la movilidad de las articulaciones y reforzar los músculos que las rodean y las mueven también contribuirá a conservarlas sanas. Dado que los ejercicios de pilates se realizan con atención consciente y control, resultan muy seguros para las personas que ya sufren esos problemas.

El control del peso también resulta vital para la salud de las articulaciones. El exceso de peso somete a las articulaciones a una gran tensión, sobre todo a las rodillas y las caderas. El pilates combinado con una dieta sana y equilibrada y ejercicio cardiovascular ofrece una solución realista y a largo plazo al control del peso (página 284).

Cuando pretenda mejorar el funcionamiento de las articulaciones con ejercicios de pilates, es importante evitar los movimientos que su médico o terapeuta le hayan recomendado no hacer, o que le provocan malestar o dolor. En el caso de algunas enfermedades de las articulaciones, determinados movimientos no son recomendables. Si no sabe si un ejercicio es adecuado para usted, consulte con su médico o terapeuta antes de intentarlo.

En general, los movimientos cuidadosos y bien ejecutados ofrecen el mejor complemento para cualquier tratamiento. Conviene que los ejercicios sean muy variados para explorar todo el movimiento posible alrededor de cada articulación. Trabajar a partir de posiciones de partida diversas también garantiza que la articulación se cargue en diferentes direcciones, maximizando así el rendimiento muscular.

Cada articulación ofrece diversos movimientos potenciales. Los problemas suelen producirse en la articulación o alrededor de ésta debido a que las actividades cotidianas nos llevan a utilizar sólo una fracción de ese movimiento potencial; además, los movimientos que realizamos casi siempre son muy repetitivos. Asimismo, las posiciones de las articulaciones durante largos períodos de tiempo no son naturales desde el punto de vista biomecánico y, por tanto, acaban siendo perjudiciales para el mantenimiento de un buen movimiento y una buena salud de la articulación. Es posible conseguir mejoras en la calidad del movimiento y en el equilibrio muscular trabajando los diferentes movimientos de manera correcta y controlada. Los problemas de articulaciones debidos a otras razones (golpes, enfermedades o causas hereditarias) también se benefician de este enfoque.

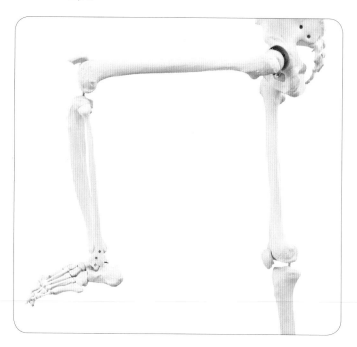

Articulaciones de las extremidades inferiores

En este apartado trataremos las caderas, las rodillas, los tobillos y los pies. Proponemos una gama de ejercicios que trabajan los diferentes movimientos de cada articulación partiendo desde diferentes posiciones. Estos ejercicios resultan beneficiosos para muchos de los problemas comunes, y su práctica le ayudará a mejorar los movimientos de cada articulación al tiempo que mantiene el equilibrio dinámico de los músculos utilizados para moverlas y controlarlas. Recuerde que las mejoras en el funcionamiento de las articulaciones inferiores ejercen un efecto rebote positivo en las articulaciones de la columna.

articulación de la cadera

La articulación de la cadera une el fémur con la pelvis. Su diseño de articulación esférica es lo suficientemente fuerte como para soportar el peso del cuerpo sobre las piernas al tiempo que permite movimientos en múltiples direcciones. Algunas de las dolencias que afectan a la articulación de la cadera son: causas hereditarias de desarrollo y alineación de la articulación esférica, golpe en la cadera o en la cavidad cotiloidea, operación o sustitución, problemas degenerativos provocados por el desgaste. Más habituales, no obstante, son los problemas debidos a los músculos y los tendones que cruzan la articulación; en su mayoría, esos problemas surgen por un mal uso y una alineación defectuosa.

ejercicios para unas caderas sanas

Desde la posición de relajación:
- Deslizar piernas, separar y flexionar rodillas
- Rotación de rodillas
- Círculos con las rodillas
- Zigzags: yacente
- Bucles de columna
- Estirar una pierna

Desde la posición yacente lateral:
- Ostra
- Patadas laterales: adelante y atrás
- Patadas laterales: arriba y abajo
- Patadas laterales: círculos pequeños
- Patadas laterales: elevar el interior del muslo
- Torpedo

Desde la posición a gatas:
- El gato
- Mesa

Desde la posición sedente:
- Zigzags: sedente

Desde la posición en prono:
- Toques
- Estrella

Desde la posición de pie:
- Rodar
- Elevación de pelota
- Mantenerse en pie sobre una pierna
- Presión de la pierna (con banda)

articulación de la rodilla

La articulación de la rodilla une el hueso del muslo (fémur) con los huesos de la parte inferior de la pierna (tibia y peroné). Es la articulación más grande del cuerpo, y cuenta con un diseño en bisagra que limita su potencial de movimiento casi exclusivamente a las flexiones y las extensiones. Se trata de una articulación muy robusta, ya que tiene que soportar todo el peso del cuerpo, y más concretamente de los muslos, al tiempo que permite una amplia gama de movimientos. Los problemas más comunes de la estructura de la articulación se deben al desgaste o a los accidentes. Dado que la rodilla se encuentra entre las articulaciones del tobillo y la cadera, los desequilibrios y el uso disfuncional de los músculos y los tendones que cruzan esas articulaciones aumentan el riesgo de sufrir daños en las rodillas. Es una señal más de la importancia de mejorar y mantener la calidad de los movimientos en los tobillos y las caderas, no sólo en las rodillas.

ejercicios para unas rodillas sanas

Desde la posición de relajación:
- Deslizar piernas
- Zigzags: yacente
- Estirar una pierna
- Estirar ambas piernas

Desde la posición a gatas:
- Mesa

Desde la posición sedente:
- Zigzags: sedente

Desde la posición de pie:
- Deslizamientos hacia abajo contra la pared (con balón grande)
- Elevación de pelota
- Mantenerse en pie sobre una pierna
- Presión de la pierna (con banda)

Deslizar piernas

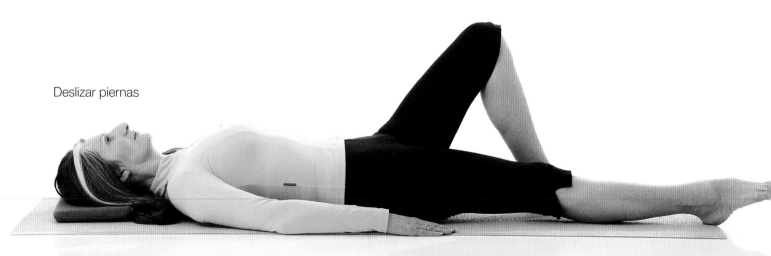

articulaciones del pie y del tobillo

Las articulaciones del pie y el tobillo están formadas por varias articulaciones que permiten realizar una serie de movimientos distintos, la mayoría de ellos relativamente pequeños y sutiles. El movimiento más amplio y potente consiste en colocar el pie en punta y flexionado desde el tobillo (flexión plantar y dorsiflexión o flexión dorsal). Es importante mantener el buen funcionamiento de estas articulaciones, ya que los pies son el único punto de contacto con el suelo y desempeñan un papel fundamental en el equilibrio y el apoyo del resto del cuerpo. La mayoría de los problemas en esa zona se deben a un mala alineación y a la falta de uso de las estructuras. Muchas de nuestras actividades cotidianas nos obligan a permanecer sentados, y cuando realmente utilizamos los pies suelen estar embutidos en el calzado, que limita los movimientos y, por tanto, la función de los pies. Dadas las necesidades funcionales de los pies, es imprescindible realizar los ejercicios en posición de pie y en otras posiciones que no impliquen carga. Los movimientos que desafían la coordinación y el control de los complicados movimientos del pie pueden ejercer un efecto positivo en el funcionamiento de los tobillos, las rodillas, las caderas y la columna.

ejercicios para los pies y los tobillos

Desde la posición de relajación:
- Deslizar piernas
- Zigzags: yacente
- Círculos con el tobillo
- Arrastrar los pies

Desde la posición sedente:
- Ola mexicana

Desde la posición en prono:
- Patada con una pierna

Desde la posición de pie:
- Deslizamientos hacia abajo contra la pared (con balón grande)
- Elevación de pelota
- Mantenerse en pie sobre una pierna

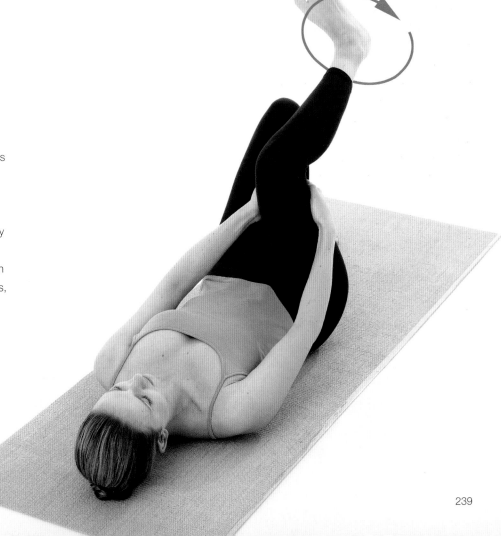

Círculos con los tobillos

Articulaciones de las extremidades superiores

En esta sección hablaremos de los hombros, los codos y las muñecas. Proponemos un conjunto de ejercicios para realizar los diferentes movimientos de cada articulación desde distintas posiciones de partida. Estos ejercicios son beneficiosos para muchos de los problemas habituales de las extremidades superiores; le ayudarán a reforzar la gama de movimientos de cada articulación y a mantener el equilibrio dinámico de los músculos empleados para moverlas y controlarlas.

articulaciones de los hombros

El hombro se compone de un grupo de estructuras que unen la parte superior del brazo (húmero) al torso. La articulación principal de los hombros une la parte superior de los brazos con los omóplatos y permite movimientos en múltiples direcciones (de forma muy similar a la articulación de la cadera). Los omóplatos deben moverse libremente en la parte posterior de la caja torácica en respuesta a la parte superior de los brazos y a la columna. Están unidos a las clavículas, el otro extremo de las cuales se une al esternón. La clavícula es capaz de moverse arriba y abajo por delante de la parte superior de la caja torácica. Las articulaciones entre todas estas estructuras deberían tener suficiente movilidad para permitir los movimientos amplios necesarios en los brazos y las manos, al tiempo que se mantienen fuertes y estables para poder realizar actos de carga (levantar, tirar y empujar). Estas necesidades funcionales requieren una compleja unión entre las estructuras y un buen equilibrio de la función muscular; sin ellos, la zona es susceptible de presentar problemas. El grado de movilidad del hombro y su dependencia de una buena alineación de la columna implican que la zona es vulnerable a los efectos de las malas posturas, que aumentan el riesgo de desgaste y de lesiones. Por ello es importante tener en cuenta la alineación de la parte superior de la espalda y del cuello en relación con el movimiento de los hombros.

ejercicios para unos hombros sanos

Desde la posición de relajación:
- Caída de hombros
- Cierre de caja torácica
- Cierre de la caja torácica (con rodillo)
- Ventanas
- Círculos con los brazos
- Bucles hacia arriba con círculos de brazos (con pelota pequeña)
- Vuelos (con pesas)
- Brazada hacia atrás (con pesas)

Desde la posición yacente lateral:
- Arco y flecha
- Apertura de brazos

Desde la posición a gatas:
- El gato
- Mesa
- Enhebrar la aguja

Desde la posición en prono:
- Cobra: preparación
- Dardo

Desde la posición de pie:
- Camarero
- Brazos flotantes

articulaciones de codos y muñecas

La articulación del codo consta de tres huesos: el húmero (parte superior del brazo) y los dos huesos del antebrazo (radio y cúbito). La articulación de la muñeca conecta los huesos del antebrazo con una doble fila de pequeños huesos en la mano (carpos). Estas articulaciones son similares a las de la rodilla y el tobillo en el sentido de que permiten principalmente movimientos de bisagra (flexión y extensión). No obstante, a diferencia de la rodilla y el tobillo, en el antebrazo se da cierto grado de rotación entre el codo y la muñeca. Ésta, además, permite mover la mano de un lado a otro (aducción y abducción). Como en el caso del hombro, el diseño de estas articulaciones sacrifica cierta estabilidad en aras de un aumento de la movilidad. Los problemas que puedan surgir se deben casi siempre a una mala mecánica del movimiento. Son, además, susceptibles a lesiones y esguinces.

ejercicios para unos codos y unas muñecas sanos

Desde la posición de relajación:
- Ventanas

Desde la posición yacente lateral:
- Arco y flecha

Desde la posición a gatas:
- El gato*
- Enhebrar la aguja*

Desde la posición de pie:
- Círculos de muñeca

* Tenga en cuenta que estos ejercicios podrían no ser adecuados para usted si padece lesiones por esfuerzo repetitivo en las muñecas o en los codos, ya que implican peso en los brazos. Están especialmente contraindicados si padece síndrome de túnel carpiano.

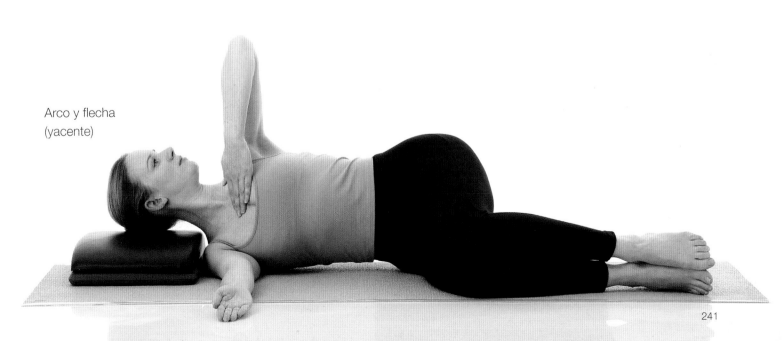

Arco y flecha
(yacente)

Articulaciones de la columna

La columna consta de 26 huesos separados y está dividida en cinco regiones: cervical, torácica, lumbar, el sacro y el cóccix. Cada región posee sus propias características y su potencial de movimiento.

Esos huesos se hallan conectados mediante ligamentos y discos intervertebrales. Juntos forman la columna vertebral o espina dorsal, la estructura central del cuerpo. Además, funciona como protección de la médula espinal y proporciona puntos de sostén a las costillas y a los músculos de la espalda.

Vértebras cervicales

La región cervical consta de siete huesos y forma lo que conocemos comúnmente como *cuello*. Esos huesos permiten doblar el cuello adelante y atrás (flexión y extensión) y de un lado a otro (flexión lateral), además de los giros a derecha e izquierda (rotación). Las dos primeras vértebras cervicales se relacionan más directamente con el movimiento de la cabeza, en la parte superior de la columna. La primera también se conoce como *atlas* (en referencia a su papel de sujeción del esqueleto, del mismo modo que Atlas sujetaba la Tierra y el firmamento sobre sus hombros). Esta primera vértebra permite inclinar la cabeza adelante y atrás. La segunda vértebra cervical, también llamada *axis*, actúa como eje que permite la rotación del atlas y la cabeza.

Vértebras torácicas

La región torácica consta de 12 vértebras que empiezan siendo más pequeñas (como las vértebras cervicales) y van aumentando de tamaño hasta alcanzar uno similar al de las vértebras lumbares. Esos 12 huesos se articulan entre ellos y con las costillas, formando lo que conocemos comúnmente como *torso*. El movimiento disponible en esta zona consiste principalmente en girar de izquierda a derecha (rotación) y en doblarse de un lado a otro (flexión lateral). El torso también se puede doblar adelante y atrás (flexión y extensión), aunque el alcance del movimiento es significativamente menor que el de la parte baja de la espalda y el cuello.

Vértebras lumbares

La región lumbar, o parte baja de la espalda, consta de cinco vértebras (en ocasiones seis o cuatro) mucho más grandes que las vértebras que tienen encima. Se debe a que la región está sujeta a mayores cargas de la parte superior del cuerpo, y de las piernas y la pelvis en la parte inferior. El movimiento de esta región consiste principalmente en doblarse adelante y atrás (flexión y extensión), con una cantidad moderada de flexión lateral. Apenas existe la posibilidad de rotación en esta zona.

Sacro

El sacro se compone de cinco vértebras fusionadas. Se trata de un hueso triangular que une la última vértebra lumbar con las dos mitades de la pelvis y el cóccix, en la parte inferior.

Cóccix

El cóccix se compone habitualmente de cuatro vértebras fusionadas, aunque la cifra puede variar entre cinco y tres. Es un hueso triangular que ofrece un ligero apoyo a la región pélvica.

Dado el papel fundamental de la columna, no es de extrañar que los problemas en esa zona perjudiquen al movimiento funcional normal y provoquen dolor y malestar. El dolor de espalda es una de las dolencias más habituales en la sociedad occidental y la causa principal de absentismo laboral. Puede afectar a cualquier persona con independencia de la edad, pero es más habitual en personas de entre 35 y 55 años. El dolor puede aparecer en cualquier región de la espalda, pero el más debilitante suele ser el de la parte baja. No obstante, en los últimos años han aumentado considerablemente los casos de dolor de cuello y de hombros, que puede llegar a ser igual de incapacitante si no se trata.

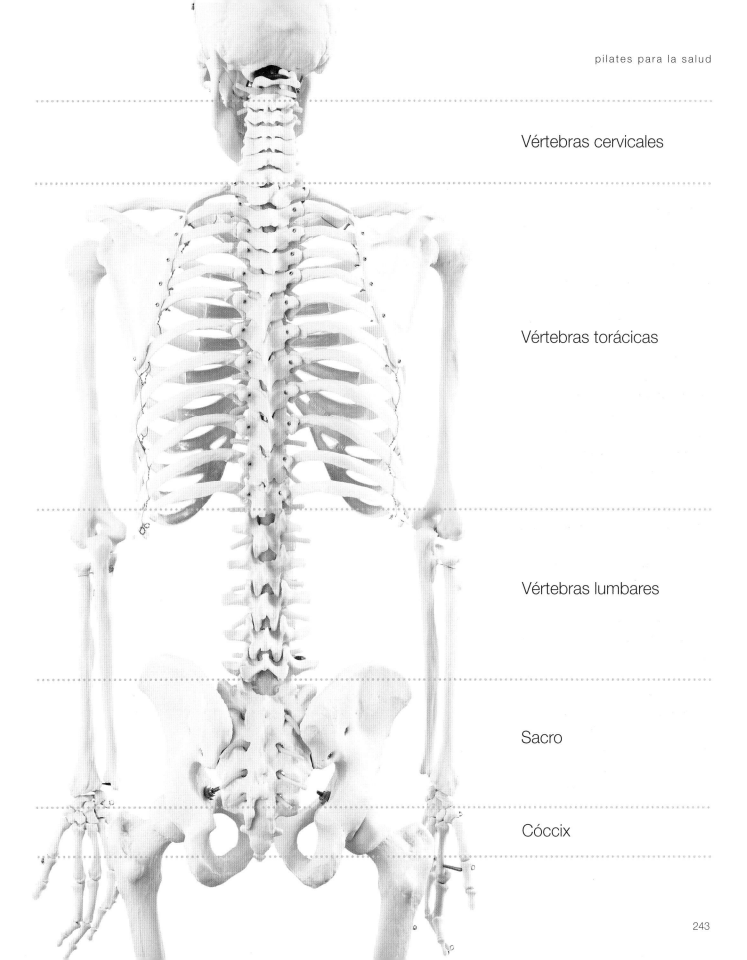

Vértebras cervicales

Vértebras torácicas

Vértebras lumbares

Sacro

Cóccix

la zona lumbar

Varios estudios demuestran que el dolor en la parte baja de la espalda, o zona lumbar, afecta a siete de cada diez personas en algún momento de sus vidas. En general, los síntomas aparecen entre la parte posterior de las costillas inferiores y la parte superior de las piernas, y abarcan desde una rigidez general hasta un dolor más agudo y específico. Debido a la localización y al esfuerzo constante al que se somete la zona lumbar, es casi imposible descansar de manera eficaz durante las tareas diarias. Así, incluso un nivel moderado de dolor y malestar constantes puede convertirse en insoportable.

El dolor lumbar puede aparecer de forma gradual durante un largo período de tiempo o bien hacerlo de manera repentina. En ese caso, casi siempre se atribuye a un hecho específico como una caída o un mal gesto. La zona está diseñada para ser bastante robusta, de manera que si no se trata de un daño muy grave, la aparición repentina de dolor suele responder al momento en que el cuerpo ya no es capaz de afrontar los efectos de una mala alineación y calidad de movimiento. El hecho que desencadenó la respuesta de dolor es, casi literalmente, «la paja que rompió el lomo del camello».

La compleja estructura de la zona lumbar implica que incluso un daño o una inflamación leves en esa zona pueden provocar mucho dolor y malestar. En la mayoría de los casos, permanecer activo y continuar con las tareas cotidianas favorecen la mejora; la espalda se cura por sí sola. El dolor dura entre unos días

y unas semanas; muy rara vez se prolonga más de seis semanas. No obstante, es importante acudir al médico si el caso es persistente o severo, ya que será necesario un diagnóstico preciso del problema. Los tratamientos para la zona lumbar dependen en gran parte del médico y del diagnóstico de la causa subyacente. En la mayoría de los casos, los médicos y los terapeutas recomendarán complementar el tratamiento con ejercicios de reacondicionamiento para poder abordar las causas subyacentes. La práctica de ejercicios de pilates es una recomendación frecuente. Los ejercicios que recomiendan los médicos son los mismos, o muy similares, que los que encontrará en esta sección. Aunque muchos de los ejercicios que planteamos resultarán útiles en la mayoría de los casos, es imposible recomendar un programa de ejercicios terapéuticos sin un diagnóstico preciso. Por tanto, en caso de duda, consulte con el médico antes de comenzar un programa de ejercicios.

En este apartado sugerimos un conjunto de ejercicios que utilizan los diferentes movimientos posibles de la región lumbar, y algunos más que suponen un desafío para la estabilidad de la zona. La selección incorpora diferentes posiciones de partida para garantizar el trabajo de los músculos de la región de distintas maneras. Con estos ejercicios mejorará la calidad del movimiento de la región lumbar y mantendrá el equilibrio de los músculos utilizados para mover y controlar la zona. La mejora de la funcionalidad de la región

lumbar también depende de si se consigue liberar y abrir las articulaciones de las caderas. Así, además de los ejercicios de esta sección, puede incorporar algunos de los que proponemos en el apartado dedicado a las caderas (página 237).

ejercicios para una zona lumbar sana

Desde la posición de relajación:

- Deslizar piernas, separar y flexionar rodillas
- Círculos con las rodillas
- Bucles de columna
- Rotación de cadera
- Bucles hacia arriba
- Cierre de caja torácica
- Cierre de caja torácica (con rodillo)
- Flexionar rodillas (con rodillo)

Desde la posición yacente lateral:

- Ostra
- Arco y flecha (yacente)
- Apertura de brazos

Desde la posición a gatas:

- El gato
- Posición de reposo
- Enhebrar la aguja
- Mesa
- El gato (con rodillo de espuma)

Desde la posición sedente:

- Curva C
- Giros de cíntura
- Extensión lateral

Desde la posición en prono:

- Prensión del diamante
- Dardo
- Estrella

Desde la posición de pie:

- Rodar
- Giros de cintura
- Extensión lateral
- Presión de la pierna (con banda elástica)

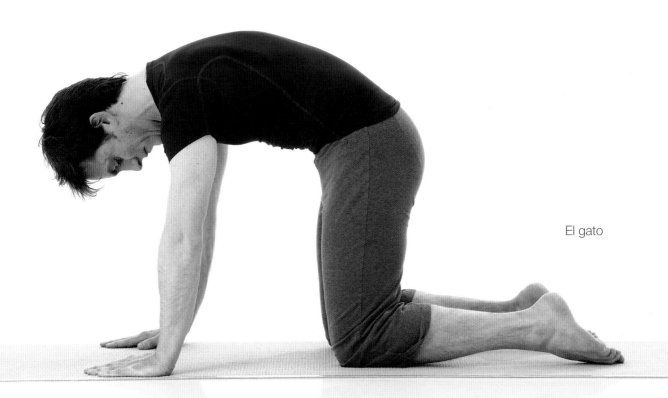

El gato

la zona cervical y el cuello

El dolor en la zona alta de la espalda, el cuello y los hombros también es muy habitual. Muchas personas desarrollan síntomas en esa región en algún momento de sus vidas. En general, los síntomas se producen en cualquier punto de la zona, e incluso en la cabeza, y abarcan desde una rigidez y un malestar generales hasta un dolor agudo más específico en uno o varios puntos.

La mala alineación y la falta de calidad de movimientos durante mucho tiempo son las causas de la inmensa mayoría de problemas en el cuello y en los hombros. Los síntomas aparecen de forma gradual y empeoran progresivamente con el tiempo. Los síntomas que surgen de manera repentina suelen ser el resultado de un hecho específico que provoca dolor en la zona, como una hiperextensión cervical o un cambio brusco de alineación y uso. La mala alineación y la falta de calidad de los movimientos también incrementan la susceptibilidad a sufrir lesiones. Como en el caso de la región lumbar, es importante acudir al médico si los síntomas son persistentes o severos. En la inmensa mayoría de los casos, las mejoras en la alineación, la postura y la calidad de los movimientos ejercerán un efecto positivo en la reducción o la eliminación total de los síntomas de dolor y malestar en la región del cuello y los hombros.

En este apartado sugerimos un conjunto de ejercicios que utilizan los diferentes movimientos posibles de la región cervical, el cuello y la cabeza, y algunos más que suponen un desafío para la estabilidad de la zona (incorporando los brazos y los hombros). La selección incluye diferentes posiciones de partida para garantizar el trabajo de los músculos de la región de distintas maneras. Con estos ejercicios mejorará la calidad del movimiento de la zona y mantendrá el equilibrio de los músculos utilizados para moverla y controlarla. Las mejoras de la funcionalidad de la región cervical y el cuello también dependen de si se consigue liberar y abrir la zona que rodea los hombros. Así, puede incorporar además algunos ejercicios del apartado dedicado a los hombros (página 240).

ejercicios para una zona cervical y un cuello sanos

Desde la posición de relajación:
- Bajar la barbilla y girar el cuello
- Círculos con la nariz (con la pelota)
- Bucles de columna
- Bucles hacia arriba
- Bucles hacia arriba con círculos de brazos (con la pelota pequeña)
- Cierre de la caja torácica
- Cierre de la caja torácica (con rodillo)
- Ventanas
- Vuelos (con pesas)
- Brazada hacia atrás (con pesas)

Desde la posición yacente lateral:
- Arco y flecha
- Apertura de brazos

Desde la posición a gatas:
- El gato
- Posición de reposo
- Enhebrar la aguja
- Mesa
- El gato (con rodillo)
- Prensión del diamante (con balón grande)

Desde la posición sedente:
- Curva C
- Giros de cintura
- Extensión lateral

Desde la posición en prono:
- Prensión del diamante
- Dardo
- Estrella

Desde la posición de pie:
- Rodar hacia abajo (con banda)
- Giros de cintura
- Extensión lateral
- Presión de la pierna (con banda)

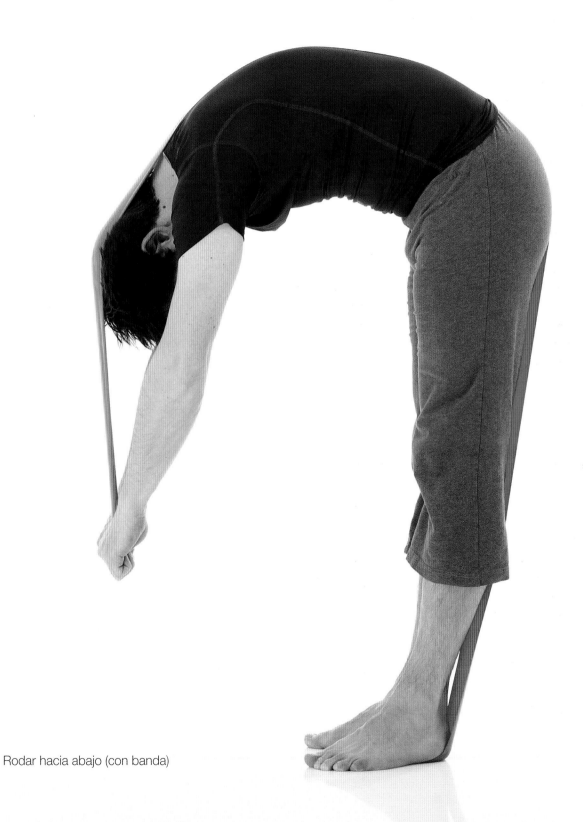

Rodar hacia abajo (con banda)

Huesos saludables

La salud de los huesos depende de varios factores: configuración genética, estado hormonal, nutrición, contenido en minerales y vitaminas, y nivel de tensión al que se someten los huesos. Cuando sufren tensión, los huesos son más gruesos y más fuertes. Además, la tensión provoca efectos eléctricos en los huesos, un efecto que hace que éstos crezcan. Si no hay tensión, los huesos serán menos densos y más débiles. Investigaciones recientes han demostrado que el ejercicio regular con carga ayuda a mejorar la salud de los huesos, y que cuanto antes empecemos un entrenamiento, mejor (lo ideal es que sea en la adolescencia, ya que así se sientan unas buenas bases para el futuro).

La osteoporosis es una enfermedad ósea que comporta la pérdida gradual y dolorosa del hueso, y con ello el aumento de la fragilidad (y la propensión a sufrir fracturas). Una de cada dos mujeres y uno de cada cinco hombres mayores de 50 años sufrirán una fractura ósea a causa de la osteoporosis. En 1999, la Organización Mundial de la Salud apuntó que este problema estaba alcanzando proporciones de epidemia en todo el mundo. Los hombres y los jóvenes también pueden sufrir osteoporosis, pero es más común en las mujeres posmenopáusicas. Se debe a que en los años inmediatamente posteriores a la menopausia se pierde densidad ósea rápidamente.

Aunque los huesos parecen muy sólidos, en realidad están llenos de agujeros, como el coral. Cuentan con una capa exterior gruesa de hueso cortical y un entramado interior de diminutas varillas de hueso trabecular. Con osteoporosis u osteopenia (la precursora de la osteoporosis), algunas de esas varillas pierden densidad y pueden romperse. Tener osteoporosis no significa que los huesos vayan a romperse indefectiblemente, pero sí que se corre más riesgo de sufrir fracturas. Éstas pueden producirse en diferentes partes del cuerpo, pero las más comunes se dan las muñecas, las caderas y la columna. En general, la primera señal de que una persona tiene una densidad ósea baja es una fractura de muñeca. Se debe a que normalmente reaccionamos a una caída poniendo las manos. Aunque esta enfermedad en sí misma no provoca dolor, las fracturas óseas sí son dolorosas y pueden conllevar otros problemas de salud.

La densidad mineral de los huesos se puede comprobar con un procedimiento rápido e indoloro: un escáner de absorciometría de rayos X de energía dual. Después de la prueba le darán una puntuación T que indica en qué medida difiere su densidad ósea de la normal para un adulto. Por lo general, la osteoporosis se trata con una combinación de fármacos y cambios de hábitos, incluyendo la nutrición y el ejercicio. Se recomiendan los ejercicios con carga y, en caso de ser un paciente con riesgo de sufrir fracturas, un programa de prevención de caídas.

El pilates puede ayudar a mantener y mejorar la salud de los huesos, así como a evitar caídas. La atención a la buena postura, la estabilidad del núcleo, el equilibrio y la coordinación resultan muy beneficiosos. Muchos de los ejercicios incluidos en este libro se realizan en carga (utilizando el peso del propio cuerpo contra la gravedad).

También encontrará ejercicios con pesas y de resistencia. Además, dado que el pilates refuerza los músculos, también le ayudará a mejorar la densidad ósea porque los músculos «tirarán» de los huesos y ello, a su vez, estimula el crecimiento óseo.

No obstante, si ya le han diagnosticado osteopenia u osteoporosis, tendrá que consultar a su médico antes de empezar un programa de pilates. Es posible que tenga que adaptarlo. Dependiendo del grado y de la zona de pérdida de masa ósea, tal vez le recomienden que evite determinados movimientos.

Como norma general, está contraindicado cualquier ejercicio que implique flexión de la columna. Por tanto, evite los bucles hacia arriba, el cien, los estiramientos de piernas, rodar hacia abajo, rodar la espalda y los bucles.

Es posible que el médico le desaconseje los ejercicios que implican rotación o flexión lateral «en carga». Las rotaciones suaves de columna, como las aperturas de brazos y los giros de cintura, y las flexiones laterales igualmente suaves están permitidas, pero consulte primero con el médico.

Las posturas en las que se tienen las dos piernas separadas del suelo (por ejemplo, el torpedo o nadar) pueden ejercer demasiada presión en la columna. Es mejor evitarlas. Si tiene osteoporosis en las caderas, evite las aducciones de piernas (movimiento hacia el eje central del cuerpo) y las rotaciones de piernas en el centro (por ejemplo, los círculos con las rodillas).

Intente incluir en su rutina muchos ejercicios de extensión de espalda.

ejercicios para tener huesos sanos

Nota: consulte con el médico si le han diagnosticado osteoporosis. Los ejercicios que mejoran la conciencia y el control de la columna neutral resultan muy beneficiosos, igual que los que incluyen movimientos a partir de las caderas (por ejemplo, las sentadillas de pilates).

- Deslizar de piernas
- Separar rodillas
- Flexionar rodillas (por separado)
- Cierre de caja torácica
- Arco y flecha (yacente)
- Ostra
- Dardo
- Prensión del diamante
- Cobra: preparación
- Estrella
- Patada con una pierna
- Mesa
- Posición de reposo
- Extensiones de bíceps (con pesas)
- Expansión de tórax (con pesas)

Junto a una pared de apoyo:

- Elevación de pelota
- De pie sobre una pierna
- Deslizamiento hacia abajo contra la pared (con el balón grande)
- Giros de cintura (de pie)
- Extensión lateral (de pie)
- Sentadillas

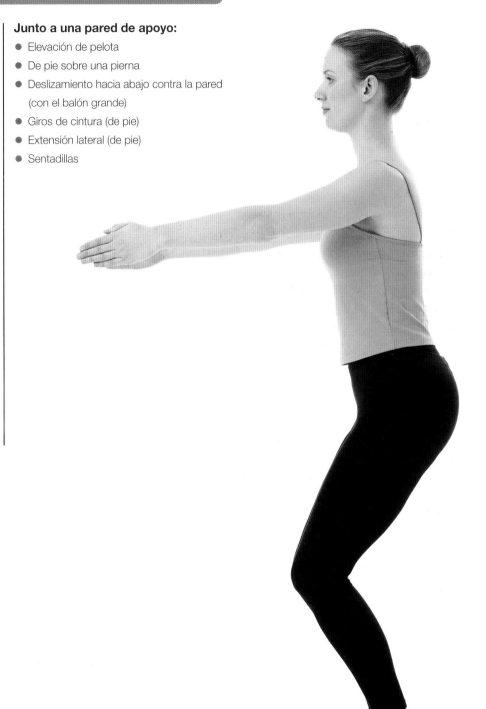

Sentadillas

Corazón saludable

Aunque el pilates es un fabuloso método para acondicionar cuerpo y mente, no es ejercicio cardiovascular. Para conseguir una buena salud y bienestar general es necesario que añada alguna actividad aeróbica a su rutina de ejercicio además de la práctica de pilates.

En enero de 2007, el Colegio Americano de Medicina Deportiva y la Asociación Americana del Corazón publicaron un informe en el que se afirmaba que para conseguir y mantener una buena salud, todos los adultos sanos de entre 18 y 65 años deben realizar una actividad física aeróbica (resistencia) de intensidad moderada durante un mínimo de 30 minutos, 5 días a la semana, o una actividad aeróbica más intensa durante al menos 20 minutos, 3 días a la semana. Además, aconsejan añadir de 8 a 10 ejercicios de fuerza (con 8-12 repeticiones de cada ejercicio) por semana. La práctica habitual de pilates interviene en este último aspecto. Una actividad física de intensidad moderada es aquella que eleva las pulsaciones y nos hace sudar, pero sin que nos impida mantener una conversación.

Si su objetivo es perder peso, o si desea mantenerlo, podría necesitar entre 60 y 90 minutos de actividad física. La recomendación de 30 minutos es para mantener la salud y reducir el riesgo de enfermedades crónicas en un adulto sano.

Las normas generales para los adultos mayores de 65 años (o adultos con dolencias crónicas, como artritis) son 30 minutos al día de ejercicio aeróbico de intensidad moderada, 5 días a la semana, o ejercicios aeróbicos intensos 20 minutos al día, 3 días a la semana. También se recomienda que añada de 8 a 10 ejercicios de fuerza (con 10-15 repeticiones de cada uno), 2 o 3 veces por semana. Realice primero los ejercicios de flexibilidad y después, los de fuerza. Si tiene riesgo de caídas, incluya ejercicios de equilibrio. La práctica habitual de pilates le resultará beneficiosa también en este aspecto.

Ejercicio cardiovascular

Puede elegir entre numerosas actividades. Algunas exigen acudir a un gimnasio, otras son en grupo, y también existen muchas actividades al aire libre:

* Caminar a paso ligero
* Carrera lenta
* Caminar cuesta arriba
* Correr
* Excursionismo
* Ciclismo
* Carrera en montaña
* Esquí
* Aeróbic
* Saltar a la comba
* Remo
* Subir escaleras
* Natación
* Patinaje
* Saltar en cama elástica

Para mantener la motivación, elija una actividad que realmente le guste. Y asegúrese de recordar todo lo aprendido de pilates. En el capítulo siete encontrará unas pautas generales para aplicar la técnica del pilates a diferentes actividades físicas y aficiones.

El problema de la obesidad

En los últimos años viene produciéndose un alarmante aumento del número de personas obesas. Este problema afecta a tantos países del mundo occidental que ya se ha convertido en un tema preocupante de salud a nivel internacional. Tener sobrepeso, ser obeso o padecer obesidad mórbida aumentan significativamente el riesgo de desarrollar numerosas enfermedades, como problemas cardíacos, diabetes, hipertensión, osteoartritis, etcétera.

Un individuo se considera obeso cuando su índice de masa corporal (IMC) es de 30 o más, y se habla de obesidad mórbida cuando el IMC es de 40 o más.

La adopción de un estilo de vida sano y activo, y de unos hábitos de alimentación saludables, es fundamental para resolver el problema (tanto para adultos como para niños). Si cree que podría ser obeso, o que le sobran varios kilos, póngase en contacto con su médico. Si éste le da el visto bueno, podría probar algunos de los movimientos suaves del programa de ejercicios básicos y para principiantes. A medida que vaya ganando confianza en su capacidad para moverse, podrá ir aumentando el nivel de actividad.

Equilibrar cuerpo y mente

Salud mental

Dado que el pilates es un método completo para el cuerpo y la mente, vamos a ver también cómo puede ayudarnos a mejorar nuestra salud mental (un tema que sigue siendo tabú). Los problemas mentales nos afectan a todos de un modo u otro, desde los diferentes grados de estrés o ansiedad hasta trastornos más graves. El pilates nos ayuda a mantener la mente en perfecto estado y complementa la recuperación del estrés físico o mental.

En primer lugar, el pilates ayuda a equilibrar los efectos negativos que el estado anímico puede provocar en el cuerpo. Se dice que el cuerpo es la tumba de las emociones humanas. ¿Con qué frecuencia nos referimos a alguien o algo que nos provoca estrés como un «dolor de cabeza»? Las emociones del amor y la tristeza pueden manifestarse físicamente de forma espectacular; literalmente, sentimos las emociones y eso puede pasar factura al cuerpo. El comportamiento físico puede reflejar nuestro estado de ánimo y decir mucho de cómo nos sentimos. El pilates ofrece el método perfecto para reequilibrar el cuerpo porque nos ayuda a eliminar la tensión física que la mente puede provocar.

En segundo lugar, el pilates contribuye a contrarrestar los efectos negativos que el cuerpo puede ejercer en nuestro estado emocional. Del mismo modo que la mente influye en el cuerpo, éste también influye en la mente. Si nos sentimos bien físicamente, en general nos sentimos mejor mentalmente. Las malas posturas, el malestar y el dolor pueden ejercer un impacto negativo en el estado mental. El simple hecho de mejorar la postura y los movimientos puede resultar emocionalmente estimulante, y mejor así la autoestima. Otra vía por la que los ejercicios de pilates influyen de manera positiva en la mente es la concentración intensa que exigen respecto al control y la precisión de los movimientos. Concentrarse profundamente en controlar el cuerpo ayuda a desviar la mente de los pensamientos que la ocupan normalmente y que provocan estrés y ansiedad.

Tratamiento de trastornos neurológicos

Además de ayudar a mantener el equilibrio cuerpo-mente, el pilates favorece la recuperación y el tratamiento de numerosos trastornos neurológicos que afectan al control y la coordinación de los movimientos. Trabajar con movimientos conscientes ejerce un efecto positivo en el sistema nervioso central, que conecta la mente y el cuerpo. Muchas terapias físicas intentan influir en el sistema nervioso central a través del movimiento. El pilates complementa cualquier tratamiento administrado por un terapeuta. Si sufre algún trastorno neurológico, pregunte a su médico si cree que los ejercicios de pilates podrían ayudarle a complementar el tratamiento.

ejercicios para equilibrar la mente y el cuerpo

Por su naturaleza, los ejercicios de pilates ayudan a equilibrar la mente y el cuerpo. No obstante, esta selección de ejercicios resulta especialmente útil para aliviar el estrés mental y la tensión física. Pruebe a realizarlos la próxima vez que sienta que sus pensamientos le agobian.

- Caída de hombros
- Cierre de caja torácica
- Deslizar piernas y círculos con las rodillas

- Bucles hacia arriba
- Rotación de cadera
- Giros de cintura (sedente)

- Extensión lateral (sedente)
- Cobra: preparación
- El gato
- Posición de reposo

Pilates prenatal

El embarazo es un estado totalmente normal, no una enfermedad. Sin embargo, para las mujeres embarazadas cambian las necesidades respecto al ejercicio a medida que avanza su estado, y tendrán que adaptar su rutina de ejercicios. A continuación se enumeran algunos de los beneficios del pilates durante el embarazo.

- Enseña a ser consciente del cuerpo.
- Ayuda a mejorar la postura, lo que a su vez reduce la tensión en las articulaciones.
- Puede contribuir al perfecto funcionamiento de los sistemas del cuerpo (circulatorio, linfático, respiratorio, digestivo).
- Enseña relajación y técnicas de respiración, de gran valor durante el embarazo y en el parto.

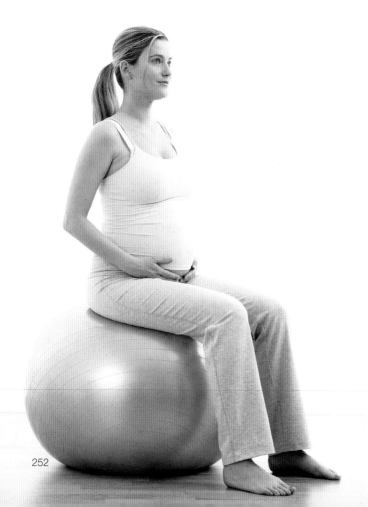

- Al mejorar la estabilidad pélvica, el pilates también ayuda a evitar el dolor en la pelvis. Los cambios hormonales afectan a los ligamentos (que unen los huesos): se flexibilizan para permitir que la pelvis se expanda durante el parto. Esto significa que muchas de las articulaciones pasan a ser inestables, en particular las del sacroilíaco y la sínfisis del pubis.
- El peso añadido de los pechos y la laxitud de los ligamentos provocan problemas en los hombros y el cuello. Al mejorar la postura y los movimientos de la parte superior del cuerpo, el pilates puede ser decisivo para mitigar esos problemas.
- Los músculos del núcleo profundo reforzados por los ejercicios de pilates ayudan a soportar el peso del bebé y la columna vertebral al crear un cinturón natural de fuerza. Resulta muy útil para reducir el dolor de espalda.
- A medida que el embarazo avanza, se produce un cambio en el centro de gravedad. Además, las hormonas influyen en la conciencia espacial y se desarrollan cambios en el equilibrio y la coordinación.
- Muchos problemas de pies, tobillos y rodillas comienzan durante el embarazo debido al peso extra y a la laxitud de los ligamentos (páginas 238-239: tenga en cuenta los consejos de seguridad para cada trimestre). Muchos ejercicios para los pies se pueden realizar en posición sedente.
- Prepara el suelo pélvico para el aumento de peso, para el momento del nacimiento y para la recuperación posparto.
- El pilates ayuda en la preparación para el momento del parto.

Todas las mujeres embarazadas, sea cual sea su estado físico, deben consultar con el médico antes de embarcarse en un nuevo programa de ejercicios. También resulta recomendable visitar al médico cada cierto tiempo durante el embarazo para asegurarse de que los ejercicios sigan siendo seguros. Recomendamos que deje de hacer ejercicio entre las semanas 8 y 14 del embarazo, a menos que siga las recomendaciones de un especialista. Si nunca ha practicado pilates, busque un profesor cualificado (página 284).

Muchas de nuestras clientas se benefician de la práctica del pilates suave durante el primer trimestre, pero se hace bajo supervisión. Los ejercicios que proponemos están pensados sobre todo para el segundo y el tercer trimestres.

Segundo trimestre (semanas 13-26)

Aunque el objetivo será mantener unos abdominales fuertes, lo haremos con ejercicios de estabilidad pélvica y no con aquellos que implican flexión de tronco, como elevaciones, estiramientos con una sola pierna o el cien. El motivo es que a medida que el embarazo avanza, los abdominales se separan con el fin de dejar espacio para el crecimiento del bebé y el útero. No se recomienda reforzar esos músculos en una posición contraída hasta que se hayan juntado de nuevo, después del parto. No intente realizar el cien, estirar las dos piernas o ejercicios similares con la cabeza abajo, ya que ejercería una gran tensión en la zona lumbar.

Los ejercicios de esta página le ayudarán a mantener la flexibilidad, pero conviene que no estire en exceso porque las articulaciones serían propensas a la inestabilidad. Evite también los ejercicios que ejercen presión en el hueso púbico (la sierra, por ejemplo).

Aproximadamente a partir de la semana 16 tiene que ser consciente de un trastorno conocido como síndrome hipotensivo supino, que provoca mareos e hipotensión. Se debe a que el peso del útero comprime la vena cava (la vena más grande del tronco) y restringe el flujo de sangre hacia el corazón. Algunos médicos aconsejan a sus pacientes que no hagan ejercicios en posición yacente de espaldas durante los dos últimos trimestres del embarazo. Consulte a su médico.

Algunos de nuestros ejercicios para principiantes, que normalmente se realizan en posición yacente, pueden adaptarse a una posición sedente o de pie (inferior). Por ejemplo, puede partir de la posición de pie como se describe en los deslizamientos hacia abajo contra la pared (página 218).

Si decide incluir algunos ejercicios boca arriba, no olvide cambiar de posición a los 3 minutos y mantener las extremidades en movimiento mientras está tumbada. Si siente náuseas o mareo, gírese hacia el lado izquierdo.

Elija ejercicios que mantengan el cuerpo simétrico y evite los ejercicios en carga con una sola pierna. En las rutinas utilizamos el balón grande (en algunos hospitales lo emplean durante el trabajo del parto). Tenga especial cuidado cuando pase de un ejercicio al siguiente y siga el ritmo de respiración natural.

Dado que el vacío abdominal es cosa del pasado, piense en «cerrar la cremallera desde el suelo pélvico y levantar el trasero» o en «cerrar la cremallera y abrazar al bebé». Puede continuar con ejercicios en posición yacente hasta que le resulte incómodo o hasta las 24 semanas de embarazo.

ejercicios para el segundo trimestre

- Deslizamiento hacia abajo contra la pared (con balón grande)
- Deslizar piernas (si se permite la posición yacente)
- Bucles hacia arriba (pequeños)
- El ascensor pélvico
- La parada de emergencia
- Arco y flecha (sedente)
- Extensión lateral (sedente)
- El gato

- Mesa (mantener las manos y los pies en contacto con la colchoneta)
- Flexionar rodillas (si se permite la posición yacente)
- Rotación de cadera (con los pies abajo)
- Apertura de brazos (a medida que crece la barriga, utilizar un cojín como apoyo)
- Ostra (a evitar si tiene dolor en la cintura)
- Círculos con la pierna en posición yacente lateral (doble la pierna de abajo y coloque un cojín debajo de la barriga)

- Ventanas (si se permite la posición yacente)
- Prensión del diamante (con balón grande)
- Círculos con los brazos hacia atrás sobre el balón grande
- Ejercicios de pies (los puede realizar sentada)
- Elevación de pelota
- Sentadillas

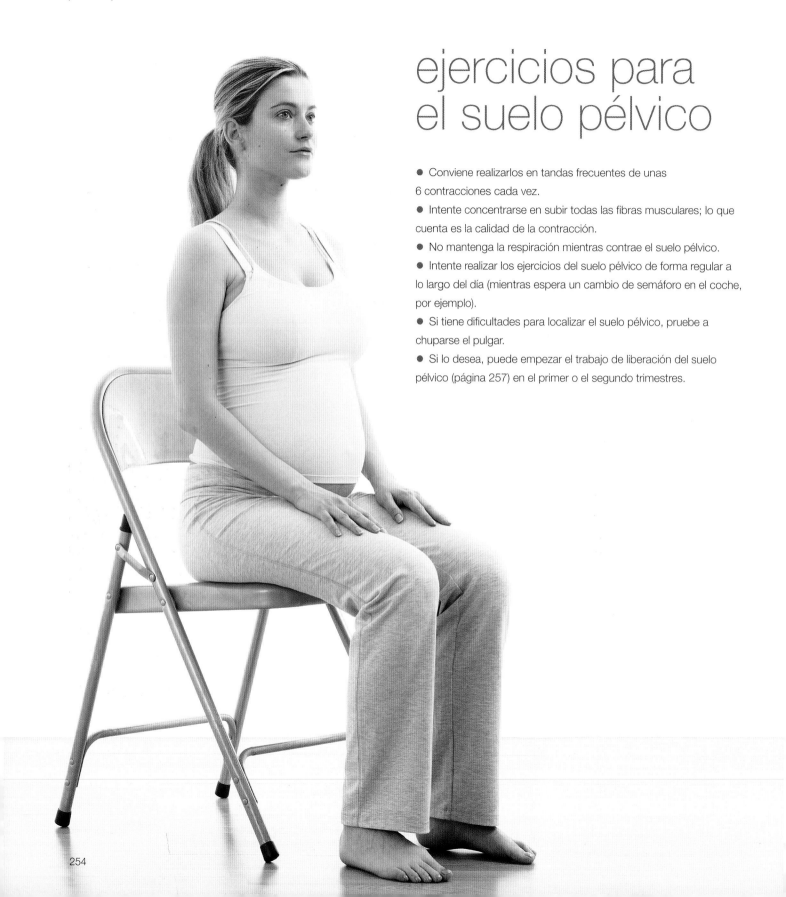

ejercicios para el suelo pélvico

● Conviene realizarlos en tandas frecuentes de unas 6 contracciones cada vez.

● Intente concentrarse en subir todas las fibras musculares; lo que cuenta es la calidad de la contracción.

● No mantenga la respiración mientras contrae el suelo pélvico.

● Intente realizar los ejercicios del suelo pélvico de forma regular a lo largo del día (mientras espera un cambio de semáforo en el coche, por ejemplo).

● Si tiene dificultades para localizar el suelo pélvico, pruebe a chuparse el pulgar.

● Si lo desea, puede empezar el trabajo de liberación del suelo pélvico (página 257) en el primer o el segundo trimestres.

el ascensor pélvico

Ayuda a mejorar la conciencia, el control y el tono del suelo pélvico.

posición de inicio

Siéntese en una silla con la espalda recta. Coloque los pies en el suelo, separados a la altura de las caderas o bien juntando los muslos. Asegúrese de que el peso se encuentre repartido entre los dos isquiones y que la columna se encuentra en posición neutra.

Imagine que el suelo pélvico es un ascensor. Este ejercicio consiste en pasar el «ascensor» por los diferentes pisos del edificio (para ser precisos, tres pisos).

preparación

● Inspire hondo y estire la columna.
● Espire a medida que visualiza las puertas cerradas del ascensor. Tome el ascensor hasta el primer piso. Como si estuviese cerrando la zona del suelo pélvico desde atrás hacia delante, primero cierre la zona del ano (como si intentase cerrar el paso del aire) y continúe hacia el hueso púbico (como si intentase cerrar el paso de la orina). Continúe subiendo los músculos suavemente.
● Inspire y concéntrese en mantener el ascensor en la primera planta con las puertas cerradas. Esto le ayudará a mantener la conexión entre los músculos del suelo pélvico.

● Espire a medida que sube el ascensor lentamente, un poco más, hasta el segundo piso. Trabaje un poco más los músculos del suelo pélvico.
● Inspire y mantenga el ascensor en la segunda planta.
● Espire y lleve el ascensor a la tercera planta. Contraiga todavía un poco más los músculos del suelo pélvico, pero sin llegar a apretar demasiado.
● Inspire y mantenga el ascensor en el tercer piso.
● Espire a medida que baja el ascensor lentamente, piso por piso, hasta llegar a la planta baja y dejar que las puertas se abran. Literalmente, liberará el suelo pélvico con control y finalmente logrará liberar la zona por completo. Repita 5 veces.

PUNTOS DE CONTROL

★ Asegúrese de no contraer con demasiada fuerza. Es muy importante no forzar esa acción en el suelo pélvico.

★ Asegúrese de mantener relajados los músculos de los glúteos. La pelvis permanece quieta durante los ejercicios: la acción de «subir» es totalmente interna.

★ Mantenga el tórax y la parte delantera de los hombros abiertos y evite tensiones en la zona del cuello.

★ Respire a fondo durante los ejercicios; es muy importante no aguantar la respiración.

la parada de emergencia

La incontinencia por presión es muy común. El siguiente ejercicio le ayudará a afrontar situaciones de emergencia (por ejemplo, al toser o estornudar).

● Contraiga todo el suelo pélvico de golpe, como si se tratase de una emergencia. Mantenga durante unos 5 segundos y relaje. Repita 5 veces.

Tercer trimestre (semanas 27-40)

Los consejos para el segundo trimestre también son válidos para esta última etapa del embarazo. Además de los ejercicios para el suelo pélvico (página 255), debería empezar a incluir ejercicios para relajar el suelo pélvico de cara al parto. Incluya muchas sentadillas, ya que ayudan a abrir la salida pélvica.

La posición a gatas es perfecta en esta última fase del embarazo, ya que favorece la posición del bebé para el parto.

Consejos

En esta rutina existen muchos cambios de postura, ya que es muy probable que se sienta incómoda rápidamente en una posición concreta. Como antes, tómese su tiempo para cambiar de posición. Si ha estado tumbada, gírese lentamente sobre un lado antes de levantarse.

Recuerde que puede adaptar algunos ejercicios para principiantes en posición sedente o de pie junto a una pared.

ejercicios para el tercer trimestre

- Sentadillas
- La flor
- Balanceo pélvico a gatas
- Camarero (sedente)
- Expansión del tórax (sedente y sin pesas)
- Giros de cintura (sedente)
- Caída de hombros (si se permite la posición yacente)
- Bucles hacia arriba (pequeños)
- Arco y flecha (yacente, con un cojín para apoyar la barriga)

- Cierre de caja torácica (apoyada en la pared si no puede tumbarse)
- Ascensor pélvico (¡incluya el sótano!)
- Ejercicios de pies (sedente)
- Círculos con los brazos hacia atrás sobre el balón grande
- Extensión lateral (sedente)
- Zigzags (sedente)
- Sentadillas (con balón grande)
- Deslizar piernas hacia abajo contra la pared (con balón grande)

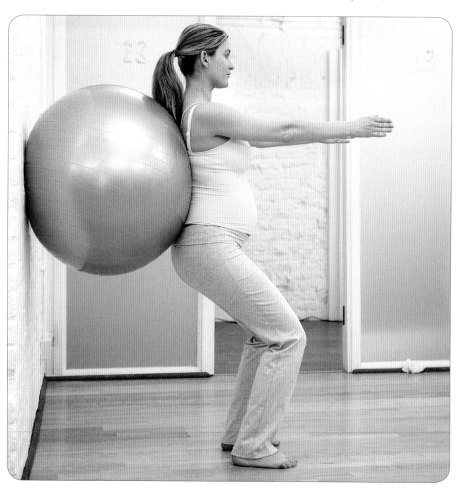

ejercicios para liberar el suelo pélvico

Es muy importante mantener la boca relajada mientras realiza estos ejercicios. Si lo prefiere, puede soplar suavemente a medida que libera el suelo pélvico. Puede probar colocando una mano delante de la boca.

la flor

Aprenderá a controlar y liberar los músculos del suelo pélvico.

posición de inicio

Colóquese bien alineada en la posición a gatas o bien sentada en una silla con la espalda recta.

preparación

● Inspire y prepare el cuerpo.
● Espire al tiempo que contrae los músculos del suelo pélvico (imagine una flor que se cierra).
● Inspire y mantenga la flor cerrada sin forzar.
● Espire a medida que deja que la flor se abra completamente.
● Inspire y cierre ligeramente la flor para volver al tono normal del suelo pélvico.
Repita 5 veces.

PUNTOS DE CONTROL

★ Asegúrese de mantener la pelvis inmóvil durante todo el ejercicio: los sutiles movimientos de contracción y relajación de la flor son internos. Mantenga relajados los glúteos.

★ Respire durante todo el ejercicio; es muy importante que no aguante la respiración.

★ Mantenga abiertos el tórax y la parte delantera de los hombros, y evite la tensión en la zona del cuello.

el ascensor pélvico: relajación

Siga los siete primeros puntos del ascensor pélvico (página 255), pero en la siguiente espiración relaje el «ascensor» hasta el sótano. A continuación, inspire y lleve de nuevo el ascensor hasta la planta baja.

Posparto

Normalmente, cuando hablamos de posparto nos referimos a las seis semanas posteriores al nacimiento. No obstante, el cuerpo tarda al menos nueve meses en recuperarse totalmente del embarazo (incluso más si se da el pecho). Por tanto, lo más adecuado será pensar en nueve meses de embarazo y nueve más de recuperación posparto.

La comadrona o el médico tendrán que darle el visto bueno para empezar a realizar ejercicio de nuevo. En gran parte dependerá de la duración y la naturaleza del parto. No existen dos partos iguales.

Ya hemos descrito cómo se separan los abdominales durante el embarazo con el fin de dejar espacio al bebé. En ocasiones, los abdominales no vuelven a juntarse lo suficiente, y eso podría influir en la eficacia de esos músculos para sujetar la columna. Es lo que se conoce como diástasis de rectos; su médico o su entrenador deberían comprobar si es su caso. Cualquier separación de más de dos dedos de anchura o cualquier señal de abovedamiento cuando realice una elevación, por ejemplo, significan que debería evitar las flexiones de tronco y trabajar para mejorar la estabilidad pélvica y la fuerza abdominal con un programa suave y progresivo (inferior).

Entre nuestros objetivos para los siguientes meses figuran:
- reforzar los músculos del suelo pélvico;
- trabajar la estabilidad pélvica y lumbar;
- reforzar progresivamente los abdominales internos para favorecer la correcta separación de los abdominales;
- ayudar a mejorar el movimiento y la postura de la parte superior del cuerpo para contrarrestar los efectos de la lactancia o la alimentación y los cuidados del bebé;
- ayudarle a relajarse.

El estrés urinario y la incontinencia son muy comunes durante el embarazo y el posparto. Al fin y al cabo, el bebé se ha balanceado en el suelo pélvico durante los últimos meses. El proceso del parto también podría haber dañado el suelo pélvico. En ocasiones se necesita una ayuda adicional para localizar y reforzar el suelo pélvico. Si cree que la necesita, pregunte al médico para que la desvíe a un fisioterapeuta de salud femenina.

ejercicios para el posparto

- Ejercicios para el suelo pélvico*, lentos y rápidos (páginas 255-257). Puede practicar el trabajo de suelo pélvico y abdominal en distintas posiciones:
  - Sedente
  - Posición de relajación
  - Yacente lateral
  - En prono
  - De pie (también con las piernas separadas, lo que dificulta el ejercicio)
- Postura de pilates
- Ejercicios básicos para la estabilidad de la pelvis
- Deslizar piernas*

- Separar rodillas*
- Flexionar rodillas*
- Bajar la barbilla y girar el cuello
- Caída de hombros
- Bucles de columna
- Cierre de caja torácica
- Rotación de cadera (los pies en el suelo)
- Apertura de brazos
- Estrella
- Prensión del diamante
- Dardo
- El gato
- Posición de reposo
- Zigzags (yacente)
- Extensión lateral

- Camarero (con giros de cuello)
- Expansión del tórax (sin pesas)
- Posición de pilates

Reintroduzca los bucles hacia arriba sólo cuando la diástasis mida menos de dos dedos de ancho y no haya signos de abovedamiento abdominal.

* Si padece incontinencia urinaria, practique las contracciones del suelo pélvico a lo largo del día. Realice seis repeticiones, mantenidas durante 10 segundos, 10 veces al día (si aumenta ese número, corre el riesgo de fatigar los músculos).

Menopausia y posmenopausia

Para la vejez no existe mejor preparación que la práctica habitual de pilates. Tendrá unas articulaciones y unos huesos sanos, y una columna vertebral flexible y fuerte. La curva de la felicidad no es inevitable. Es posible que no resulte tan sencillo mantener el cuerpo tonificado, pero si puede practicar tres horas semanales de pilates, los resultados serán evidentes. No hay nada que envejezca más que una mala postura, razón por la que los ejercicios que se plantean a continuación se centran en mejorar la postura.

Además, tendrá que añadir un poco de ejercicio cardiovascular. Caminar a paso rápido y nadar son dos opciones excelentes. Intente controlar el peso, ya que influye en la salud de las articulaciones y en general. Preste atención en especial al aumento de peso alrededor de la cintura, ya que el exceso de grasa en esa zona se relaciona con numerosos problemas de salud.

El pilates combinado con una dieta sana y ejercicio aeróbico regular le ayudará a mantener el peso a raya y a reducir algunos de los síntomas más desagradables de la menopausia.

Además de ayudar a reducir el estrés, el pilates contribuye a mantener el cerebro activo. Cada vez que aprende un nuevo ejercicio, adquiere nuevas capacidades de movimiento, lo que supone un desafío para la coordinación, y además aprende coreografía.

A medida que envejecemos, cada vez resulta más importante trabajar los músculos del suelo pélvico. En las mujeres menopáusicas es muy habitual el útero caído. Los ejercicios para el suelo pélvico descritos en el apartado sobre el posparto le resultarán adecuados, pero consulte antes con el médico si experimenta alguna sensación extraña o una protuberancia en la zona del suelo pélvico.

No existe límite de edad para la práctica del pilates. Tenemos clientes que pasan de los 90 años y siguen disfrutando de las clases.

ejercicios para la menopausia

Desde la posición de relajación:
- Caída de hombros
- Bajar la barbilla y girar el cuello
- Círculos con las rodillas
- Bucles de columna
- Rotación de cadera (los pies en el suelo)
- Flexionar rodillas

Desde la posición yacente lateral:
- Ostra
- Apertura de brazos

Desde la posición en prono:
- Prensión del diamante
- Dardo
- Cobra: preparación

Desde la posición a gatas:
- El gato
- Mesa (con los pies en el suelo y los brazos rectos)
- Posición de reposo

Desde la posición de pie:
- Ejercicios de pies
- Círculos de muñeca
- El ascensor pélvico
- La parada de emergencia
- Elevación de pelota
- Extensión lateral
- Giros de cintura
- Sentadillas
- Mantenerse sobre una pierna (apoyada en la pared)

Capítulo siete: Pilates para el trabajo y el ocio

estilo de vida sedentario

Actualmente invertimos muy poco tiempo en actividades físicas. La revolución digital nos permite trabajar y jugar desde una silla, sin más esfuerzo que unos cuantos movimientos de dedos. Los efectos negativos de la vida sedentaria en la salud y la longevidad son conocidos por todos. No obstante, muchos de nosotros ignoramos esos efectos a largo plazo con la idea de que «¡a mí no me pasará!». Menos conocido es el hecho de que una vida sedentaria también tiene graves implicaciones para el sistema musculoesquelético que pueden afectarnos a largo plazo a modo de dolor y malestar, lo que reduce la calidad de vida (e incluso puede influir en nuestra salud mental). Aunque no haga nada más (¡nosotros sugerimos que lo haga!), unos cuantos ejercicios sencillos de pilates al día pueden ayudarle a mantener a raya los achaques y los dolores.

Si tiene que pasar mucho tiempo sentado, es importante que no olvide la alineación. Realizar pausas breves para dedicar unos minutos a algunos de los ejercicios que sugerimos supondrá una enorme diferencia para sus niveles de bienestar.

Trabajo

Muchos de nosotros tenemos trabajos que implican pasar todo el día sentado delante de una mesa. Nuestros cuerpos no están diseñados para eso, y no es nada raro sentir tensión a la hora de comer. Un puesto de trabajo bien diseñado es vital y debería ser lo primero a tener en cuenta si empieza a sentir dolor o malestar. Ser más consciente de la postura y realizar pausas breves cada hora son dos grandes ayudas. Resulta muy beneficioso ocupar esas pausas en algunos de los ejercicios sencillos sugeridos para reequilibrar el cuerpo y fomentar la energía mental.

¿Está cómodo sentado?

Siéntese con la espalda bien recta. Coloque los pies en el suelo, bien apoyados, separados a la altura de las caderas y paralelos. La idea es que las rodillas se sitúen flexionadas en un ángulo de unos 90 grados y los talones estén alineados con la parte posterior de las rodillas. Es posible que tenga que colocar los pies en una plataforma baja (o un par de libros grandes) para conseguir esa postura.

Asegúrese de que su peso esté bien repartido en el centro de ambos isquiones. Buscamos una forma en S alargada para la columna, no una C encogida. Por tanto, compruebe que tiene un pequeño hueco en la parte baja de la espalda (lordosis lumbar). Evite el redondeamiento del cóccix, ya que le haría adoptar una forma de C encogida. Asimismo, no se incline demasiado hacia el hueso púbico, ya que provocaría un exceso de arqueamiento de la zona lumbar. Alargue toda la columna de manera que conserve sus curvas naturales. No es fácil mantener esta forma de S alargada. La práctica regular de pilates se lo facilitará considerablemente, ya que se refuerzan los músculos posturales internos. Mientras tanto, si le resulta más cómodo, puede colocar un pequeño apoyo en la curva lumbar (una toalla enrollada o incluso un balón pequeño inflado un 25 %, o lo que le más le convenga).

Relaje la caja torácica y colóquela directamente sobre la pelvis, ni inclinada hacia atrás ni hacia delante. Sienta los omóplatos bien abiertos en la parte alta de la espalda, igual que las clavículas en la parte delantera del pecho. Relaje el esternón. Estire el cuello y deje que la cabeza se equilibre libremente sobre la columna.

Si dispone de espacio, puede sentarse en un balón grande en lugar de en la silla durante unos minutos varias veces al día. Sentarse correctamente en el balón le ayudará a restablecer la estabilidad dinámica necesaria para mantener una buena postura a lo largo del día. Su inestabilidad natural hace que los músculos del núcleo tengan que trabajar más para mantener la verticalidad y el equilibrio. Su elasticidad, además, le ayudan a permanecer móvil y activo. No recomendamos que se siente todo el día en el balón; los períodos cortos, concentrado en mantener una buena postura, resultan muy beneficiosos. Si pasa demasiado tiempo sobre el balón, su cuerpo se cansará y dejará de concentrarse, de manera que terminará adoptando una posición inadecuada o incluso acabará en el suelo. Encorvarse mientras se está sentado en el balón es mucho peor que hacerlo en una silla, ya que ésta al menos proporciona cierto nivel de apoyo.

Ocio

Cuando llegamos a casa, lo primero que queremos hacer es sentarnos en nuestro sillón favorito y poner los pies en alto. Después, nos rodeamos de todo aquello que nos ayuda a entretenernos: un libro, el mando a distancia, el ordenador portátil, la consola de videojuegos, coser o hacer punto. Todas estas actividades tienen una cosa en común: se hacen en posición sedente. Ese elemento, el de permanecer sentados, no tiene en cuenta la necesidad del cuerpo de moverse. Siempre es recomendable complementar esas actividades sedentarias con otras activas. Recuerde, por tanto, hacer una pausa de vez en cuando y poner su cuerpo en movimiento.

ejercicios para un estilo de vida sedentario

Sedente

Giros de cintura
Extensión lateral
Camarero
Arco y flecha
Brazos flotantes
Círculos con el tobillo
Círculos de muñeca
Ola mexicana
Girar el cuello
Zigzags

De pie

Elevación de pelota
Sentadillas
Expansión de tórax
Deslizamientos hacia abajo, contra la pared
Rodar la espalda

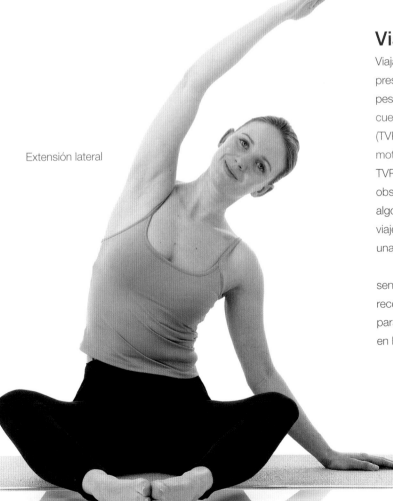

Extensión lateral

Viajes

Viajar, como otras actividades sedentarias, somete al cuerpo a presión. La relativa inactividad, junto con el hecho de cargar equipaje pesado, puede aumentar el riesgo de tensiones y dolores. Otra cuestión muy comentada es la de la trombosis venosa profunda (TVP) asociada con los vuelos de larga distancia. Existen diversos motivos por los que unas personas tienen más riesgo de desarrollar TVP durante un vuelo, pero el factor clave es la inmovilidad. No obstante, permanecer sentado inmóvil durante mucho tiempo no es algo exclusivo de los vuelos: puede desarrollar TVP durante cualquier viaje de larga distancia, en tren o en coche, ¡o incluso mientras ve una película!

Para minimizar el riesgo, intente moverse y evite permanecer sentado durante más de dos horas seguidas. Realice los ejercicios recomendados en esta página antes, durante y después del viaje para mantener las articulaciones relajadas y el sistema circulatorio en buen funcionamiento.

estilo de vida activo

Del mismo modo que la falta de uso del cuerpo puede resultar perjudicial, la actividad física excesiva o repetitiva también puede tener consecuencias negativas. Como todo en la vida, se trata de encontrar el equilibrio. Si los objetivos de su actividad física son principalmente mejorar la salud y el tiempo de ocio, la moderación es la clave para mantener los sistemas corporales en buen estado y hacerle sentir bien. Si, en cambio, sus actividades físicas forman parte de su trabajo o son más serias y competitivas que las actividades ligeras de ocio, el equilibrio casi siempre se decanta por el rendimiento en detrimento del uso sano del cuerpo. El pilates ofrece un método ideal para contrarrestar los efectos negativos del uso excesivo, y ayuda a recuperar el equilibrio y a dar lo mejor de sí. Incluso puede mejorar el rendimiento haciendo que los movimientos sean más eficaces. Asimismo, el pilates ayuda en la recuperación de las lesiones como complemento de un tratamiento.

Ya tenga que rendir físicamente en el trabajo o en sus actividades de ocio, el pilates le ayudará a mejorar dicho rendimiento.

Nota: no ofrecemos sugerencias para la rehabilitación de los problemas que puedan surgir a raíz de las actividades que realice. Nuestra intención es que los ejercicios y los consejos que proponemos le ayuden a no sufrir lesiones, a mejorar su capacidad de realizarlos y a disfrutar más de la práctica. Si sufre una lesión a raíz de una actividad física, primero acuda al médico para que le dé un diagnóstico y le trate un profesional, y después consulte la sección sobre salud de las articulaciones (página 236), donde encontrará sugerencias para complementar el tratamiento que reciba.

Trabajo manual

Aunque los desafíos físicos se consideran, en general, positivos para el cuerpo, la naturaleza repetitiva del trabajo manual implica que el cuerpo se somete a los mismos movimientos un día tras otro. Este hecho puede pasar factura (igual que permanecer todo el día sentado delante de la mesa de trabajo). La principal causa de problemas, sin duda, es el exceso de uso y las tensiones debidas a una mala técnica en los movimientos. Aunque tenga una gran habilidad en los movimientos que realiza todos los días, las lesiones pueden aparecer por cansancio o falta de concentración, y acabará aplicando una mala técnica. El pilates puede ayudarle porque mejora la conciencia de uno mismo, la postura, la coordinación y el control. Realice algunos de los ejercicios básicos a lo largo del día para mantener alerta el cuerpo y la mente.

Desde un punto de vista práctico, sugerimos que realice todos los ejercicios de pie o sentado cuando se encuentre en el trabajo.

ejercicios para un estilo de vida activo

Espalda y cuello
- Girar el cuello*
- Flexión lateral (de pie)
- Giros de cintura (de pie)
- Arco y flecha (sedente)#
- Curva C (sedente)#
- Prensión del diamante*
- Bucles hacia arriba*
- Torsión oblicua*

Hombros y brazos
- Brazos flotantes
- Cierre de caja torácica*
- Círculos con los brazos*
- Presión del bíceps
- Ventanas*

Caderas y piernas
- Elevación de pelota
- Sentadillas
- Patada con una pierna*

- Zigzags (sedente)#
- Patadas laterales (adelante y atrás)*

* Estos ejercicios se realizan normalmente en posición yacente; intente reproducir el mismo movimiento desde la posición de pie y apóyese en una pared como si fuese el suelo.

Estos ejercicios en posición sedente también se pueden realizar en una silla además del suelo.

Tareas domésticas y bricolaje

Las exigencias físicas específicas de numerosas tareas domésticas pueden pasar factura al cuerpo si no se realizan con una buena técnica. El problema es que nadie nos enseña la mejor manera de pasar la aspiradora o de doblarnos y girarnos para llegar a espacios difíciles cuando limpiamos (por no hablar de pintar un techo). La práctica regular de pilates desarrollará la conciencia de su propio cuerpo y le ayudará a mejorar la manera de realizar las tareas y a reducir la tensión a que se somete el cuerpo. Pruebe algunos de los ejercicios de esta sección la próxima vez que sienta que las tareas manuales le están pasando factura.

ejercicios para tareas domésticas

- Sentadillas
- Brazos flotantes
- Extensión lateral (de pie)
- Giros de cintura (de pie)

Jardinería

La jardinería es una afición muy popular, y, como las tareas manuales, puede someter al cuerpo a tensiones. Los movimientos constantes para doblarse, inclinarse y arrodillarse afectan a la espalda, las caderas y las rodillas. Las tareas más pesadas, como cavar y transportar la regadera, pueden provocar problemas adicionales en torno al cuello y los hombros. Una sesión general de pilates contrarrestará los problemas potenciales. Los ejercicios de esta sección le ayudarán a liberar tensiones y a mantener un centro fuerte cuando trabaje en el jardín.

Pesca

Aunque la pesca implica largos períodos sentado, las acciones de lanzar el sedal y recoger la pesca son muy físicas. La zona sometida a más presión es la espalda debido a los movimientos de giro y levantamiento, pero, cuando se trata de dejar un pez recién pescado, la fuerza que hay que hacer con los brazos y los hombros también puede someter a tensión a esas zonas. Entre un pez y otro, realice algunos de los ejercicios de la sección sobre vida sedentaria (página 262) para mantener el cuerpo libre de tensiones. Practique, además, los ejercicios de este apartado: le ayudarán a mantener la fuerza y la movilidad de la columna y a ganar en libertad de movimientos en brazos y hombros.

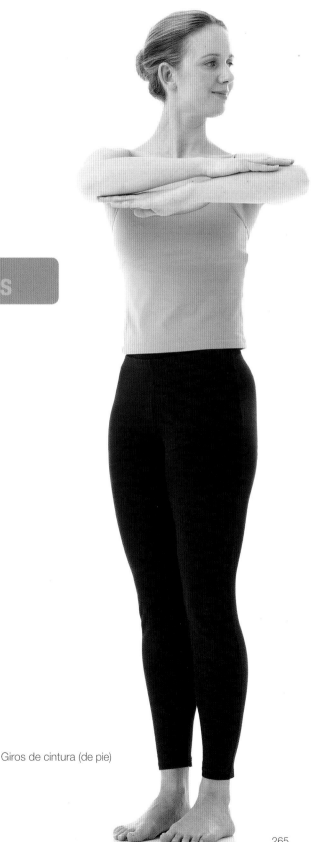

Giros de cintura (de pie)

Pilates en el gimnasio

Gran parte del entrenamiento en el gimnasio se divide en dos partes: ejercicio cardiovascular y entrenamiento de resistencia. En general, el entrenamiento cardiovascular se realiza en máquinas fijas: bicicletas, cintas, remos y bicicletas elípticas. El principal objetivo de ese tipo de actividad es ejercitar el corazón y los pulmones, además de ganar energía en los músculos que realizan el ejercicio. El entrenamiento de resistencia se lleva a cabo con máquinas especializadas o con pesas. El objetivo del entrenamiento de resistencia varía: desde desarrollar la fuerza muscular hasta incrementar la resistencia muscular. Además, se obtienen beneficios estéticos, como la mejora del tono muscular o el aumento del tamaño.

Incluimos una selección de ejercicios de pilates que ofrecen un estupendo calentamiento para cualquier rutina en el gimnasio, aunque los auténticos beneficios se encuentran en aplicar los principios del pilates a los ejercicios que practique habitualmente en el gimnasio.

el calentamiento con pilates

ejercicios de pilates para calentar

- Rotación de rodillas
- Cierre de caja torácica
- Flexionar rodillas
- Bucles de columna
- Rotación de cadera
- Bucles hacia arriba

- Estirar una pierna: preparación
- Dardo
- El gato
- Mesa
- Posición de reposo
- Zigzags (sedente)

- Rodar la espalda
- Extensión lateral (de pie)
- Giros de cintura (de pie)
- Rodar hacia abajo

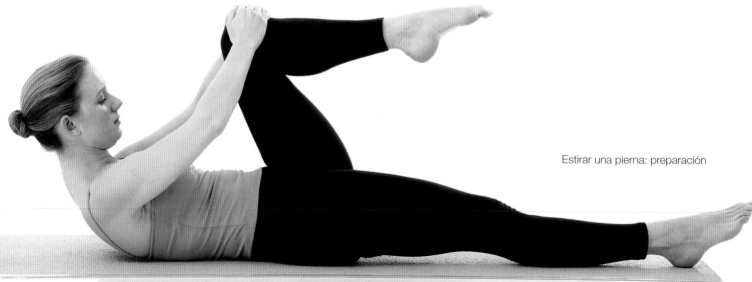

Estirar una pierna: preparación

entrenamiento cardiovascular desde la perspectiva del pilates

La bicicleta estática

Las bicicletas estáticas son muy populares: dan la impresión de que permiten ponerse en forma estando sentado. Aquí empiezan los problemas. En todos los gimnasios del mundo se ven personas que pedalean mientras miran la televisión o charlan con el de al lado, sin apenas sudar y totalmente inconscientes de lo mal sentadas que están (ni siquiera de que se están moviendo). Algunos gimnasios ofrecen bicicletas con estaciones de trabajo que permiten navegar por la red y jugar, cosa que incrementa el problema. Además de que los beneficios cardiovasculares son mínimos, el otro elemento preocupante es el daño potencial que se puede provocar por hacer ejercicio con una mala calidad de movimientos. Como en cualquier sesión de pilates, debería conectar la mente y el cuerpo en la misma tarea; la concentración y la precisión de movimientos son tan importantes aquí como cuando se realiza un estiramiento con una sola pierna. El reto consiste en mantenerlos durante 10-20 minutos.

PUNTOS DE CONCENTRACIÓN:

★ Prepárese y siéntese correctamente

La altura del asiento es lo más importante cuando prepare la bicicleta. Una vez sentado, el talón tiene que tocar ligeramente el pedal, de manera que cuando coloque la parte anterior del pie sobre el pedal, la rodilla quede ligeramente flexionada. Si está demasiado alto, la pelvis se verá forzada a moverse de un lado a otro y las rodillas se bloquearán. Si está demasiado bajo, las rodillas se doblarán demasiado y sentirá más presión en la parte delantera de los muslos y en la articulación de las rodillas. Además, la pelvis se «esconderá» a un lado y al otro.

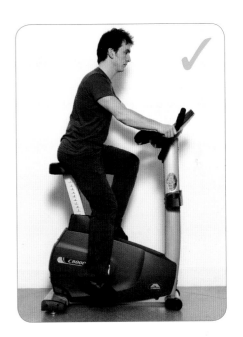

★ Parte superior del cuerpo

Los hombros deben permanecer abiertos y relajados: no los hunda o presione demasiado con los brazos, ya que esa posición también le hará hundir los hombros. Intente mantener la cabeza y el cuello rectos. Piense en la sensación de abertura en la parte delantera de los hombros cuando se realiza el ejercicio del camarero (página 82).

★ Alineación de las piernas

Las piernas tienen que mantener una buena alineación durante toda la acción de pedaleo. Los fémures, las rodillas, las espinillas, los tobillos y los pies suben y bajan en la misma línea desde las caderas.

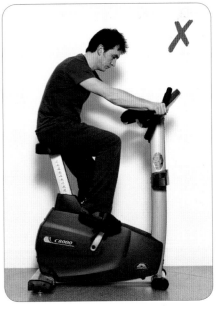

★ Trabajar las piernas al mismo tiempo

El error más habitual en la acción de pedaleo consiste en hacer fuerza sólo hacia abajo. Intente que las dos piernas trabajen en direcciones opuestas en todo momento.

La cinta

La cinta es otro aparato muy popular en los gimnasios, ya que ofrece una superficie plana para correr y caminar en cualquier momento del día, los 365 días del año. Dicho esto, a muchas personas les pone nerviosas utilizar la cinta por primera vez porque, a diferencia de otros aparatos, esta máquina mueve al usuario. Esa es la razón por la que proporciona una experiencia muy distinta a correr o caminar de verdad. En circunstancias normales, si se fatiga mientras corre o camina, reduce la velocidad automáticamente. En una cinta es preciso realizar el acto consciente de decirle a la máquina que reduzca la marcha, cosa que la mayoría de la gente no hace cuando lo necesita. De esa manera se cae en una técnica incorrecta que casi siempre incluye sujetarse con las manos, algo potencialmente perjudicial y que no sirve para nada. Trabajar a una velocidad asequible supone el mismo desafío, si no mayor, para el sistema cardiovascular al tiempo que se mantiene una buena alineación dinámica y calidad de movimientos.

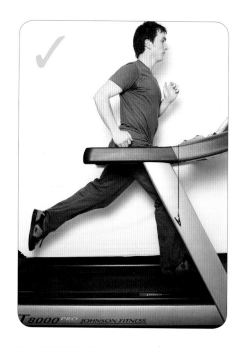
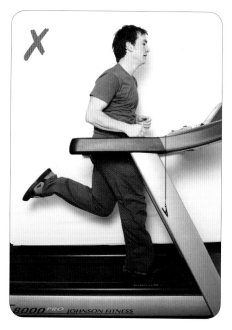

PUNTOS DE CONCENTRACIÓN:

★ **Velocidad**

Corra o camine siempre a la velocidad adecuada para usted; debe tener la sensación de que es usted quien corre sobre la máquina, y no que ésta lo hace por usted.

★ **Inclinación**

Evite las inclinaciones excesivas, sobre todo cuando camine: ponen en peligro la alineación correcta y la calidad de movimientos. Mantenga la inclinación a menos del 5 % cuando camine y, si cree que no es capaz de realizar el esfuerzo necesario, pruebe a correr o cambie a una bicicleta elíptica si necesita una actividad de bajo impacto.

★ **Alineación**

Mantenga la espalda recta y realice los pasos tan ligeros como pueda. Pruebe a pensar en alguno de los ejercicios de pilates que se realizan de pie: mantenga el cuello recto, la cabeza equilibrada sobre la columna y los hombros relajados; siga con los brazos la acción de caminar o correr; las caderas abiertas y relajadas, y las dos mitades del cuerpo tan simétricas como pueda.

★ **Respiración**

La respiración desempeña un importante papel en mantener los movimientos fluidos y cómodos. Si el ritmo de respiración no está sincronizado con el ritmo de los pies, se pondrá tenso y experimentará limitaciones en la respiración o la técnica: en cualquier caso, la eficacia se verá comprometida y sufrirá malestar a causa de la tensión. Seguramente habrá tenido flato en alguna ocasión. La próxima vez que le ocurra, fíjese en qué pie pone en el suelo cuando termine de espirar e intente cambiar al otro pie (¡a veces funciona!). Mejor todavía: pruebe a correr o caminar contando las zancadas de manera impar para que el pie que ponga en el suelo al final de cada espiración sea alterno. Trate de adoptar la respiración lateral controlada que se aplica a los ejercicios de pilates para regular y dar ritmo al volumen y la velocidad de la respiración. Muy probablemente, se sentirá menos cansado.

La bicicleta elíptica

Las bicicletas elípticas se encuentran en varias formas y tamaños, y se basan en la mecánica del esquí de fondo. Suponen una gran opción para practicar ejercicio cardiovascular porque, además de mover las piernas en carga, los brazos también participan activamente gracias a las barras móviles sincronizadas con la acción cilíndrica de las piernas. El beneficio añadido frente a la carrera es que se trata de un movimiento de bajo impacto, lo que significa que se producen menos problemas. No obstante, como muchos aparatos de ejercicio, las bicicletas elípticas se fabrican teniendo en mente las proporciones del usuario medio y las posibilidades de ajuste son limitadas. Dado que esas máquinas funcionan con una gama establecida de movimientos, es importante que el cuerpo sea capaz de seguirlos sin verse forzado más allá de su propia gama de movimientos. Sujete siempre las barras de manera que pueda mover las piernas y los brazos libremente con la mínima alteración de la posición del cuerpo, el cuello y la cabeza.

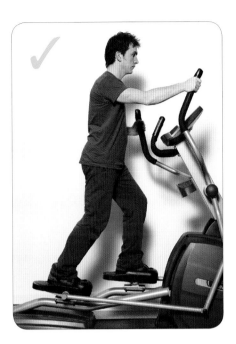

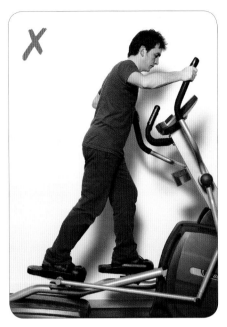

PUNTOS DE CONCENTRACIÓN:

★ **Velocidad**

Trabaje a una velocidad asequible. Este tipo de máquinas las pone en movimiento el usuario y cuentan con partes móviles pesadas que, una vez en marcha, continúan por inercia y dificultan los cambios de velocidad. Trabajar a partir de un centro fuerte le ayudará a reducir o aumentar la velocidad de manera controlada y a limitar las posibles sacudidas de la máquina.

★ **Alineación**

Permanezca recto y trate de tener en mente cualquiera de los ejercicios de pilates que se realizan de pie. Mantenga el cuello recto y la cabeza equilibrada sobre la columna;

los hombros relajados y los brazos al compás del movimiento de las piernas; las caderas abiertas y relajadas, y las dos mitades del cuerpo moviéndose con la mayor simetría posible.

★ **Respiración**

La respiración desempeña un importante papel para mantener el movimiento fluido y cómodo. Si el ritmo de la respiración no va acompasado con el movimiento, se pondrá tenso y sufrirá limitaciones en la respiración o en la técnica. En cualquier caso, la eficacia se verá reducida. Intente aplicar la respiración lateral controlada de los ejercicios para regular y dar ritmo al volumen y la velocidad de la respiración. Se cansará menos.

El *stepper* o máquina de subir escaleras

Similar a la cinta y a la bicicleta elíptica, el *stepper* es una máquina de resistencia al peso que requiere una buena alineación de la columna mientras las piernas (y los brazos en las barras) suben y bajan.

Intente mantener la cabeza, la espalda y la pelvis equilibradas en el centro de la máquina y trabaje las piernas desde las caderas, las rodillas y los tobillos.

entrenamiento de resistencia con máquinas

El entrenamiento de resistencia con máquinas resulta sencillo y eficaz, y funciona de forma muy similar a utilizar un equipo de pilates en el sentido de que se sigue una cadena cerrada de ejercicios. Con sólo aplicar técnicas precisas a muchos de esos aparatos, se consigue una gran eficacia y seguridad en los ejercicios realizados.

Uno de los factores más limitadores de las máquinas de entrenamiento de resistencia es la gama fija de movimientos, que no permite trabajar adecuadamente la estabilidad de las articulaciones durante el movimiento. Además del hecho de que así se puede «engañar» al movimiento, también le brinda el potencial de desarrollar fuerza sin la estabilidad para controlarla. Es una combinación que conduce al desastre y aumenta el riesgo de lesiones con el tiempo. Por esa razón recomendamos que siempre que sea posible utilice máquinas con cables y poleas, que permiten movimientos multidireccionales.

Prensa de piernas

Básicamente se trata del mismo movimiento que el trabajo con los pies de la máquina Reformer (página 170). Las principales diferencias son la cantidad de resistencia que se aplica y el apoyo completo de los pies en una plataforma en lugar del apoyo parcial en una barra. De nuevo, el exceso de peso es la principal causa de una mala técnica. Además de la comparación directa con el trabajo con los pies de la Reformer, intente recordar lo que ha aprendido en los siguientes ejercicios:

- Sentadillas (página 80)
- Deslizar piernas (página 31)
- Mesa (página 56)

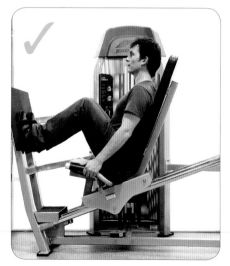

PRINCIPIO

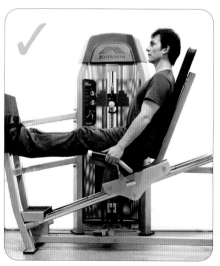

FINAL

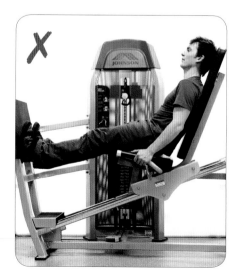

Prensa de hombros

El movimiento de prensa de hombros representa un desafío para la cintura escapular, sobre todo cuando se carga con resistencia. También supone un reto para la alineación de la espalda. Si el ejercicio se realiza con movimientos adecuados, no necesitará demasiada resistencia para conseguir el efecto deseado. Intente pensar en lo que ha aprendido de los siguientes ejercicios:

- Cierre de caja torácica (página 37)
- Ventanas (página 51)
- Brazos flotantes (página 55]

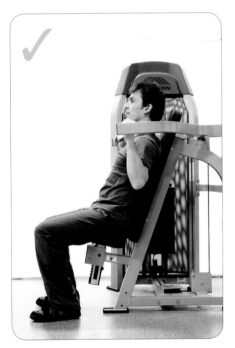

PRINCIPIO

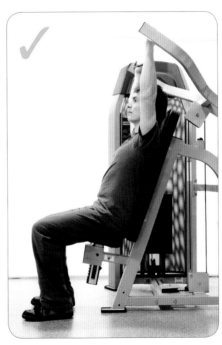

FINAL

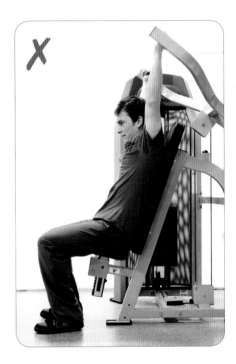

Máquina para dorsales

Con la máquina para dorsales se realiza el mismo movimiento que con la prensa de hombros, pero con la resistencia aplicada a la bajada en lugar de a la subida. Ejerce menos tensión en la cintura escapular con la carga de resistencia, pero también representa un reto considerable para la alineación de la columna. Muchos ejercicios consisten en pasar la barra por detrás de la cabeza, lo que casi siempre provoca problemas de alineación. Por esa razón recomendamos que se siente ligeramente hacia atrás y tire de la barra por delante de la cabeza. De nuevo, la calidad del movimiento siempre debe estar por delante de la resistencia. Intente tener en cuenta lo que ha aprendido de los siguientes ejercicios:

- Cierre de caja torácica (página 37)
- Ventanas (página 51)
- Brazos flotantes (página 55)

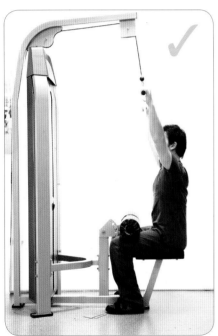

PRINCIPIO

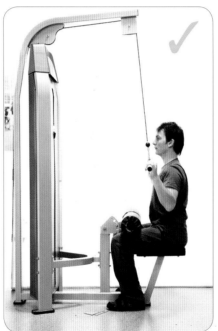

FINAL

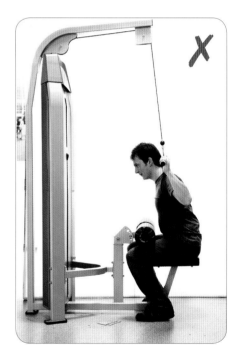

Prensa de tórax

El movimiento de la prensa de tórax representa un desafío para la cintura escapular, sobre todo cuando se carga con resistencia. El reto para la alineación de la columna procede totalmente de una mala técnica, cuando los usuarios arquean la zona lumbar para hacer frente a una resistencia demasiado pesada. Si el ejercicio se realiza con movimientos de buena calidad, no necesitará tanta resistencia como podría pensar para conseguir el efecto deseado. Intente pensar en lo que ha aprendido de los siguientes ejercicios:

- Ventanas (página 51)
- Vuelos (página 229)
- Arco y flecha (sedente, página 60)

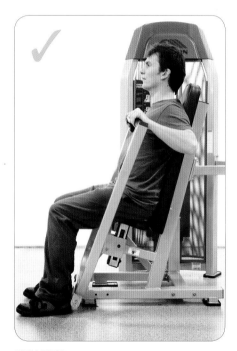
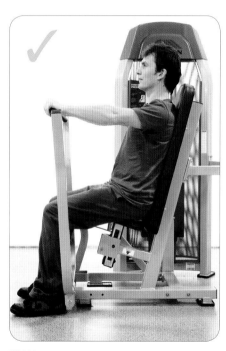
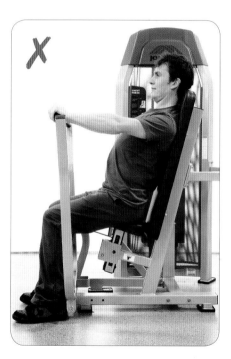

PRINCIPIO   FINAL

Remo sentado

El ejercicio de remo sentado es un movimiento similar a la prensa de tórax, con la excepción de que la resistencia se lleva hacia al cuerpo en lugar de bajarla. No ejerce una tensión excesiva en la cintura escapular, y la alineación de la columna es bastante manejable si el aparato cuenta con una almohadilla para el pecho, que ayuda a mantener la posición del cuerpo. En caso de que no tenga, el papel de apoyo de la posición sentada pasa a los músculos de la espalda y las piernas. No obstante, es muy fácil arquear la espalda si se trabaja con exceso de peso.

De nuevo, la calidad de los movimientos debe ser prioritaria sobre la resistencia. Intente pensar en lo que ha aprendido de los siguientes ejercicios:

- Ventanas (página 51)
- Vuelos (página 229)
- Arco y flecha (sedente, página 60)

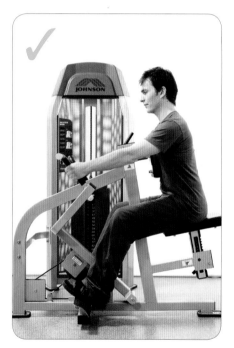

PRINCIPIO

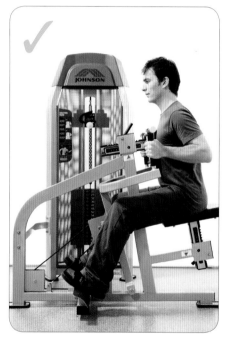

FINAL

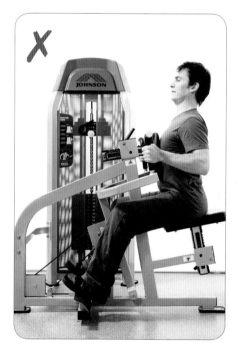

entrenamiento de resistencia con pesas

El entrenamiento de resistencia con pesas resulta más desafiante y funciona de forma similar al trabajo de pilates en colchoneta en el sentido de que los ejercicios retan al cuerpo con la gravedad y se dispone de mucho menos apoyo e información previa. La resistencia implica que una mala técnica puede resultar muy perjudicial para las articulaciones y los tejidos blandos que las rodean. Aplicar el mismo enfoque consciente a la alineación y la técnica que el que se aplica en una sesión de pilates es fundamental para el uso eficaz y seguro de las pesas. Hemos seleccionado cinco ejercicios muy practicados para darle una idea de cómo puede aplicar lo aprendido en las sesiones de pilates a su entrenamiento de resistencia con pesas.

Prensa de banco/tórax

El movimiento de la prensa de banco se realiza tradicionalmente con una barra con pesas, aunque las pesas pequeñas (mancuernas) son más efectivas porque comprometen más la estabilidad de los hombros al tiempo que se trabaja la zona del tórax y los hombros. La estabilidad de los hombros es el elemento al que hay que prestar atención en este ejercicio: el exceso de resistencia comprometerá la zona. El reto para la alineación de la columna es el resultado de una mala técnica: es habitual arquear la zona lumbar para hacer frente a una resistencia demasiado pesada. Intente pensar en lo que ha aprendido de los siguientes ejercicios:

- Ventanas (página 51)
- Vuelos (página 229)
- Arco y flecha (sedente, página 60)

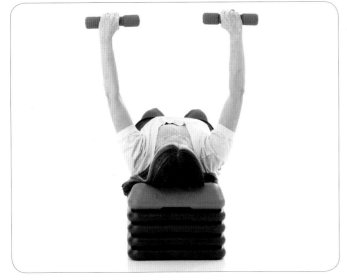

PRINCIPIO

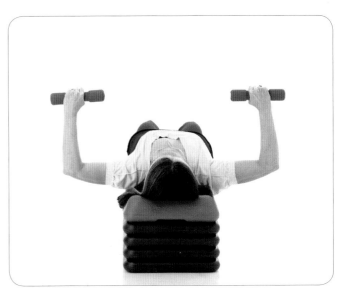

FINAL

Vuelos

Se trata de un excelente ejercicio para desarrollar fuerza y tono en el tórax. Es importante mantener el tórax abierto durante el ejercicio y no trabajar con exceso de resistencia. La estabilidad de la cintura escapular no debe verse comprometida, ya que el efecto de palanca de la articulación es elevado y, por tanto, aumenta el riesgo de lesiones. También es preciso mantener en todo momento la estabilidad de la columna. Si el ejercicio se realiza con movimientos de buena calidad, no necesitará tanta resistencia como podría pensar para conseguir el efecto deseado. Piense en lo que ha aprendido de los siguientes ejercicios:

- Vuelos (página 229)
- Ventanas (página 51)
- Apertura de brazos (página 64)

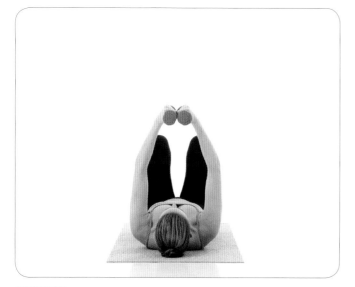

PRINCIPIO

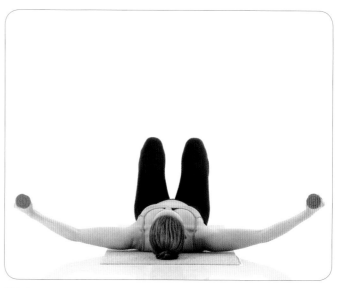

FINAL

Levantamientos laterales

Éste es un excelente ejercicio para desarrollar los músculos de la cintura escapular, y muy practicado por los usuarios del gimnasio. No obstante, las técnicas son muy variadas, y en muchos casos son potencialmente dañinas para la zona del cuello y los hombros. Como siempre, la calidad del movimiento es el factor más importante a tener en cuenta cuando se realice el ejercicio. Definitivamente, no necesitará mucha resistencia para conseguir el efecto deseado si mantiene una técnica equilibrada. Piense en lo que ha aprendido de los siguientes ejercicios:

- Brazos flotantes (página 55)
- Cierre de caja torácica (página 37)
- Ventanas (página 51)

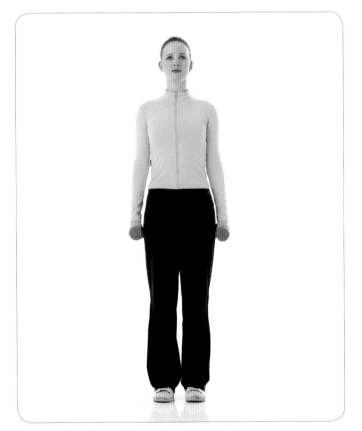

PRINCIPIO

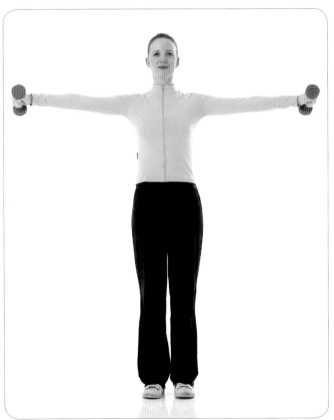

FINAL

Sentadillas

Existen varios tipos de sentadillas que requieren diferentes posiciones de la barra y gamas de movimiento. Con independencia de dónde se coloque la barra, siempre resulta muy difícil conseguir una buena alineación de la columna, sobre todo si la gama de movimiento en los hombros es restringida. Aunque la alineación de la columna compensará hasta cierto punto, es importante no dejar que se desplace demasiado de la alineación neutra durante el movimiento; también puede utilizar pesas, como en el ejemplo inferior. Intente pensar en lo que ha aprendido de los siguientes ejercicios:

- Deslizamiento hacia abajo contra la pared con balón grande (página 218)
- Sentadillas (página 80)
- Apertura de brazos (página 64)

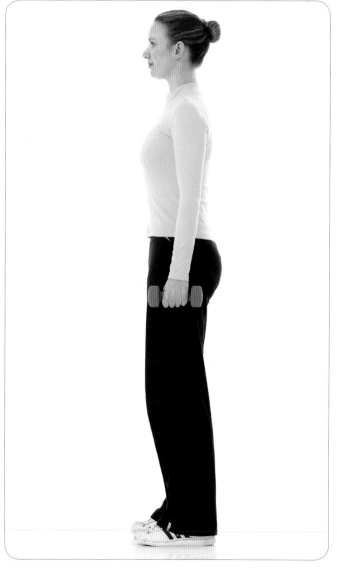

PRINCIPIO

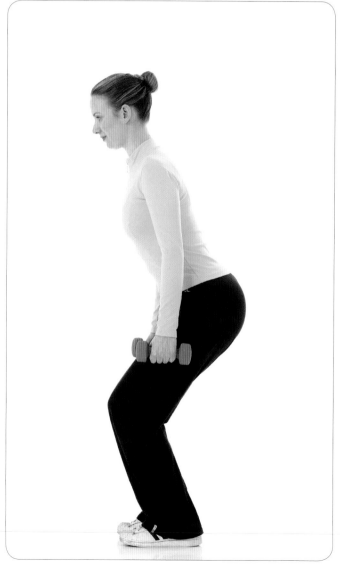

FINAL

Zancadas

Existen varios tipos de ejercicios de zancadas con diferentes gamas de movimientos y direcciones. Con la barra detrás de la cabeza resulta difícil conseguir una buena alineación de la columna, sobre todo si los hombros están rígidos. La versión que mostramos aquí es la zancada hacia atrás, con la que resulta más sencillo mantener una buena alineación y control. Trate de conservar la alineación neutra durante el movimiento y piense en lo que ha aprendido de los siguientes ejercicios:

- Presión de la pierna, de pie, con banda (página 195)
- Sentadillas (página 80)
- Mesa (página 56)

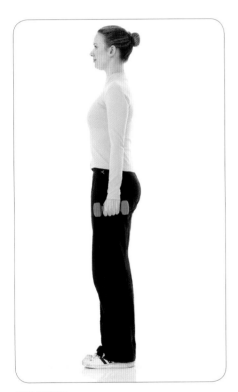

PRINCIPIO

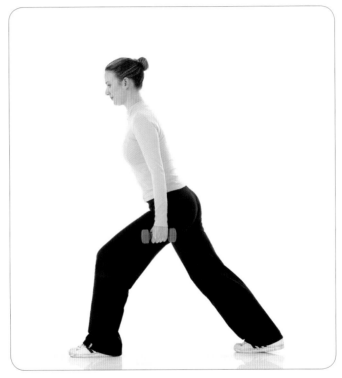

FINAL

Pilates para el deporte

Pilates para la carrera

Correr es la actividad física más natural, ya que el cuerpo está diseñado para ello. Lo único que se necesita es un calzado adecuado y aire libre. Es una excelente manera de mantenerse en forma, ejercitar el corazón y los pulmones, y tonificar todo el cuerpo. Los principales problemas se deben a la falta de técnica, y el pilates puede resultar de gran ayuda en este punto. Se recomiendan los siguientes ejercicios:

- Bucles de columna
- Rotación de cadera
- Bucles hacia arriba
- Estirar una pierna: preparación
- Cobra: preparación
- Patadas con una pierna
- Rodar
- Sentadillas

Pilates para el ciclismo

El ciclismo es cada vez más popular, y no deja de aumentar el número de personas que eligen la bicicleta frente al coche para ir a trabajar o en salidas de fin de semana. La técnica y la colocación de la bicicleta son muy importantes. Siempre recomendaremos que pida consejo en una tienda especializada sobre el tipo de bicicleta más adecuado para usted y que se la pongan a punto específicamente para usted. La posición que se adopta cuando se va en bicicleta compromete la alineación de la columna de manera significativa, y en especial cuando se utilizan bicicletas de carretera y de montaña. Las sesiones regulares de pilates le ayudarán a contrarrestar el tiempo que pasa sentado en el sillín y a mejorar la eficacia de su técnica. Pruebe con estos ejercicios:

- Rotación de rodillas
- Bucles de columna
- Estirar con una pierna
- Prensión del diamante
- Estrella
- Patadas con una pierna
- Mesa
- El gato

Pilates para natación

Nadar es una excelente actividad para todo el cuerpo; se ejercitan el corazón y los pulmones, y ayuda a mejorar el tono muscular de todo el cuerpo. Cuando se practica de forma recreativa apenas provoca problemas gracias al apoyo que ofrece el agua. Los problemas suelen ser debidos a la falta de técnica y al abuso. El pilates puede ayudar a mantener el equilibrio de los movimientos corporales, lo que a su vez le ayudará a mejorar su técnica de natación. Los siguientes ejercicios le resultarán útiles:

- Caída de hombros
- Círculos con los brazos
- Torsión oblicua
- El gato
- Mesa
- Patada con dos piernas
- Nadar
- Rodar

Pilates para el remo

Remar es una actividad física muy exigente, sea cual sea el nivel. Se mueve todo el cuerpo, lo que requiere una buena gama de movimientos en todas las articulaciones. Como ocurre con muchas otras actividades, la importancia de la técnica es vital para evitar lesiones. Dicho esto, los movimientos mecánicos realizados durante la práctica del remo resultan especialmente desafiantes para la biomecánica natural del cuerpo. Dado que esos movimientos se realizan cientos de veces en una sesión, resulta muy importante contrarrestar todo ese trabajo con movimientos en otras direcciones. El pilates proporciona un excelente complemento al entrenamiento de remo y ofrece al cuerpo la posibilidad de reequilibrar y mantener el rendimiento. Pruebe los siguientes ejercicios:

- Rodar
- Sentadillas
- Zigzags (sedente)
- Extender la columna hacia delante
- Extensión lateral (sedente)
- Giros de cintura (sedente)
- Cobra
- El gato

Pilates para vela y *windsurf*

Tanto la navegación a vela como el *windsurf* ponen a prueba todo el cuerpo, y casi siempre en condiciones extremas. En ambas disciplinas se exige mucho a la parte superior del cuerpo, y sobre todo a los brazos por encima de la cabeza. Los movimientos suponen un desafío no sólo para los brazos y los hombros, sino también para la estabilidad de la espalda. Sumado al hecho de que los movimientos tienen que realizarse como reacción a la situación y son multidireccionales, las exigencias a las que se somete al cuerpo pueden llegar a ser muy intensas. Por tanto, todos los ejercicios de pilates ejercerán un efecto positivo en su rendimiento y le ayudarán a evitar lesiones. Los siguientes son algunos de los recomendados:

- Ventanas
- Bucles de columna
- Torsión oblicua
- El gato
- Mesa
- Arco y flecha (sedente)
- Extender la columna hacia delante
- Rodar

Pilates para el esquí y *snowboard*

Estas dos actividades deportivas tan populares pueden resultar muy exigentes desde el punto de vista físico. Una de las razones es que la mayoría de las personas que las practican lo hacen durante una o dos semanas al año, y el cuerpo no suele estar preparado para ese cambio de uso repentino. Aunque practique esquí o *snowboard* durante toda la temporada, el cuerpo necesita su tiempo para prepararse de cara a las exigencias que plantean los descensos. El mayor reto físico es el que reciben las piernas y la parte baja de la espalda. Si es usted principiante, pasará una gran parte del tiempo levantándose del suelo, con movimientos que también exigen mucho trabajo a los brazos y a la parte superior de la espalda. Por tanto, una rutina equilibrada de pilates ofrece una solución ideal en las semanas previas a una salida de esquí. Estos ejercicios le ayudarán:

- El gato
- Mesa
- Zigzags (sedente)
- Rotación de rodillas
- Bucles hacia arriba
- Estirar una pierna
- Estirar las dos piernas
- Sentadillas

Pilates para deportes en equipo

Ya sea profesional o aficionado, los deportes en equipo como el fútbol, el rugby, el críquet y el *hockey* plantean muchas exigencias al cuerpo. Son deportes rápidos y requieren cambios repentinos de dirección y de ritmo, además de las acciones de golpear, lanzar y saltar. Esto significa que los jugadores corren el riesgo de sufrir lesiones en los músculos, los tendones y las articulaciones. Por tanto, necesitan mantenerse en forma, ágiles y fuertes. Desarrollar la estabilidad dinámica necesaria para controlar toda esa fuerza sumada a la velocidad es algo en lo que los ejercicios de pilates pueden resultar de gran ayuda. Pruebe los siguientes:

- Bucles de columna
- Rotación de rodillas
- Torsión oblicua
- Estirar una pierna: preparación
- Cobra: preparación
- Patadas con una pierna
- El gato
- Rodar

Pilates para tenis y otros deportes de raqueta

El tenis requiere agilidad y movilidad, además de precisión y concentración. La calidad y el control de los movimientos de la columna y las extremidades superiores son fundamentales para una buena técnica. Los ejercicios de pilates le ayudarán a mejorarlos a través de la conciencia y el autocontrol. La naturaleza repetitiva y enérgica de los movimientos implicados en el juego también plantea riesgo de lesiones en las articulaciones de los brazos. Los ejercicios de pilates le ayudarán a mantener un nivel óptimo de equilibrio entre la estabilidad y la movilidad alrededor de esas articulaciones. La práctica regular de pilates entre partidos como parte de su entrenamiento le ayudará en gran medida a dar lo mejor en el juego. Incorpore los siguientes ejercicios:

- Giros de cintura (de pie)
- Extensión lateral (de pie)
- Torsión oblicua
- Estirar una sola pierna: preparación
- Cobra: preparación
- Patadas con una pierna
- Rodar
- Sentadillas

Pilates para el golf

El golf es un deporte relativamente relajado. No obstante, la acción potente y repetitiva del lanzamiento ejerce una presión considerable en la espalda, los brazos y los hombros. La falta de técnica puede contribuir a muchos de los dolores que surgen a raíz de la práctica habitual. El *swing* perfecto requiere un alto grado de movilidad, además de precisión y fuerza. Muchos golfistas pasan por alto esos elementos y continúan intentando mejorar su técnica con los cimientos inestables de una mala mecánica corporal. Si se toma un tiempo fuera del campo de golf para practicar ejercicios de pilates, aunque sea una sola vez a la semana, mejorará su juego de forma espectacular al desarrollar su potencial de movimiento. Asimismo, le ayudará a evitar las lesiones por tensión. Se recomiendan los siguientes ejercicios:

- Rotación de cadera
- Torsión oblicua
- Apertura de brazos
- Patadas con una pierna
- Rodar
- Giros de cintura (de pie)
- Extensión lateral (de pie)
- Sentadillas

Pilates para la equitación

La equitación de cualquier tipo y a cualquier nivel exige un alto grado de equilibrio y control. Muchas lesiones son el resultado de caídas. La práctica regular de pilates le ayudará en la equitación en muchos sentidos. Las mejoras que experimentará en la fuerza del núcleo le ayudarán durante la práctica de la equitación y aumentarán su resistencia en la silla. Además, incrementará la movilidad de sus caderas, le ayudará a mantener los hombros relajados y mejorará la alineación de la columna y la postura, cualidades importantes para una buena técnica. Pruebe los siguientes ejercicios:

- Flexionar rodillas
- Bucles de columna
- Rotación de cadera
- Curva C (sedente)
- Zigzags (sedente)
- Giros de cintura (sentado)
- Dado
- El gato

Pilates para la danza y la gimnasia

La danza y la gimnasia exigen altos niveles de desarrollo físico, agilidad, control y precisión de movimientos. El pilates es un complemento ideal para las sesiones de entrenamiento de ambas disciplinas. De hecho, muchas escuelas de danza incluyen el pilates en su currículo por esa razón. El mayor problema de bailarines y gimnastas cuando realizan ejercicios de pilates es que sus cuerpos ya están acostumbrados a esos movimientos, de manera que incluso los ejercicios más complicados les parecen fáciles. No obstante, ésa es precisamente la razón por la que el pilates resulta tan útil, ya que lo esencial es la manera en que se realizan los ejercicios. Aunque parezca que bailarines y gimnastas realizan bien un ejercicio, a menudo terminan trabajando los músculos equivocados y «engañando» a los movimientos. Es importante invertir algún tiempo en los ejercicios básicos para sentir cómo procede el movimiento de un punto más profundo. Todos los ejercicios de este libro son recomendables para ambas actividades; le ayudarán a ganar en control de su centro y a mejorar los movimientos. No obstante, puede partir de esta selección:

- Bucles de columna
- Estirar las dos piernas: preparación
- Bucles hacia arriba
- Zigzags (sedente)
- Giros de columna
- Sirena
- Cobra
- Rodar

Más información

Body Control Pilates tiene su sede en Bloomsbury, en el centro de Londres. Tenemos estudios y damos clases, además de los cursos de formación de profesores. También contamos con socios en Canadá, Dinamarca, Noruega, Portugal y Sudáfrica. Nuestra organización de pilates es la que cuenta con más socios en toda Europa. Todos los profesores de Body Control Pilates han completado, como mínimo, un exhaustivo curso en la propia organización y, por tanto, trabajan siguiendo un código de docencia, ética profesional y formación continua. De ese modo garantizamos que nuestros profesores crecen profesionalmente durante toda su trayectoria.

INFORMACIÓN SOBRE PILATES
Y PROFESORES
Body Control Pilates Association
www.bodycontrol.co.uk
www.bodycontrolpilates.com
Pilates World University
www.pilatesworldunivesity.com

ASOCIACIÓN ESPAÑOLA DE PILATES,
TAI CHI Y QI GONG
www.federacionespanoladepilates.com

ACCESORIOS PARA PRACTICAR EN CASA
www.deporteencasa.com

FISIOTERAPIA
Asociación Española de Fisioterapeutas
www.aefi.net

QUIROPRÁCTICA
Asociación española de quiropráctica
www.quiropractica-aeq.com

OSTEOPATÍA
Registro de los osteópatas de España
www.osteopatas.org

PILATES Y GOLF
Planeta Pilates
www.planetapilates.com

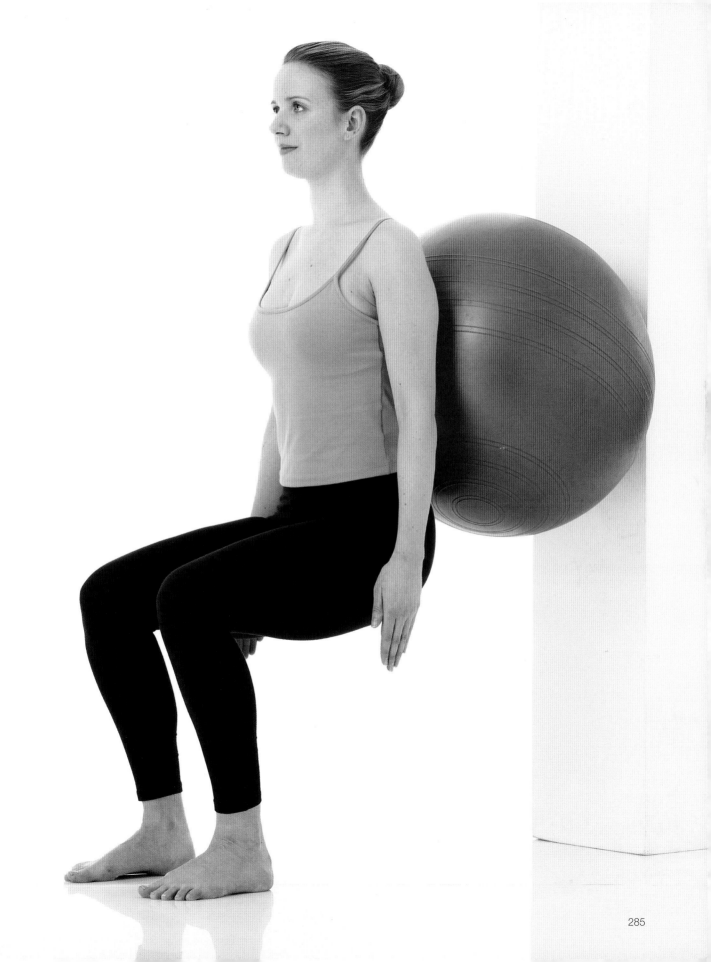

índice

agradecimientos

Lynne Robinson

Cuando fundamos Body Control Pilates, en 1995, sabíamos que habíamos creado un enfoque nuevo para enseñar pilates, que tenía potencial, pero posiblemente no sabíamos que llegaría a convertirse en el enorme éxito internacional que es hoy.

Al volver la vista hacia aquella época, he visto cómo ha evolucionado nuestro método y cómo nuestra comunidad de Body Control Pilates se ha convertido en algo único. Este crecimiento ha sido posible gracias a la capacidad y la dedicación de nuestros profesores; al trabajo duro y al compromiso del personal de nuestro centro de Londres (mi agradecimiento especial a Tim) y, por último, pero no menos importante, a la inspiración que nos han brindado los miles de clientes que creen en nuestro método. No puedo nombrarlos a todos, pero sí darles las gracias.

Quiero expresar mi agradecimiento especial a nuestra fabulosa asesora médica, Kate Fernyhough (fisioterapeuta y profesora de Body Control Pilates), que se prestó amablemente a leer el manuscrito y nos ofreció sus valiosos consejos.

Ahora me cuesta encontrar las palabras adecuadas (algo raro en mí) para expresar mi profunda gratitud hacia los coautores de este libro, Lisa y Nathan. Escribir una obra de esta magnitud no es tarea fácil. Requiere no sólo un talento excepcional como profesores de pilates, sino además visión de futuro. Lisa y Nathan: gracias a vosotros, creo que lo mejor está por llegar...

Lisa Bradshaw

Este libro es el resultado del trabajo de colaboración entre varias personas. Yo no podría haber participado de no haber sido por el apoyo de mis colegas y mis amigos. En primer lugar debo dar las gracias a los Robinson, Leigh y Lynne, por tener fe ciega en mí y por brindarme una plataforma para realizar el trabajo que me gusta. Me han dado su apoyo y se han mantenido firmes durante todo el proceso, y por ello les estoy muy agradecida.

Gracias también a Nathan Gardner y a Sarah Marks, mis aliados durante los últimos años. No sólo su experiencia, sino también su determinación, su concentración y su sentido del humor han permitido el desarrollo de este trabajo. Espero que todo eso continúe durante muchos años.

He tenido muchos profesores a los que estaré eternamente agradecida: en particular, a Heather y Martin Samson, que me introdujeron en el mundo del pilates y me iniciaron en mi viaje. Los clientes y los alumnos con los que trabajo desde hace años son los que me han enseñado, inspirado y animado a seguir explorando. Deseo dar las gracias especialmente a Sarah por darme la confianza para ser la profesora que soy; a Jill por enseñarme a diario que el cuerpo es una herramienta tan fascinante y milagrosa que nunca deja de mejorar, y a Prue, que me ha enseñado que con un poco de pilates y mucha tenacidad podemos superar muchos de los obstáculos que nos plantea la vida.

Como nota personal, un agradecimiento enorme a mi familia, que siempre ha estado ahí, sonriendo y apoyándome en todas mis decisiones. Finalmente, el agradecimiento más grande tiene que ser para Lee, mi seguidor más entusiasta y mi crítico más respetado. Con tu paciencia y tu fuerza, ¿cómo podría fallar? Gracias siempre.

Nathan Gardner

Mi agradecimiento más especial va dirigido, por supuesto, a mis compañeras Lynne y Lisa, que han conservado un optimismo y una concentración increíbles a lo largo de todo el proyecto. Llevamos varios años trabajando codo con codo, y este proyecto ha servido para reforzar lo que se puede conseguir con una actitud abierta y respeto mutuo. Debo ampliar este agradecimiento a Sarah Marks, que forma parte de nuestro equipo desde hace varios años y nos ha ayudado a crear y desarrollar el programa educativo de Body Control Pilates.

Me gustaría dar las gracias a nuestro fotógrafo, Eddie, que ha trabajado incansablemente y cuya experiencia y profesionalidad garantizan unas imágenes fantásticas para el libro. Asimismo, un agradecimiento enorme a sus modelos Marie, Bridget y Samir, fantásticas profesoras de pilates. Existen muchas otras personas que han ayudado a que este libro sea una realidad: gracias a todas.

Por último, gracias a los colegas, clientes y amigos, y en particular a mis seres queridos (los que están conmigo y los que ya se fueron), que me han inspirado y me han apoyado siempre: un agradecimiento especial para ellos.